大医传承文库·疑难病名老中医经验集萃系列

免疫性疾病全国名老中医治验集萃

主编　翟双庆　徐云生

U0137563

全国百佳图书出版单位
中国中医药出版社
·北京·

图书在版编目（CIP）数据

免疫性疾病全国名老中医治验集萃 / 翟双庆，徐云生主编 .—北京：中国中医药出版社，2024.1

（大医传承文库 . 疑难病名老中医经验集萃系列）

ISBN 978-7-5132-7953-6

Ⅰ . ①免… Ⅱ . ①翟… ②徐… Ⅲ . ①免疫性疾病－中医临床－经验－中国－现代 Ⅳ . ① R259.93

中国版本图书馆 CIP 数据核字 (2022) 第 231735 号

中国中医药出版社出版

北京经济技术开发区科创十三街 31 号院二区 8 号楼

邮政编码　100176

传真　010-64405721

保定市中画美凯印刷有限公司印刷

各地新华书店经销

开本 710×1000　1/16　印张 16.25　字数 235 千字

2024 年 1 月第 1 版　2024 年 1 月第 1 次印刷

书号　ISBN 978 - 7 - 5132 - 7953 - 6

定价　69.00 元

网址　www.cptcm.com

服 务 热 线　010-64405510

购 书 热 线　010-89535836

维 权 打 假　010-64405753

微信服务号　zgzyycbs

微商城网址　https://kdt.im/LIdUGr

官 方 微 博　http://e.weibo.com/cptcm

天猫旗舰店网址　https://zgzyycbs.tmall.com

如有印装质量问题请与本社出版部联系（010-64405510）

《免疫性疾病全国名老中医治验集萃》
编委会

《大医传承文库》
顾 问

顾 问（按姓氏笔画排序）

丁 樱	丁书文	马 骏	王 烈	王 琦	王小云	王永炎
王光辉	王庆国	王素梅	王晞星	王辉武	王道坤	王新陆
王毅刚	韦企平	尹常健	孔光一	艾儒棣	石印玉	石学敏
田金洲	田振国	田维柱	田德禄	白长川	冯建华	皮持衡
吕仁和	朱宗元	伍炳彩	全炳烈	危北海	刘大新	刘伟胜
刘茂才	刘尚义	刘宝厚	刘柏龄	刘铁军	刘瑞芬	刘嘉湘
刘德玉	刘燕池	米子良	孙申田	孙树椿	严世芸	杜怀棠
李 莹	李 培	李曰庆	李中宇	李世增	李立新	李佃贵
李济仁	李素卿	李景华	杨积武	杨霓芝	肖承悰	何立人
何成瑶	何晓晖	谷世喆	沈舒文	宋爱莉	张 震	张士卿
张大宁	张小萍	张之文	张发荣	张西俭	张伯礼	张鸣鹤
张学文	张炳厚	张晓云	张静生	陈彤云	陈学忠	陈绍宏
武维屏	范永升	林 兰	林 毅	尚德俊	罗 玲	罗才贵
周建华	周耀庭	郑卫琴	郑绍周	项 颗	赵学印	赵振昌
赵继福	胡天成	南 征	段亚亭	姜良铎	洪治平	姚乃礼
柴嵩岩	晁恩祥	钱 英	徐经世	高彦彬	高益民	郭志强
郭振武	郭恩绵	郭维琴	黄文政	黄永生	梅国强	曹玉山
崔述生	商宪敏	彭建中	韩明向	曾定伦	路志正	蔡 淦
臧福科	廖志峰	廖品正	熊大经	颜正华	禤国维	

《大医传承文库》
编委会

总 前 言

　　名老中医经验是中华医药宝库里的璀璨明珠，必须要保护好、传承好、发扬好。做好名老中医的传承创新工作，就是对习近平总书记所提出的"传承精华，守正创新"的具体实践。国家重点研发计划"基于'道术结合'思路与多元融合方法的名老中医经验传承创新研究"项目（项目编号：2018YFC1704100）首次通过扎根理论、病例系列、队列研究以及数据挖掘等定性定量相结合的多元融合研究方法开展名老中医的全人研究，构建了名老中医道术传承研究新范式，有效地解决了此前传承名老中医经验时重术轻道、缺乏全面挖掘和传承的方法学体系和研究范式等问题，有利于全面传承名老中医的道术精华。

　　在项目组成员共同努力下，最终形成了系列专著成果。《名老中医传承学》致力于"方法学体系和范式"的构建，是该项目名老中医传承方法学代表作。本书首次提出了从"道"与"术"两方面来进行名老中医全人研究，并解析了道术的科学内涵；介绍了多元融合研究方法，阐述了研究实施中的要点，并列举了研究范例，为不同领域的传承工作提供范式与方法。期待未来更多名老中医的道术传承能够应用该书所提出的方法，使更多名老中医的道术全人精华得以总结并传承。本书除了应用于名老中医传承，对于相关领域的全人研究与传承也有参考借鉴作用。基于扎根理论、病例系列等多元研究方法，项目研究了包括国医大师、院士、全国名中医、全国师承指导老师等在内的136位全国名老中医的道与术，产出了多个系列专著。在"大医传承文库·对话名老中医系列"中，我们邀请名老中医讲述成才故事、深入解析名老中医道术形成过程，让读者体会大医精诚，与名老中医隔空对话，仿佛大师就在身边，领略不同大医风采。《走近国医》由课题组负责人、课题组骨干、室站骨干、研究生等组成的编写团队完成，阐述从事本研究工作中的心得体会，展现名老中医带给研究者本人的收获，以期从侧面展现名老中医的道术风采，并为中医科研工作者提供启示与思考。《全国名老中医效方名论》汇集了79位全国名老中医的效方验方名论，是每位名老中医擅治病种的集中体现，荟萃了名老中医本人的道术大成。"大医传承文库·疑难病名老中医经验集萃系列"荟萃了以下重大难治病种著作：《脑卒中全国名老中医治验集萃》《儿科病全国名老中医治验集萃》《慢性肾炎全国名老中医治验集萃》《慢性肾衰竭全国名老中医治验集萃》《2型糖尿病全国名老中医治验集萃》《慢性肝病全国名老中医治验集萃》《慢性阻塞性肺疾病全国名老中医治验集萃》《免疫性疾病全国名老中医治验集萃》《失眠全国名老中医治验集萃》《高血压全国名老中医治验集萃》《冠心病全国名老中医治验集萃》《溃疡性结肠炎全国名老中医治验集萃》《胃炎全国名老中医治验集萃》《肺癌全国名老中医治验集萃》《颈椎病全国名老中医治验集萃》。这些著作集中体现了名老中医擅治病种的精粹，既包括学术思想、学术观点、临证经验，又有典型病例及解读，可以从书中领略不同名老中医对于同一重大难治病的不同观点和经验。"大医传承文库·名老中医带教问答录系列"通过名老中医与带教弟子一问一答的形式，逐层递进，层层剖析名老中医诊疗思维。在师徒的一问一答中，常见问题和疑难问题均得以解析，读者如身临其境，深入领会名老中医临证思辨过程与解决实际问题的思路和方法，犹如跟师临证，印象深刻、领悟透彻。"大医传承文库·名老中医经验传承系列"在扎根理论、处方挖掘、典型病例等研究结果的基础上，生动还原了名老中医的全人道术，既包含名老中医学医及从医过程中的所思所想，突出其成才之路，充分展现了其学术思想形成的过程及临床诊疗专病的经验，又讲述了名老中医的医德医风等经典故事，总结其擅治病种的经验和典型医案。"大医传承文库·名老中医特色诊疗技术系列"展示了名老中医的特色诊法、推拿、针灸等特色诊疗技术。

以上各个系列的成果，期待为读者生动系统地了解名老中医的道术开辟新天地，并为名老中医传承事业做出一份贡献。

以上系列专著在大家协同、团结奋斗下终得以呈现，在此，感谢科技部重点研发计划的支持，并代表项目组向各位日夜呕心沥血的作者团队、出版社编辑人员一并致谢！

总主编　谷晓红

2023年3月

前　言

《免疫性疾病全国名老中医治验集萃》是国家重点研发计划——"基于'道术结合'思路与多元融合方法的名老中医经验传承创新研究"（NO.2018YFC1704100）之课题五"东北部地区名老中医学术观点、特色诊疗方法和重大病防治经验研究"（NO.2018YFC1704105）及课题三"中部地区名老中医学术观点、特色诊疗方法和重大疾病防治经验研究"（NO.2018YFC1704103）的重要成果。两课题组共同承担本书编写工作，不局限于课题研究地域，在全国范围内搜集名老中医治疗免疫性疾病经验。

名老中医是将中医理论和临床实践相联系的杰出代表，兼收并蓄前人经验，善于抓住疾病本质，思维严谨，用药精准，是中医从业人员的学习楷模。继承发扬名老中医的学术思想，提高中医临床疗效势在必行。为系统呈现名老中医群体治疗免疫性疾病经验，本书荟萃了来自全国5个地区的7位国家级名老中医，分别是国医大师王庆国教授、李济仁教授、路志正教授、禤国维教授，全国名中医艾儒棣教授、范永升教授，第三批全国老中医药专家学术经验继承工作指导老师商宪敏教授。他们在免疫性疾病治疗领域独具特色，在全国享有盛誉。他们的学术经验荟萃，将会对中医从业人员诊治免疫性疾病提供指导。书中按照名老中医的姓氏笔画顺序进行排序，逐一介绍名老中医的治疗经验及学术观点。

该分册分别从医家简介、学术观点、临床特色、验案精选四方面对7位名老中医临床经验进行了阐述。医家简介部分介绍了名老中医的学术背景、地位以及成就。学术观点部分展现了名老中医独特的学术观点及其源流与发展过程。临床特色部分展现了医家诊治的特点，如特色诊疗、常用方药、特殊药物剂量、药物配伍等。其中精要部分包括：王庆国教授创制穿青海甲汤、穿藤通痹汤等验方治疗类风湿关节炎；艾儒棣教授自创首乌地黄汤、二参地黄汤、皮粘散、红油膏等治疗免疫性疾病；李济仁教授首创"寒热疗法"治疗痹证；范永升教授提出"解毒祛瘀滋阴法""二型九证法""激素减副法"治疗系统性红斑狼疮；商宪敏教授提出"截断理论"治疗类风湿关节炎；路志正教授独创"燥痹"病名，并进行深入研究；禤国维教授以祛邪法为原则构建了"皮肤解毒汤"。验案精选部分则选取了反映医家临床的经典案例，体现了名老中医特有的诊疗思维。该部分通过专家按语的形式对验案进行点评，辨析患者脉证，详解诊断依据，阐释立法思路、药物加减变化等。全案例整体分析与各诊次解读相结合，体现诊次之间的动态变化，展现名老中医临证思维方法。此外，书中还描述当时的诊疗情况，立体展示了名老中医临床诊疗与弟子跟诊记录全貌，体现"道术结合"的传承内涵。同时，从人文关怀的层面，还原了名老中医如何用其认识感知世界的丰富经验来关切患者生命及与之共情的过程，提升了全书的高度和温度，是中医从业人员学习不同名老中医辨治免疫性疾病道术的专业书籍。

本书编委会

2023 年 8 月

目　录

王庆国 ·· 1

一、医家简介 ··· 3

二、学术观点 ··· 3

（一）病机阐释，精当详明 ···································· 3

（二）分型论治，辨证详实 ···································· 4

（三）灵活施治，独具特色 ···································· 7

三、临床特色 ··· 9

（一）三气杂至，注重湿热 ···································· 9

（二）列分五型，寒热同调 ·································· 10

（三）古今接轨，用药灵活 ·································· 10

（四）继承创新，自拟新方 ·································· 11

四、验案精选 ·· 13

案例1：木防己汤、穿青海甲汤、小活络丹等合方加减治疗类
风湿关节炎 ·· 13

案例2：桂枝芍药知母汤、木防己汤、穿青海甲汤等合方化裁
治疗类风湿关节炎 ·· 14

案例3：穿青海甲汤、木防己汤、麻黄附子细辛汤、桂枝芍
药知母汤合方加减治疗类风湿关节炎 ············· 16

案例4：穿青海甲汤、加减木防己汤合方加减治疗类
风湿关节炎 ·· 17

艾儒棣 **21**

    一、医家简介 23

    二、学术观点 23

       （一）百病重脾胃，固后天以治免疫病 23

       （二）虚证尤要补肾，治疗狼疮痼疾良效 25

       （三）融汇新知，从肝肾入手治狼疮 26

       （四）阴阳平衡治疗狼疮免疫病 28

    三、临床特色 29

       （一）辨证分型 29

       （二）外治法 30

       （三）常用验方 31

       （四）常用药物 37

       （五）常用药对 38

    四、验案精选 40

       案例1：红蝴蝶疮（气阴两虚，肝肾不足证） 40

       案例2：红蝴蝶疮（热毒炽盛证） 41

       案例3：红蝴蝶疮（气阴两虚，痰瘀互结证） 44

       案例4：红蝴蝶疮（肝肾阴虚证） 45

       案例5：红蝴蝶疮（脾肾阳虚证） 48

       案例6：红蝴蝶疮（肾阴亏虚证） 50

李济仁 **53**

    一、医家简介 55

    二、学术观点 55

       （一）痹证分类 55

       （二）瘀血致痹 57

       （三）从络治痹 58

    三、临床特色 58

（一）辨证与辨病共举 ················· 58

（二）扶正与祛邪并用 ················· 59

（三）外治与内治相结合 ················· 61

（四）固本培元，寒热治痹 ················· 61

四、验案精选 ················· 62

案例1：类风湿关节炎久患案 ················· 62

案例2：类风湿关节炎疼痛反复案 ················· 65

案例3：类风湿关节炎西医治疗不佳案 ················· 67

案例4：类风湿关节炎剧烈疼痛案 ················· 69

案例5：类风湿关节炎疼痛冬令加重案 ················· 72

案例6：类风湿关节炎严重晨僵案 ················· 74

案例7：类风湿关节炎腕关节肿痛案 ················· 77

范永升 ················· **81**

一、医家简介 ················· 83

二、学术观点 ················· 84

（一）类风湿关节炎 ················· 84

（二）系统性红斑狼疮 ················· 86

三、临床特色 ················· 89

（一）类风湿关节炎 ················· 89

（二）系统性红斑狼疮 ················· 93

四、验案精选 ················· 100

案例1：散寒除湿通络法治疗类风湿关节炎 ················· 100

案例2：补肝肾通络法治疗类风湿关节炎 ················· 102

案例3：清热通络法治疗类风湿关节炎 ················· 106

案例4：益气温阳散寒法治疗类风湿关节炎 ················· 109

案例5：温阳散寒通络法治疗类风湿关节炎 ················· 111

案例6：宣肺通络法治疗类风湿关节炎并间质性肺疾病 ·········· 114

案例 7：系统性红斑狼疮之热毒炽盛，湿热下注 ·············· 117

案例 8：系统性红斑狼疮之热毒炽盛，风湿热痹 ·············· 119

案例 9：系统性红斑狼疮之气血亏虚，热入营血 ·············· 121

案例 10：系统性红斑狼疮并间质性肺疾病之血虚寒凝，

肺气失宣 ································ 123

案例 11：干燥综合征并间质性肺疾病之气阴两虚，肺气失宣 · 125

案例 12：干燥综合征并周围神经病之肝郁阴虚动风 ·········· 126

商宪敏 ···································· **131**

一、医家简介 ····························· 133

二、学术观点 ····························· 133

（一）"三辨两对法"治疗类风湿关节炎 ·············· 133

（二）养阴益气法为主治疗干燥综合征 ·············· 149

三、临床特色 ····························· 150

（一）传统中医理论与现代药理学研究相结合 ·········· 150

（二）清热解毒法截断治疗免疫性疾病 ·············· 151

四、验案精选 ····························· 153

案例 1：类风湿关节炎案（寒湿痹阻证） ·············· 153

案例 2：类风湿关节炎案（湿热痹阻证） ·············· 156

案例 3：类风湿关节炎案（寒热错杂证） ·············· 159

案例 4：类风湿关节炎案（湿热痹阻证） ·············· 163

案例 5：类风湿关节炎并自身免疫性肝炎案（湿热痹阻证） ···· 164

案例 6：类风湿关节炎（寒热错杂证） ·············· 167

案例 7：干燥综合征（气阴两虚证） ·············· 170

路志正 ···································· **173**

一、医家简介 ····························· 175

二、学术观点 ····························· 175

（一）创立"燥痹"病名，形成"燥痹"理论 ……………… 175

（二）气阴两虚为核心病机 …………………………………… 177

（三）顾护中焦脾胃为根本 …………………………………… 178

（四）五脏皆可化燥 …………………………………………… 179

（五）络脉不通，通络润燥 …………………………………… 179

三、临床特色 …………………………………………………… 180

（一）益气养阴为本 …………………………………………… 180

（二）重视脾阳胃气 …………………………………………… 181

（三）重视脾阴胃阴 …………………………………………… 181

（四）兼运四旁为法 …………………………………………… 182

（五）兼顾燥毒之治 …………………………………………… 182

（六）针刺润燥，凝练"路氏润燥穴"方 …………………… 183

（七）食药共举，养治结合 …………………………………… 184

四、验案精选 …………………………………………………… 184

案例1：甘平濡润、气阴两补佐柔肝理气治干燥综合征

并肝病 …………………………………………………… 184

案例2：清燥救肺、和胃安神治干燥综合征 ……………… 187

案例3：路氏润燥汤治气阴两虚之燥痹 …………………… 189

案例4：益气养阴、清宣肺热治干燥综合征 ……………… 196

案例5：益气养脾、滋补肝肾治燥痹 ……………………… 198

案例6：益气养阴、制崩摄血治干燥综合征 ……………… 200

案例7：益气养阴、运脾和胃为主治疗复杂性燥痹 ……… 202

禤国维 ……………………………………………………………… **207**

一、医家简介 …………………………………………………… 209

二、学术观点 …………………………………………………… 209

（一）平调阴阳，治病之宗 ………………………………… 209

（二）健康和疾病是平衡态与失衡态的关系 …………… 210

（三）中医学常用的人体平衡态模型 ⋯⋯⋯⋯⋯⋯⋯⋯ 211

（四）诊断是判断病位上失衡的病因病理特征 ⋯⋯⋯⋯⋯ 211

（五）治疗是使失衡态转化为相对平衡态 ⋯⋯⋯⋯⋯ 211

（六）解毒法和补肾法中的平衡思维 ⋯⋯⋯⋯⋯⋯⋯ 212

三、临床特色 ⋯⋯⋯⋯⋯⋯⋯⋯⋯⋯⋯⋯⋯⋯⋯⋯ 214

（一）解毒法 ⋯⋯⋯⋯⋯⋯⋯⋯⋯⋯⋯⋯⋯⋯⋯ 214

（二）补肾法 ⋯⋯⋯⋯⋯⋯⋯⋯⋯⋯⋯⋯⋯⋯⋯ 215

（三）常用特色中药 ⋯⋯⋯⋯⋯⋯⋯⋯⋯⋯⋯⋯⋯ 217

（四）常用药对 ⋯⋯⋯⋯⋯⋯⋯⋯⋯⋯⋯⋯⋯⋯ 219

（五）特色疗法 ⋯⋯⋯⋯⋯⋯⋯⋯⋯⋯⋯⋯⋯⋯ 221

四、验案精选 ⋯⋯⋯⋯⋯⋯⋯⋯⋯⋯⋯⋯⋯⋯⋯⋯ 222

案例1：斑秃 ⋯⋯⋯⋯⋯⋯⋯⋯⋯⋯⋯⋯⋯⋯⋯ 222

案例2：系统性红斑狼疮 ⋯⋯⋯⋯⋯⋯⋯⋯⋯⋯⋯ 225

案例3：银屑病 ⋯⋯⋯⋯⋯⋯⋯⋯⋯⋯⋯⋯⋯⋯ 229

案例4：荨麻疹 ⋯⋯⋯⋯⋯⋯⋯⋯⋯⋯⋯⋯⋯⋯ 233

案例5：湿疹 ⋯⋯⋯⋯⋯⋯⋯⋯⋯⋯⋯⋯⋯⋯⋯ 236

案例6：白癜风 ⋯⋯⋯⋯⋯⋯⋯⋯⋯⋯⋯⋯⋯⋯ 238

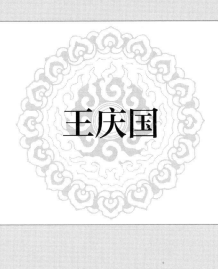

王庆国

一、医家简介

王庆国（1952—），男，第四届国医大师，全国名中医，全国中医药高等学校教学名师，首都名中医，第五、六、七批全国老中医药专家学术经验继承工作指导老师。王庆国1969年参加工作，临床工作从未间断，至今已54年。自1981年起，师从"伤寒泰斗"刘渡舟攻读研究生，临床侍诊长达15年，全面继承了刘老的学术经验。王庆国目前在北京中医药大学国医堂、东直门医院、东城中医医院等地出诊，每周6个半天，年均接诊患者9000余人次。临床善于治疗脾胃病、肝胆病、风湿免疫类疾病，疗效确切，医名远播，患者来自全国各地及日本、新加坡、马来西亚等。主编学术著作27部，发表学术论文500余篇，SCI收录88篇。

二、学术观点

类风湿关节炎（rheumatoid arthritis，RA），是一种原因不明的以关节及关节周围组织的非感染性炎症为主的慢性全身性疾病。其特征是持续反复、呈进行性的关节滑膜炎症、渗液、细胞增殖及血管翳形成，通常以对称性的手、腕、足等小关节病变为多见。可导致关节软骨及骨破坏，继而引起关节强直、畸形而功能丧失。本病呈慢性过程，临床表现多种多样，往往发作期与缓解期交替，致残率较高。王庆国在长期的临床实践中，形成了鲜明的学术思想，临床善用经方，不拘时方，对风湿免疫类疾病有丰富的治疗经验，配伍详明，用药精当，疗效卓著。兹简介如下：

（一）病机阐释，精当详明

RA在中医古籍中并无相对应的病名，按其临床表现及病情发生发展过程，可归属于"痹证""历节""顽痹""白虎历节"等病证范畴。痹证的发生多因正气不足，腠理不密，卫外不固，外感风、寒、湿、热之邪，致使肌肉、筋骨、关节、经络痹阻，气血运行不畅，不通则痛。自从《素问·痹论》提出"风寒湿三气杂至，合而为痹也。其风气胜者为行痹，寒气胜者为痛痹，湿气胜者为着痹"以来，历代医家论治痹证多从风、寒、湿三气入手。行痹治以散风为主，祛寒利湿为辅，方如防风汤；痛痹治以散寒为主，疏风燥湿为辅，方如乌头汤、蠲痹汤；着痹治以利湿为主，祛风散寒为辅，方如薏苡仁汤等。而王庆国认为：风寒湿三气成痹者固属常见，但湿热为患致痹者亦不少见。湿热痹之所以异于风、寒、湿三痹者，是在于内热盛之故，所以又称之为"热痹"。正如《金匮翼》所指出："热痹者，闭热于内也……腑脏经络，先有蓄热，而复遇风寒湿气客之，热为寒郁，气不得通，久之寒亦化热。"从临床实际来看，随着生活水平的提高，现代人多嗜食膏粱厚味，又喜服温补之品，而使素体阳盛热多，猝然感受风寒湿三气，则从阳化而为湿热；或素体阳气有余，感受外邪后易从热化；或因风寒湿三邪日久不去，留于关节经络之间，郁而化热；或外感热邪，与素体之内湿相并，皆可导致湿热合邪为患。湿热相因，客于关节经络之间，湿聚热蒸，蕴郁不散，久而久之，经脉气血运行受阻，郁滞而成痹。临床多见肢体关节疼痛，痛处红肿灼热，筋脉拘急，活动不利，日轻夜重，常伴口干而渴，心烦，喜冷恶热，小便黄短，大便干结，或发热汗出，舌红苔黄腻，脉滑数或沉滑有力等。此时检查类风湿因子多为阳性，血沉明显增快，C反应蛋白阳性等。治疗湿热痹证，王庆国主张以清热利湿、宣通经络为主要治法。盖湿热为患，徒清热则湿不退，徒祛湿则热愈炽，唯有湿热两清，分消其热，才能湿去热清毒解。在长期的临床实践中，王庆国多选加减木防己汤、白虎加桂枝汤、穿青海甲汤等治疗湿热痹证，收效显著。

（二）分型论治，辨证详实

RA在临床上大致分为活动期和缓解期。活动期多以急性发作或慢性活动复发等形式出现，缓解期即是稳定状态、相对静止阶段。活动期多为风寒湿热之邪乘虚侵入人体，闭阻经络气血，以邪实为主。急性发作经过治疗后，可转入缓解期，病情相对稳定，或关节已变形，或不痛不肿，寒热不甚明显。此时多为病久入深，气血亏耗，肝肾虚损，筋骨失养，病位在里，以正虚为主，或正虚邪恋之证。临床中常见发作与缓解交替出现，病情日益加重，以致虚实互见，寒热错杂，给辨证用药带来困难。因此，王庆国强调当随证施治。王庆国将本病具体分为五型，兹分述如下：

1. 湿热痹阻型

本型多见于 RA 急性活动期，临床症见肢体关节疼痛，痛处鲜红灼热，肿胀疼痛剧烈，筋脉拘急，活动不利，日轻夜重。常伴口干而渴，心烦，喜冷恶热，小便黄短，大便干结，或发热汗出，舌质红苔黄腻，脉滑数或沉滑有力等。治宜清热利湿，宣通经络，王庆国喜用加减木防己汤、白虎加桂枝汤、四妙散等加减。药用：生石膏、知母、桂枝、生晒参、木防己、穿山龙、青风藤、海风藤、忍冬藤、黄柏、苍术、生薏苡仁、木瓜、牛膝、地龙等；清热解毒，多选蒲公英、地丁、金银花、连翘、石膏、知母、白花蛇舌草等；利湿消肿，多选防己、薏苡仁、土茯苓、苍术等；凉血活血，多选生地黄、牡丹皮、赤芍、紫草等。王庆国体会，临床治疗湿热痹证时石膏必须生用而且剂量要大，一般在 30g 以上。一则加强其清热之功，若不重用石膏，则不足以清除热邪；二则还能制约桂枝辛温之性，防其助热。同时湿热相搏，难以速去，辨证治疗时应抓住主要矛盾，守法守方，而不宜频繁换方。

2. 风寒湿痹型

本型多见于 RA 慢性活动期，症见发热恶风，畏寒汗出，晨僵明显，肢体关节肌肉疼痛剧烈，甚至活动受限，如刀割针扎，遇冷加剧，得热稍解，痛处较为固定，关节不可屈伸，痛处不红不热，常有冷感，舌淡红，苔薄白，脉浮紧或沉紧。治宜散寒除湿，温通经脉。王庆国多用乌头汤、小活络丹、麻黄细辛附子汤等化裁。药用：制草乌、制川乌、炙麻黄、制附片、细辛、乳香、没药、羌活、独活、防风、秦艽、威灵仙等。风寒湿痹证的治法，清代医家张璐曾有明述："行痹者，痛处行而不定，走注历节痛之类，当散风为主，御寒利气仍不可废，更须参以补血之剂，盖治风先治血，血行风自灭也；痛痹者，寒气凝结，阳气不行，故痛有定处，俗称痛风是也，当散寒为主，疏风燥湿仍不可缺，更须参以补火之剂，非大辛大温不能释其凝寒之害也；着痹者，肢体重着不移，疼痛麻木是也，盖气虚则麻，血虚则木，治当利湿为主，祛风散寒亦不可缺，更须参以理脾补气之剂。"王庆国受张璐的学术影响，认为寒湿痹证乃寒凝血滞于阴络，营气不通所致，非大剂辛热活血则不为功，故川乌、草乌并用。二乌皆为温经定痛之药，川乌力缓而效持久，草乌则效速而不耐久，今两者并用则效速而持久矣，二乌制用后去其毒而存其效用，相须相使，其效益彰。同时，王庆国还强调应从扶助机体正气入手，扶正祛邪，两相兼顾，方为正治。

3. 寒热错杂型

本型多见于 RA 慢性活动期，症见手足小关节肿胀变形，或关节局部扪之灼热，但自觉怕冷，遇寒加重；或关节扪之不热，但自觉发热；或关节冷痛喜温，但口干口苦，尿黄便秘，内热明显，症状表现多样，稍因外感寒湿或劳累即易复发，舌苔白或黄白相兼，舌质红，脉象弦数或弦缓。诚如何梦瑶所言："因其有寒热之邪夹杂于内，不得不用寒热夹杂之剂。"治宜寒热并用，通络止痛。王庆国多用桂枝芍药知母汤加减。药用：桂枝、白芍、知母、制附片、炙麻黄、炒白术、羌活、防风等。王庆国体会，方中知母一味除了苦寒清解络中热邪，还能镇痛，配合白芍、甘草酸甘化阴，缓急止痛，独具卓功。

4. 痰瘀痹阻型

本型多见于 RA 缓解期，症见病程较长，反复发作，肢体关节肿痛僵硬变形，活动明显受限，晨僵明显，肌肤紫黯，疼痛剧烈，停着不移，屈伸行动困难，或有皮下结节，或肢体顽麻，舌黯有瘀斑，舌下静脉怒张，脉弦细涩。痰浊瘀血既是机体在致病因素作用下产生的病理产物，又可作为致病因素作用于机体，加之在 RA 发病过程中由于脏腑功能失调，又会产生新的痰瘀病理产物，痰瘀既成，则胶着于骨骱，痹阻经络，郁久化毒，损害筋骨关节，导致关节肿大变形、肢体僵硬等症。因此，痰瘀贯穿于 RA 整个发病过程，尤以中晚期表现得更为突出，正虚邪实，痰瘀痹阻经络是 RA 发病的重要病理机制。盖痰凝血瘀，络脉痹阻，痹证日顽，治宜活血化瘀，祛痰通络。王庆国多用身痛逐瘀汤、活络效灵丹、上中下通用痛风方等化裁。药用：羌活、秦艽、制香附、牛膝、地龙、当归、川芎、丹参、桃仁、红花、乳香、没药、苍术、黄柏、黄芪等。痰盛者，尤见肢体关节肿痛，晨僵，四肢沉重，肌肤麻木，苔腻脉滑，常加半夏、茯苓、薏苡仁等化裁，以化痰通络除痹。若疼痛明显，经脉瘀滞者，王庆国喜用桃仁、红花、丹参、鸡血藤、乳香、没药等活血之品，加强通络逐瘀之功。

5. 肝肾亏损、气血不足型

本型多见于 RA 中晚期，症见病程漫长，形体消瘦，关节变形，四肢肌肉瘦削，常伴腰酸膝软，气短乏力，眩晕耳鸣，心悸胸闷，面色无华，爪甲色淡，舌淡或胖，脉细弱。病至此期，患者多肝肾亏虚，营卫失和，气血不足，正虚邪实夹杂，诚如张景岳所言："风痹之证，大抵因虚者多，因寒者多。惟血气不充，故风寒得以入之；惟阴邪留滞，故经脉为之不利，此痛痹之大端也。"治宜补益肝肾，培补气血，兼以祛邪除痹。王庆国多用独活寄生汤、黄芪桂枝五物汤等化裁。药用：独活、桑寄生、杜仲、川续断、牛膝、当归、川芎、芍药、熟地黄、党参、白术、山萸肉、巴戟天、淫羊藿、黄芪等。

（三）灵活施治，独具特色

1. 藤类散邪，疏络通滞

藤类缠绕蔓延，轻盈灵动，犹如网络，纵横交错，无所不至，其形如络脉。因此，根据取类比象原则，藤类药物有理气活血、疏经通络、祛风止痛之功效，善于通利关节而达四肢。王庆国临床喜用验方穿青海甲汤，本方由穿山龙、青风藤、海风藤、山甲珠（代）等组成。方中青风藤、海风藤祛络中之风，对游走性肢体疼痛效果较佳，为治疗关节不利、麻木拘挛之要药；穿山龙味苦性平，祛风胜湿，活血通络，热痹多用，可用治风湿痹痛、肌肤麻木、关节屈伸不利等；山甲珠性善走窜，功专行散，力至全身，内通脏腑，外透经络，直达病所，功善活血化瘀，搜风通络，破坚通闭，其力甚强，临床广泛用治风湿痹痛、关节强直、手足拘挛等，诸药合用，共奏祛风胜湿、通经活络之功。王庆国亦常配合使用其他藤类药物，譬如：祛风通络用络石藤、丝瓜络；清热通络用忍冬藤、桑枝；补虚和血通络用鸡血藤等。

2. 虫类搜剔，祛痰活血

RA 以疼痛为显著特征，或程度剧烈，或持久顽固，皆为风寒湿热痰瘀之邪留伏关节所致。叶天士云"久病入络""络瘀则痛"，关节长久肿痛，寒湿瘀血俱凝于经隧，王庆国主张搜剔经隧之瘀以止痛，而搜剔经隧之瘀非草木之品所能宣达，必借虫蚁之类奏其功。虫类能使浊去凝开，气通血和，经行络通，深伏之邪除，困滞之正复。虫蚁搜风剔络，治痹邪深入经隧，以逐邪外出，取效最捷。药如：全蝎、蜈蚣、乌梢蛇、土鳖虫、地龙、僵蚕、露蜂房等。王庆国灵活辨证，在 RA 的治疗过程中，根据不同的病证，选择药性和作用功效相似的虫类药，风寒湿痰瘀诸证候各取所宜。如风湿热痹证选用地龙、露蜂房、僵蚕、蚕沙以清热通络祛风；风寒湿痹证选全蝎、蜈蚣、乌梢蛇以蠲痹通络止痛；瘀血阻络痹证则选土鳖虫、穿山甲等以破血化瘀。同时，王庆国认识到：本类药物毒副作用较大，必须时刻注意患者体质及脏腑功能情况。体质素弱、妇女月经过多者尤当慎用，且虫类药物有耗血动血之弊，须谨防吐血、便血、尿血等。

3. 辨位用药，引经为治

根据痹痛出现之部位，循经辨证，指导用药，使药达病所，专药专攻，可明显提高本病的治疗效果。王庆国在长期的临床实践中，既博采众家之长，又勇于探索，大胆创新，总结出许多引经药的用药体会：如痛在上肢，加片姜黄、葛根、桑枝；痛在下肢，加牛膝、防己、木瓜、独活等；颈椎关节疼痛，转动不灵时，重用葛根、白芍；腰痛加杜仲、续断、狗脊、菟丝子、山萸肉等；临床验之，屡用屡效。

4. 寒热并用，随证施治

RA 病情发展过程中，虽有湿热痹阻、风寒湿痹的偏实证型，但更不乏寒热并见、虚实共存之复杂病候，临床症见关节局部扪之灼热，但自觉怕冷，遇寒加重，此时检查类风湿因子多为阳性，血沉明显增快，C 反应蛋白阳性等；或关节扪之不热，但自觉发热；或关节冷痛喜温，但口干口苦，尿黄便秘，内热明显，症状表现多样。此时如果单用热药，则寒虽可温散，势必热势更为严重；如单用寒药，虽热证可清解，但寒证不除，反可更甚。王庆国遂立寒热同调法，寒热药物并用，并行不悖，相反相成，则散寒而顾及热势，清热也虑其寒候，可谓一举两得，取意妙哉。如王庆国临证喜用加减木防己汤、白虎加桂枝汤、桂枝芍药知母汤等，方中既用生石膏、知母、木防己清热利湿，通络止痛，又恐方中寒凉太甚，有遏伤中阳之弊，不利于祛除湿热，故在大队清热药中反佐少许辛温的桂枝、麻黄、制川乌、制草乌等，则热性去而温通经络之用仍存，既可助全方清热化湿之功，又可防苦寒凝滞之弊，寓相反相成之深意。王庆国临证善用麻黄，盖痹证治法以祛邪通络为主，用药贵在宣通，麻黄用治痹证，以其辛散温通，祛风除湿，兼通络宣痹，深合痹证气血痹阻不通之机，故适当配伍后可广泛用于治疗各型痹证。

三、临床特色

（一）三气杂至，注重湿热

王庆国认为，风寒湿三气成痹者固属常见，但湿热为患以致成痹者亦不少。从临床实际来看，随着生活水平的提高，现代人嗜食膏粱厚味，又喜服性热温补之品，抑或素体阳盛，猝感风寒湿三气，从阳化热而为热痹；另有因风寒湿三邪日久不去，留于关节经络之间，郁而化热；或外感热邪，与内湿相搏，皆可导致湿热合邪为患。湿聚热蒸，客于关节经络之间，蕴郁不散，经脉气血运行受阻，久郁成痹。RA发作期多见肢体关节疼痛，痛处红肿灼热，筋脉拘急，活动不利，日轻夜重，常伴口干而渴，心烦，喜冷恶热，小便黄短，大便干结，或发热汗出，舌红苔黄腻，脉滑数或沉滑有力等。此时检查类风湿因子多为阳性，血沉明显增快，C反应蛋白阳性等。但由于迁延不愈，反复发作，患者往往表现为虚实互见，寒热错杂，给辨证用药带来一定困难。

（二）列分五型，寒热同调

王庆国根据 RA 在临床中常见发作与缓解交替出现，病情日益加重的特点，强调当随证施治，灵活加减，将本病具体分为湿热痹阻、风寒湿痹、寒热错杂、痰瘀痹阻，以及肝肾亏损、气血不足五型进行治疗。施治见前文"寒热并用，随证施治"内容。

（三）古今接轨，用药灵活

作为"燕京刘氏伤寒学派"第三代的代表性传人，王庆国不仅继承了经方大家刘渡舟关于经方运用与研究的学术思想，而且在临床灵活化裁，发扬光大；并在吸纳现代科学技术的基础上进一步探讨经方的现代科学内涵，先后对半夏泻心汤、四逆散、柴胡桂枝汤、柴胡桂枝干姜汤等经方进行了深入研究，获得了很多有价值的研究结果。王庆国认为：类风湿关节炎临床上常见寒热并存，以热为主，以寒为辅，这是本病活动期的核心病机。因此，在治疗时，应当客观公允、整体把握，经方、时方各有所长，在发扬经方的同时也不应薄鄙时方，反而应当大胆破除门户之见，将经方与时方古今有机接轨，这样才能与时俱进，使古方在现代疾病的治疗过程中发挥其应有的作用。王庆国在治疗类风湿关节炎时常用的经方有白虎加桂枝汤、乌头汤、麻黄附子细辛汤、桂枝芍药知母汤、黄芪桂枝五物汤等，常用时方有加减木防己汤、四妙散、小活络丹、身痛逐瘀汤、活络效灵丹、上中下通用痛风方、独活寄生汤等。

在辨证用药方面，王庆国也颇具特色，突出表现为善用藤类药、妙用虫类药等。针对类风湿关节炎常见的经络气血瘀滞病机，王庆国常选用藤类药物或藤本植物的根茎以理气活血，疏通经络，临床善用穿山龙、青风藤、海风藤等。根据病证的不同属性，王庆国亦常以络石藤、丝瓜络祛风通络；忍冬藤、桑枝清热通络；鸡血藤补虚和血通络等。对于类风湿关节炎病情顽固，病程持久者，王庆国则主张搜剔经隧，祛瘀止痛。此非草木之品所及，必借虫蚁之类方奏其功。虫类药物能使浊去凝开，气通血和，经行络通，深伏之邪除，困滞之正复。临床常随证选用全蝎、蜈蚣、乌梢蛇、土鳖虫、地龙、僵蚕、露蜂房等。以虫蚁搜风剔络，治痹邪深入经隧，取效最捷。

（四）继承创新，自拟新方

王庆国不仅喜用经方、妙用时方，还善于根据临床实践推陈出新，创制出治疗类风湿关节炎的穿青海甲汤、穿藤通痹汤等验方，疗效显著，以下简述之。

穿青海甲汤组成：穿山龙20g，青风藤20g，海风藤20g，山甲珠10g。方中青风藤、海风藤祛络中之风，对游走性肢体疼痛效果较佳，为治疗关节不利、麻木拘挛之要药；穿山龙苦平，能祛风胜湿，活血通络，热痹多用，用治风湿痹痛、肌肤麻木、关节屈伸不利等；山甲珠性善走窜，功专行散，力至全身，内通脏腑，外透经络，直达病所，功善活血化瘀，搜风通络，破坚通闭，其力甚强，临床广泛用治风湿痹痛、关节强直、手足拘挛等，诸药合用，共奏祛风胜湿、通经活络之功。

穿藤通痹汤组成：穿山龙20g，青风藤20g，桂枝10g，芍药20g，知母20g，生麻黄8g，制川乌6g，生石膏30g。本方是王庆国临床治疗类风湿关节炎的常用验方，王庆国认为：寒热并存是类风湿关节炎活动期的核心病机，临证时必须把握这一要点而后加减化裁。由于类风湿关节炎以风寒湿三邪流注关节为基本病机，但日久不去，凝而郁滞化热，故由慢性缓解期演变为活动期，此时寒热错杂转为主要矛盾，临床既可见到手足小关节肿胀变形，或关节局部扪之灼热，但同时又自觉怕冷，遇寒加重，故治疗当寒热并用、通络止痛，方用穿藤通痹汤加减。本方源自《金匮要略》桂枝芍药知母汤和白虎加桂枝汤两方。桂枝芍药知母汤由桂枝、麻黄、知母、芍药、附子、白术、甘草组成，原文中用以治疗历节，曰："诸肢节疼痛，身体魁羸，脚肿如脱，头眩短气，温温欲吐，桂枝芍药知母汤主之。"现代多认为，历节是指慢性关节痛病症的后期，尤其类似慢性骨关节疾病、类风湿关节炎、强直性脊柱炎、痛风等疾病。白虎加桂枝汤由白虎汤之石膏、知母、粳米、甘草再加桂枝而成，原文则用以治疗温疟，曰："温疟者，其脉如平，身无寒但热，骨节疼烦，时呕，白虎加桂枝汤主之。"后世医家多将其用治湿热痹证。不难看出，两方学源亲近，合用后并取二家之长，更加契合寒热错杂的基本病机。方中桂枝疏风通络；麻黄散寒祛湿，温通腠理；川乌散寒燥湿，止痹痛；石膏、知母清热养阴；芍药、甘草缓急止痛；知母性寒，于温热药中，既有养阴之用，又有反佐之意，且能引搜风散寒之味于阴分病所，达到祛风胜湿的目的。诸药合用，共奏通络止痛之功。

在用药方面，穿藤通痹汤非常重视穿山龙和青风藤的使用。青风藤性温、味苦、气平，具有祛风散寒、舒筋利脉、活血化瘀、散结消肿等功效，盖藤类缠绕蔓延，轻盈灵动，犹如网络，纵横交错，无所不至，其形如络脉。根据取类比象原则，藤类药物有理气活血、疏经通络、祛风止痛之功效，善于通利关节而达四肢，因此《本草纲目》言："青风藤治风湿流注，历节鹤膝，麻痹瘙痒，损伤疮肿，入酒药中用。"现代药理学研究显示青风藤主要成分为青风藤碱，青风藤碱具有镇痛、抗炎和抗风湿作用，其作用机理可能与其释放组胺、抑制组胺酶活性、兴奋垂体－肾上腺系统以及吗啡样镇痛作用有关。穿山龙入肝、肺经，有祛风除湿、活血通络、祛痰止咳、凉血消痈的作用。穿山龙主要成分为薯蓣皂苷等物质，可有效抑制过敏介质释放，具有明显的抗炎、止咳、平喘、祛痰作用，与青风藤配伍不仅能增强青风藤的镇痛、抗炎和抗风湿作用，还能减轻其副作用。

方中另一点睛之笔当属麻黄。王庆国认为：麻黄除了具有一般所理解的散寒解表作用外，更贵在其能以散为通，以发为升，从而达到通阳、升阳甚至温阳的效能，因此麻黄适应病种之广、疗效之强，远超于一般的理解。对麻黄认识和运用经验的相关成果，王庆国曾在中华中医药学会仲景学说分会年会、北京中医药大学名师大讲坛、南阳国际仲景论坛、全国经方临床高级研修班等各种重量级论坛和讲座中，做过多次系统的报告与培训，反响极佳，在业界形成了一定影响。而穿藤通痹汤中将麻黄用于治疗类风湿关节炎，恰恰是王庆国灵活运用麻黄的典范。

综上所述，穿藤通痹汤是基于对类风湿关节炎病机特点的客观分析，在总结其病证实质的基础上博采各家之长，并融汇现代病理、药理机制的前沿研究成果，经过临床长期验证而反复完善和凝练得出的经验方，因此临床疗效稳定。

四、验案精选

案例1：木防己汤、穿青海甲汤、小活络丹等合方加减治疗类风湿关节炎

李某，男，55岁。2009年8月21日初诊。类风湿关节炎病史2年，肘关节已不能伸直，疼痛明显，双腕、膝、踝关节肿痛灼热，晨僵显著，未服激素。患者步履艰难，口干口苦，大便干结，小便黄。舌红，苔白黄干裂，脉滑数。辅助检查：类风湿因子（RF）234 IU/mL，血沉（ESR）34mm/h，C反应蛋白（CRP）2.44mg/dL。X射线示：关节间隙变窄，骨质疏松，周围软组织肿胀。

西医诊断：类风湿关节炎。

中医诊断：痹证（湿热内蕴、气血痹阻）。

治法：清热利湿，宣通经络。

处方：生石膏30g，木防己15g，桂枝15g，青风藤20g，海风藤20g，穿山龙20g，山甲珠15g，羌活10g，桑枝25g，地龙20g，忍冬藤30g，木瓜15g，秦艽15g，生甘草10g，当归20g，川芎15g，制草乌5g，制川乌5g，乳香5g，没药5g，7剂。水煎服，日一剂。早晚饭后一小时加热服用。

二诊（2009年9月4日）：患者肘关节疼痛明显减轻，各关节肿胀灼热亦有好转，肢体活动改善。仍有晨僵，持续约1小时，且服药后大便稀，日3～4次。舌暗红，苔干裂，脉滑。原方既效，守方去生石膏30g，加生黄芪20g，再服14剂。

三诊（2009年9月15日）：诸症改善，关节疼痛轻微，肘、腕、膝、踝关节活动幅度加大，唯有肘关节灼热存在，腹泻消失，舌暗红苔白腻，脉滑。王庆国调整如下：前方加生石膏15g，苍术15g，黄柏10g，21剂。

患者坚持服药 3 个多月后，诸症基本消失，复查各项检查，指标趋于正常，随后予中成药巩固调理。

按：本案患者湿热交阻，流注经络，灌注骨节，着于筋脉，则见双腕、膝、踝等关节肿痛灼热；湿热内盛，阻滞气机运行，则气血津液瘀阻于四肢关节而不流通，筋骨失于濡养，而见晨僵显著；肝火偏盛，热炽伤津，则口干口苦。故王庆国以木防己汤、穿青海甲汤加味，清利湿热，祛风通络，宣通痹阻；配以小活络丹温经散寒，痰瘀同治，其中制川乌、制草乌温经散寒定痛；乳香、没药相伍，活血消肿止痛效佳，盖气滞血凝于经络，非大剂辛温活血不见其功，王庆国治以寒热同调之法，相得益彰，故患者服药 7 剂后，关节灼热疼痛即见好转。但患者腹泻明显，责之药力过于寒凉，故二诊时去生石膏 30g，加黄芪 20g，三诊时患者腹泻消失，各关节肿胀疼痛继续改善，以本方为基础，患者服药 3 个多月，各项检查指标趋于正常，症状稳定，终以收功。

案例 2：桂枝芍药知母汤、木防己汤、穿青海甲汤等合方化裁治疗类风湿关节炎

赵某，女，87 岁。2015 年 7 月 29 日初诊。主诉：双腕关节肿胀疼痛半月余。现病史：双腕关节肿胀、发热、酸胀疼痛，手关节疼痛肿胀，其他关节尚好，但怕冷，手脚容易凉，口干口苦，纳食一般，大便日 1 次，小便可，睡眠可。舌淡红苔黄腻，脉弦。辅助检查：血沉 50mm/h，C 反应蛋白偏高。

西医诊断：类风湿关节炎。

中医诊断：痹证（寒热夹杂，热盛为主，湿热痹阻，瘀血入络证）。

治法：温清并用，清利湿热，活血通络，宣通痹阻。

处方：穿山龙 30g，青风藤 20g，海风藤 20g，生石膏 40g，生地黄 40g，生黄芪 20g，桂枝 10g，桑枝 30g，木防己 15g，党参 15g，太子参 10g，北沙参 10g，焦山楂 10g，炒神曲 10g，白芍 25g，知母 10g，炒白术 20g，制附片 10g，乳香 3g，没药 3g，7 剂。水煎服，日一剂。早晚饭后 1 小时加热服用。

二诊（2015 年 8 月 5 日）：诸症大减，腕关节肿消，疼痛减轻，手关节疼痛减轻，偶有头晕，纳食可，二便可，舌淡红苔白黄，脉弦细。前方附片减至 5g，继服 14 剂。

三诊（2015 年 8 月 26 日）：诸症稳定，腕关节已经不肿，轻微疼痛，手关节亦大为改善，舌暗红苔白腻，脉弦滑。前方加陈皮 20g，生石膏加至 60g，生地黄加至 50g，7 剂。

四诊（2015 年 9 月 2 日）：上肢关节痛减，但右腰痛牵及右下肢，腰髋关节有压痛，大腿后有压痛，怕冷，舌暗苔白黄，脉细。前方加炒白术至 30g，加川续断 15g，7 剂。

处方：穿山龙 30g，青风藤 20g，海风藤 20g，生石膏 60g，生地黄 50g，生黄芪 20g，桂枝 10g，桑枝 30g，木防己 15g，党参 15g，太子参 10g，北沙参 10g，焦山楂 10g，炒神曲 10g，白芍 25g，知母 10g，制附片 5g，乳香 3g，没药 3g，陈皮 20g，炒白术 30g，川续断 15g，7 剂。

五诊（2015 年 9 月 9 日）：腕关节肿消，中指屈伸时疼，左脚踝疼，腰疼，腿乏力，舌淡红苔白腻，脉滑。生石膏加至 80g，加牛膝 10g，炙麻黄 6g，7 剂。

六诊（2015 年 9 月 16 日）：关节肿痛基本控制，无肿胀，现感胸骨后痛连及两肩，呼吸加深，食欲差，睡眠可，二便可，舌暗红苔白黄，脉弦细。用 2015 年 7 月 29 日一诊方，石膏加至 50g，加柴胡 10g，半夏 10g，香橼 10g，去乳香、没药。

处方：穿山龙 30g，青风藤 20g，海风藤 20g，生石膏 50g，生地黄 40g，生黄芪 20g，桂枝 10g，桑枝 30g，木防己 15g，党参 15g，太子参 10g，北沙参 10g，焦山楂 10g，炒神曲 10g，白芍 25g，知母 10g，炒白术 20g，制附片 10g，柴胡 10g，半夏 10g，香橼 10g，14 剂。

按：本案患者证属寒热夹杂，热盛为主，湿热痹阻，瘀血入络，故治宜温通并用，清利湿热，活血通络，宣通痹阻。方用桂枝芍药知母汤、木防己汤、穿青海甲汤等合方化裁。其中，桂枝芍药知母汤出自《金匮要略·中风历节病脉证并治》，曰："诸肢节疼痛，身体魁羸，脚肿如脱，头眩短气，温温欲吐，桂枝芍药知母汤主之。"方中麻黄、桂枝祛风通阳；附子温经散寒止痛；白术、防风祛风除湿；知母、芍药养阴清热；生姜降逆止呕；甘草健脾调中，其中白术、附子合用，对风湿病肌肉或关节疼痛，有良效。桂枝、麻黄与白术合用，又能起到微汗通阳之功，是治疗风湿的主要方法。综上，全方温经散寒止痛，祛风除湿，又能滋阴清热。木防己汤出自《金匮要略·痰饮咳嗽病脉证并治》，曰："膈间支饮，其人喘满，心下痞坚，面色黧黑，其脉沉紧，得之数十日，医吐下之不愈，木防己汤主之。"本方虽只有四味药，却具有寒热并行、攻补兼施的特点。其中木防己辛苦寒，泄利消饮，桂枝辛温，通阳化气，二药相伍，能开结祛饮；人参扶正补虚，石膏清解郁热。上药合用，共奏宣通阳气、消除饮邪、清泄郁热之功。

穿青海甲汤则为王庆国临床喜用之经验方。本方由穿山龙、青风藤、海风藤、山甲珠等组成。方中青风藤、海风藤可祛络中之风，对游走性肢体疼痛效果较佳，为治疗关节不利、麻木拘挛之要药；穿山龙味苦性平，能祛风胜湿，活血通络，热痹多用，可用治风湿痹痛、肌肤麻木、关节屈伸不利等；山甲珠性善走窜，功专行散，力至全身，内通脏腑，外透经络，直达病所，功善活血化瘀、搜风通络、破坚通闭，其力甚强，临床广泛用治风湿痹痛、关节强直、手足拘挛等，诸药合用，共奏祛风胜湿、通经活络之功。由于穿山甲价格很贵，为了减轻患者的经济负担，王庆国临床多用其他藤类药物代替穿山甲使用。例如：祛风通络用络石藤、伸筋藤、透骨草；清热通络用忍冬藤、桑枝；和血通络用鸡血藤等。

案例3：穿青海甲汤、木防己汤、麻黄附子细辛汤、桂枝芍药知母汤合方加减治疗类风湿关节炎

徐某，女，17岁。2013年12月5日初诊。主诉：类风湿关节炎3年。现病史：患者3年前出现关节肿痛，诊断为类风湿关节炎，经中药治疗（具体不详）后好转。后因中考期间精神压力过大复发，刻诊：肘腕关节红肿、不痛，四指指间关节肿，晨僵严重，关节怕冷，舌质红苔黄腻，脉滑数。辅助检查：血沉45mm/h，类风湿因子41IU/mL。

西医诊断：类风湿关节炎。

中医诊断：湿热痹证（湿热痹阻，经络不通，寒热错杂）。

治法：清热利湿，宣通经络，寒热同调。

处方：穿山龙 30g，青风藤 30g，海风藤 30g，汉防己 10g，生石膏 50g，桂枝 15g，白芍 15g，生晒参 10g，生薏苡仁 20g，木瓜 20g，炙麻黄 10g，制附片 8g，细辛 4g，苍术 15g，防风 10g，生甘草 15g，14 剂。

二诊（2014 年 1 月 21 日）：服药后关节红肿消失，患者原方续服 14 剂。现自觉周身困重，前方去生晒参，加生黄芪 20g，制附片加至 10g，21 剂。

三诊（2014 年 2 月 20 日）：服上方后肘腕、指间关节红肿大为减轻，周身困重改善，唯劳累后症状加重，乏力气短，舌暗淡边有齿痕，苔薄白。予前方去木瓜，加豨莶草 20g，麦冬 10g，生石膏改为 40g，续服 21 剂，以观后效。

按：类风湿关节炎在中医古籍中并无相对应的病名，按其临床表现可归属于中医"痹证""历节"等病症，本病的发生常与正气不足，腠理不密，卫外不固，外感风寒湿热之邪，导致肌肉、筋骨、关节、经络痹阻，气血运行不畅有关。临床上湿热为患成痹者亦属常见，《金匮翼》有云："热痹者，闭热于内也……脏腑经络，先有蓄热，而复遇风寒湿气客之，热为寒郁，气不得通，久之寒亦化热。"王庆国治疗湿热痹阻证，以清热利湿、宣通经络为主要治法，选用加减木防己汤、桂枝芍药知母汤、穿青海甲汤等加减治疗。本例患者属类风湿关节炎慢性活动期复发，有典型的晨僵、关节红肿等表现，属湿热痹阻，虚实互见，寒热错杂。王庆国以穿青海甲汤合桂枝芍药知母汤为主方进行治疗，且石膏重用至 50g，然恐方中寒凉太甚，有遏伤中阳之弊，故在清热药中反佐辛温的桂枝、麻黄、附片、细辛等，寓相反相成之意。二诊服药后效果明显，仍以前方出入治疗。三诊时续减清热之力，佐以补益扶正，以图后效。

案例 4：穿青海甲汤、加减木防己汤合方加减治疗类风湿关节炎

吴某，男，73 岁。2014 年 2 月 13 日初诊。现病史：患者 3 年前因劳

累受凉后出现双手近端指间关节（PIP）3～5、掌指关节（MCP）3～4肿胀、疼痛，伴有晨僵＞1小时。患者未予重视，未进行诊治。半年后，患者双手PIP3～5、MCP3～4关节疼痛加重并逐渐累至双腕、双足、双肩、双踝关节，双腕、双肩关节活动受限，影响持物、翻身等活动，遂就诊于北京协和医院，查：类风湿因子（RF）663IU/mL、抗CCP抗体＞200IU/mL、血沉（ESR）120mm/h、超敏C反应蛋白（HsCRP）5.17mg/L。诊断为类风湿关节炎。北京协和医院予洛索洛芬钠60mg，每周3次，以消炎止痛；来氟米特20mg，日1次；甲氨蝶呤片10mg，每周1次，以抑制免疫；醋酸泼尼松10mg，日1次，以抗炎止痛治疗，并先后注射生物制剂——重组Ⅱ型肿瘤坏死因子受体–抗体融合蛋白（益赛普）一个疗程，疼痛缓解不明显，炎症指标持续增高。患者因服用多种药物出现胃痛、纳少的症状，症状缓解不明显，前来王庆国处就诊。

刻诊：全身多关节疼痛，低热，体温多波动在36.6～37.3℃之间。以双手PIP3～5、MCP3～4肿胀、疼痛为主，伴有晨僵＞1小时，关节疼痛处红肿，局部肤温高，双手、双腕关节活动受限，影响持物、翻身等活动，自汗，眠差，小便可，大便干。舌质淡红苔白黄，脉滑大有力，来去急速。专科查体：双手PIP3～5、MCP3～4、双腕、双肘、双肩、双膝、双踝关节肿胀、压痛（＋）；双手MCP关节尺偏，轻度半脱位，左手无名指出现"天鹅颈"；双浮髌试验（－）；双4字实验（－）；四肢肌力4级，四肢肌肉未见明显萎缩。

西医诊断：类风湿关节炎。

中医诊断：尪痹（湿热痹阻，血分热毒，经络不通）。

治法：清利热湿，凉血解毒，寒热同调，兼以温通经络。

处方：穿山龙30g，青风藤30g，海风藤30g，汉防己15g，水牛角丝30g（先煎），生石膏80g，知母30g，桂枝15g，白芍30g，炙麻黄10g，生薏苡仁30g，木瓜30g，桑枝30g，生白术30g，生甘草20g，7剂，水煎服，日一剂。

二诊（2014年2月20日）：患者行动仍轻度受限，日常活动尚能自理，精神较前明显改善，全身多关节疼痛较前明显缓解，关节疼痛处仍红肿，局部肤温较前降低为基本正常，小便可，大便溏。舌质淡红苔白黄，脉滑大有力，来去急速。继以穿藤通痹汤加减，石膏减至50g，前方加制附片15g，豨莶草30g，苍术20g，14剂。

三诊（2014年3月6日）：服前方并且配合西药治疗，全身多关节肿痛较前明显减轻，肿胀及晨僵较前明显好转，现觉胃脘及胸胁胀满，大便溏。舌质淡苔黄腻，脉滑有力。前方加焦三仙各10g，陈皮10g，7剂。

其后仍以穿藤通痹汤加减，患者坚持服药3个多月，诸症基本消失，化验各项指标趋于正常，随后予中成药巩固调理。

【参考文献】

［1］陈聪爱，王雪茜，程发峰，等.王庆国教授临证运用附子经验总结［J］.现代中医临床，2021，28（1）：36-39，43.

［2］雷超芳，翟昌明，张翠新，等.王庆国教授辨治燥痹病经验探析［J］.环球中医药，2019，12（6）：906-909.

［3］雷超芳，翟昌明，任北大，等.王庆国教授从肾督论治强直性脊柱炎经验探析［J］.环球中医药，2019，12（5）：786-788.

［4］林依璇.基于数据挖掘的王庆国运用柴胡类方组方规律研究［D］.北京：北京中医药大学，2018.

［5］沈晓东，张晓瑜，王梓淞，等.基于中医传承辅助平台王庆国教授治疗类风湿关节炎用药规律研究［J］.辽宁中医药大学学报，2016，18（8）：74-78.

［6］赵琰.王庆国教授学术思想、临床经验总结及其治疗脾胃病的用药规律研究［D］.北京：北京中医药大学，2016.

［7］王雪茜.王庆国教授学术思想及其运用双辛鼻鼽汤治疗过敏性鼻炎的特色经验［D］.北京：北京中医药大学，2016.

［8］王雪茜，闫军堂，刘敏，等.王庆国教授治疗类风湿关节炎的辨治思路与用药特色［J］.现代中医临床，2015，22（4）：40-42.

［9］王雪茜，赵琰，张晓瑜，等.王庆国教授师法仲景拓展运用麻黄之经验撷英［J］.

世界中医药，2015，10（5）：740-743.

　　［10］李哲，屈会化，王雪茜，等.王庆国教授治疗难治性类风湿关节炎验案1则［A］//中华中医药学会仲景学说分会.全国第二十二次仲景学说学术年会论文集［C］，北京：中华中医药学会，2014：292-294.

　　［11］闫军堂，刘晓倩，王雪茜，等.王庆国谈经方运用的五项原则［J］.中医杂志，2013，54（1）：69-71.

　　［12］闫军堂，刘晓倩，王雪茜，等.王庆国教授治疗类风湿关节炎经验［J］.中华中医药杂志，2012，27（9）：2341-2344.

　　［13］李哲，王庆国.257例类风湿关节炎患者中医证候分析［J］.世界中医药，2015，10（3）：345-347，351.

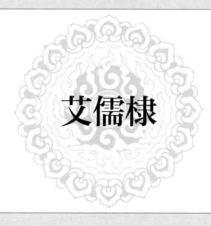

艾儒棣

一、医家简介

艾儒棣，1944年出生，中共党员。现任成都中医药大学附属医院主任医师、教授、博士研究生导师，全国中医药高等学校教学名师，第二届全国名中医，第四批、第五批、第六批、第七批全国老中医药专家学术经验继承工作指导老师，中央保健专家，中华中医药学会科技奖评审专家，国家中医药管理局、国家卫生健康委员会、科技部评审专家，国家发展和改革委员会药品价格评审专家，原国家食品药品监督管理总局新药评审专家，四川省名中医，四川省第二届十大名中医，四川省学术技术带头人，中华中医药学会外科分会顾问，中华中医药学会皮肤科分会顾问，世界中医药学会联合会皮肤病专业委员会顾问，四川省中医药学会外科、皮肤科专委会名誉主任委员。著有《中医外科学》《中医外科特色制剂》《中华大典·外科总部》等著作十余部，公开发表学术论文近百篇。从医50年来，他以医者自居——"不只医人病，更医人心"。

二、学术观点

（一）百病重脾胃，固后天以治免疫病

治病必求于本，本于阴阳。从古至今，临床医家都十分重视后天之本——脾胃的保养护理，正如明代医家李中梓在《医宗必读》指出："谷入于胃，洒陈于六腑而气至，和调于五脏而血生，而人资之以为生者也。故曰后天之本在脾。"

重视脾胃在人体生理病理中的作用，因为脾胃乃"后天之本""水谷之海"，是人体气机升降出入的枢纽，故医圣张仲景在《黄帝内经》《难经》基础上提出了"四季脾旺不受邪"的著名论点，突出调理脾胃在防治疾病中的重要性。金元时期李东垣创脾胃学说和补脾理论，强调补脾胃即补益元气；

而外科三大流派之首的陈实功也十分重视脾胃，其在《外科正宗·痈疽治法总论第二》中指出："脾胃者，脾为仓廪之官，胃为水谷之海……得土者昌，失土者亡……所以命赖以活，病赖以安，况外科尤关紧要……。"故艾儒棣对于免疫疾病的治疗首先重视脾胃，主要表现在三个方面。

1. 脾肾是人身之大宝，调补先后天奏良效

人有脾肾二脏，称为后天先天，脾肾是决定人一生健康与长寿的关键，在生理上两者相互促进，相互滋生。首先脾之运化水谷精微，全赖脾阳之推动，而脾阳则来源于人体元阳之根本——肾阳，即所谓"脾阳根于肾阳"；其次先天之本必须得到后天水谷精微的充养，才能不断循环化生，永不枯竭。在病理上两者相互影响，相互克制。脾肾任何一方的受损都会直接或间接导致另一方的受损，如肾阳不足，必然出现脾阳虚衰；脾阳久虚，日久也可造成肾阳不足，而渐成脾肾阳虚之病证。临床上治疗慢性疾病，从中医辨证分析看，多属脾肾两虚、气血失和、阴阳失调的证候，采用健脾益肾、补益气血、调和阴阳的治法往往多奏良效。例如艾儒棣应用具有健脾益肾功效的狼疮合剂，在临床上治疗脾肾两虚为主的系统性红斑狼疮获效甚佳。

2. 健脾除湿祛邪，狼疮顽症可调

脾的功能失调，可以导致水湿内停，湿邪内犯脏腑，外犯皮肤，往往形成顽固的慢性皮肤病。皮肤病的发病病因中，湿邪致病是一个很重要的常见致病因素。若在临床上皮损表现为水疱、糜烂、渗液、水肿或皮肤肥厚，病程较长，缠绵不愈，舌质淡，舌体胖大或有齿痕等症状。根据"诸湿肿满，皆属于脾"及"水惟畏土，故其制在脾"的理论，急性者多是因湿邪困阻脾胃而致气机升降失调致病，或湿邪蕴结成毒外发皮肤病，故在治疗上往往采取健脾利水或健脾除湿解毒之法；如为慢性者，则是因为病情日久损伤正气，导致脾气不足，脾虚不能运化水湿而致，故在治疗上则采用健脾除湿补肾之法。

3. 补脾胃以助生新，气血足溃疡易愈

脾主肌肉，健脾可以生新肉，其治法应归入补法。补法用于溃疡期，根据辨证或予以补气养营，补血益卫，或气血双补。艾儒棣特别强调溃疡期补

脾益胃是重点，正如古人云"有胃气则生，无胃气则死"，脾胃为气血生化之源、后天之本，脾胃健运，则气血充足，溃疡愈合亦迅速。因溃疡每日流脓而耗伤气血，日久会导致气阴不足；而溃疡脱腐后，生新肉必赖气血之充养。故中医名家张山雷在《疡科纲要·卷上·论溃后养胃之剂》中指出"外疡既溃，脓毒既泄，其势已衰，用药之法，清其余毒，化其余肿而已。其尤要者，则扶持胃气，清养胃阴，使纳谷旺而正气自充，虽有大疡，生新甚速"。艾儒棣治疗慢性溃疡之经验方加味补血解毒汤合益胃汤，方中黄芪、山药和甘草，均是固脾益胃、生肌敛口之佳品；而且黄芪一味能够益气，升阳，托毒，透脓，消肿，生肌，用之恰当，效果显著。

（二）虚证尤要补肾，治疗狼疮痼疾良效

肾是人身中最关键的脏腑之一，它既是先天之本，又是确定人体是否健康及其程度的重要因素。因为肾为先天之本，是人体元阴元阳的收藏之所，主调节一身之阴阳，阴阳平衡则气血调和，百病不生；一旦阴阳失调，则百病丛生。在临床实践中，如能以肾为本，通过调节肾中之阴阳平衡，从而使全身的阴阳达到相对平衡，则顽疾亦可调治。红斑狼疮一病，病根在肝肾，本于肾精亏损，而病致骨痛、水肿、脱发、恐慌、口中有咸味等症状，常常因劳累加重等。根据五行生克制化理论，若肾亏母不养子，水不涵木，则肝失濡养；一则肝失疏泄，肝气郁结，故而出现情志抑郁，悲观失望；二则阴不潜阳，肝阳上亢，出现癫痫、头痛、狼疮性脑病等神经系统受损的表现，此乃母病及子。肾虚子盗母气，则致肺气亏损，肺阴耗伤，出现口燥咽干、少气懒言、潮热盗汗等表现，此乃子病及母。肾精亏损，则肾水不能上济于心，水火失济，则心火独旺于上而无水能制，出现心烦不寐、口腔溃疡等表现；再因日光照射，内外之火相搏，热盛迫血妄行则发面部红斑，形如蝴蝶状。肾亏日久，阴损及阳，阳虚失于温煦，水气不化，则浊水内泛，可见浆膜腔积液、水肿；又因先天肾阳亏损，必累及后天脾胃之阳，故脾胃失于运化，一方面水谷不得腐熟，则见腹胀腹痛或腹泻完谷不化，另一方面水湿不化则浊水停于中焦出现腹水或溢于肌肤，上下相合，出现水肿，此乃相

侮。可见该病肾精亏损为本，继之累及五脏六腑，而出现多种复杂症状。因此在治疗该病时补肾最为重要，故以金匮肾气丸或首乌地黄汤为基础方加减治疗。

（三）融汇新知，从肝肾入手治狼疮

系统性红斑狼疮（SLE）是一种多脏器受损的自身免疫性疾病，是结缔组织疾病之一，在中医古籍中并无恰当的病名来概括本病的全过程，其症状记载部分散见于如"温毒发斑""水肿""痹证""阴阳毒"等病之中。艾儒棣强调此病的诊断应辨病与辨证相结合，辨病是为了明确诊断，更好地把握疾病总的发展规律，不致误诊误治；辨证是为了把握疾病发展过程各个不同阶段的特征，辨证用药，提高疗效。治疗上采取中西医联合用药，暴发或急性发作阶段采用激素迅速缓解病情，对控制病情极有必要，缓解期可给予维持量激素和加强中医药治疗。在病因病机方面，艾儒棣除了从五行相生相克来理解外，还认为本病的病因病机特点是先天禀赋不足，肾阴亏损，病后再加上长期大量运用激素，可致水、糖、盐、电解质、脂肪代谢紊乱，两者相互影响，极易出现气阴两虚或阴虚火旺之证。因此，艾儒棣认为气阴两虚、阴虚火旺是贯穿此病始终的一个基本特点，只是在疾病的不同阶段兼夹了热毒、水湿等症状。急性期以犀角地黄汤合化斑汤加减，以奏清热解毒、凉血化斑之效；缓解期用经验方首乌地黄汤以收养阴解毒、补肾健脾、保肺宁心之功。艾儒棣认为药物的选择固然重要，但关键要把握住疾病的病机，才不至于犯方向性错误，曾用中医药辨证治疗 60 例 SLE，总结出中药治疗 SLE 优势如下：①帮助激素较快撤减，减轻激素的副作用，减少或防止激素撤减过程所致的病情反跳。②保护脏腑，防止病邪内传。③调整机体的免疫力，重建平衡，防止或减少复发。

实践证明，中西医合治 SLE 较单用中医或西医效果更佳，因单用中药急性期病情不易控制，容易造成内脏损害，进而危及生命；单用西药毒副作用严重，而中西医合治后西药的使用量减少，使用期限明显延长，中西医合治可取长补短，较好地解决了部分问题，但有许多难题仍在不断探索中。艾儒棣在这方面做了大量的研究工作，并以 SLE 的特异性诊断指标 C3、C4、ANA、抗 SM 抗体、抗 ds-DNA 抗体及其他免疫指标作为客观观察的可控指标，进行中西药物的疗效评价，取得了较好的效果。2003 年曾经治疗四川省南充市一位 SLE 患者，曾某，女，22 岁，因长时间大量运用激素而致双下肢股骨头缺血坏死，以虎潜丸加减治疗（熟地黄、补骨脂、杜仲、续断、女贞子、山萸肉、泽泻、牡丹皮、鸡血藤、旱莲草、陈皮、黄芪、鹿角胶、猪胫骨一段），治疗 2 个月后，诸症减轻，治疗数月后在搀扶下已能行走数步，2 年后可以自由行走，2010 年 9 月顺利产下一男婴，至今仍在断断续续地服药以维持巩固治疗。另一例患者重庆市梁平区人，李某，患 SLE 1 年多，1990 年初诊时，由于大量使用激素静脉注射，导致双侧股骨头坏死，亦用上方治疗，病情渐渐稳定，生活能自理，开设一复印店维持生计，行走正常，随访 26 年病情稳定，亦能正常生活，自食其力。

狼疮肾是 SLE 最常见的并发症之一，其主要表现为蛋白尿、水肿、腰痛，重者贫血、四肢及面目均肿、血中肌酐及尿素氮升高、并发症较为严重，是 SLE 较常见和严重的内脏损害，严重者可发展为肾病综合征。中医文献中无本病名称，仅见于类似症状的描述，如"阴阳毒""水肿"等名称。从中医角度分析，狼疮肾患者多因先天禀赋不足，或后天肝肾亏虚，或七情过极，劳累过度，生病之后治疗失误，导致阴阳失调，气血失和，邪毒化火，毒邪妄行，外出肌表则现关节肿痛、面部蝶形红斑、四肢结节性红斑等多种皮损；若毒邪内攻脏腑轻则产生咳嗽、心悸等病变，重则可见高热、水肿、腰痛、便血等病变，如继续发展则肾脏损害出现，轻则可治，重则成狼疮肾，出现尿蛋白、肌酐、尿素氮升高等病变。日久则肾阳虚，气化失常，摄纳无权，精微物质下泻而漏下为尿蛋白，肾司二便之功能失常，则秽浊之物泻下受阻，废浊毒素上升，形成正虚邪实的病理变化，治疗非常困难。综上所述，狼疮性肾炎（狼疮肾）是本虚标实，虚实夹杂的复杂性难治性病变，其表现可为热毒炽盛证、肾阴亏损证、气阴两虚证、阴损及阳证等。临证中尤以阴损及阳、脾肾阳虚证多见。狼疮肾治疗的关键是保护内脏，消除尿蛋白。

狼疮性肾炎的慢性期多表现为阴损及阳，脾肾阳虚。由于脾阳虚则水湿不运，土不制水，水湿泛滥则腹胀；脾运失常则纳差，大便稀溏或完谷不化；肾阳虚则水不化气，阳气虚不能摄纳封藏，则精微物质下泻而伤正，肾司二便及通调水道之功能受阻，则毒邪及浊秽之物不能排出体外，淤积于体内，侵犯脏腑，致使脏腑功能失常，从而出现头面全身浮肿、畏寒怕冷、四肢不温、面色苍白、腰膝酸软、夜尿频繁、大便溏或完谷不化、易感外邪等症状，严重者可见胸腔积液、腹水、下肢水肿皮亮欲破、举步维艰、大量蛋白尿、脸如满月、项粗背厚，舌质淡胖，脉濡细。此为脾不运化，肾不纳气所致病变，故导致脾肾阳虚精微物质下泻而邪毒蕴结滞留。治以温补肾阳，健脾利水，常用桂附地黄丸合真武汤加减。

（四）阴阳平衡治疗狼疮免疫病

平衡阴阳是艾儒棣认识疾病的一个重要方法，是他几十年经验的结晶。他认为人体最重要的是一身气血、阴阳的平衡，一旦平衡失调，则疾病缠身。医师一生都在为调节人身的气血、阴阳平衡费心费力，可是要达到真正的平衡基本上是不可能的，达到相对的平衡也会使人长寿，很少发生疾病。要想抓住人体先天肾、后天脾的平衡，艾儒棣在治疗许多疾病时，出发点就会考虑通过扶正祛邪来治疗疾病，就会将失去的平衡重新找回来，这样治疗就不会破坏人体气血、阴阳的平衡。如果不这样考虑，是治标不治本，即使巧合，把疾病治疗好了，可是平衡没有恢复，不久疾病又会以其他方式发生，反反复复这样下去，身体会越来越差。印证了调和阴阳则百病不生，即或有病亦可治；当气血紊乱，阴阳失去平衡，则百病缠身。艾儒棣在治疗红斑狼疮发热时，在清热解毒的同时加强了滋养肝肾之阴的药物，这样，患者在发热消退后，有两个好处：其一，脏腑的功能得到了保护，病情的好转要顺利许多；其二，患者经过治疗后，热退身凉，阴阳平衡的失调明显比不用养阴药物的情况会好很多。这样的治疗，为患者的康复赢得了宝贵时间。艾儒棣评价《素问·阴阳应象大论》对临床辨证论治的巨大影响时指出："天人相应万物配，岐黄之道和为贵，水火既济生命源，阴阳平衡是王道。"但是，阴阳的变化无常，我们必须与变化同步才不会发生失误。《素问·天元纪大论》指出："物生谓之化，物极谓之变，阴阳不测谓之神，神用无方谓之圣。"

三、临床特色

（一）辨证分型

艾儒棣认为本病病机以肾阴亏虚为本，热毒瘀阻为标。艾儒棣治疗本病以养阴清热活血为大法，重视分期治疗。

1. 初期

（1）风寒痹证

证候：大多有雷诺现象，关节疼痛等。

治法：祛风散寒、温经通络。

处方：独活寄生汤加肉桂（后下或冲服）、豨莶草、海桐皮等。

（2）热毒炽盛证

证候：发生在急性发病期，症见高热、口腔溃疡、面部蝶形红斑，可出现甲下出血，血尿，大便下血，巩膜出血，神昏谵语，烦躁，舌红绛，脉数或滑数或洪数。

治法：清热凉血、化斑解毒。

处方：犀角地黄汤合清营汤或普济消毒饮加减。

方中犀角用水牛角（先煎）代替，一般用量在20g，必要时可达30～50g，适当加入凉血止血药，如藕节炭、紫草、白茅根、生大黄；二便有血时加地榆、槐花；心悸、疲乏加用生脉饮；若湿热为患，下肢出现结节性红斑，灼热疼痛，可用化斑汤合草薢渗湿汤加减。

2. 中期

阴虚内热证

证候：常有不规则发热，周身不适，四肢乏力，面部有蝶形红斑或四肢红斑，全身略带水肿，肢端则为出血性，邪毒内陷常侵犯心、肝、脾、肺、肾各脏，出现心肌损害、肺炎、肾炎、肝脾肿大、血管阻塞及精神变态、发枯脱落、耳鸣、五心烦热、便结、溺赤，女性常伴月经不调，舌质红，有刺或有裂纹，脉象细数或沉细无力或沉弦。

治法：养阴解毒为主，佐以宁心安神、平肝健脾、保肺。

处方：首乌地黄汤（经验方）（注：首乌是九制首乌，每日用量在《中华人民共和国药典》规定剂量）。

关节疼痛加入老鹳草、海桐皮、豨莶草；低热加白薇、地骨皮；低热伴阴亏加入龟甲（先煎）、鳖甲（先煎）；蛋白尿加入桑白皮、六月雪、白茅根、金樱子、肉桂（后下或冲服）。

3. 后期

脾肾阳虚证

证候：身肿，胸腔积液，腹水，纳差，大便溏。舌体胖、边有齿痕，苔白腻，脉沉迟无力。

治法：健脾温肾、利水消肿。

处方：桂附地黄丸合真武汤加减。

气血两虚甚者加生黄芪 60～100g，鸡血藤 40～60g；尿蛋白 > 2.5g/24h 加梓实 15g，金樱子 30g，莲须 30g，以摄精止漏；纳差腹胀者加鸡内金 20g，陈皮 15g，白豆蔻 20g；若有胸腔积液者加葶苈子 10g，白芥子 15g，莱菔子 30g，黄精 30g，椒目 15g；若有腹水脚肿者加大腹皮 15g，生姜皮 15g，茯苓皮 30g，黑丑 3g，益母草 60g，黄精 30g，椒目 15g；尿中有红细胞者加仙鹤草 30g，藕节 30g，白茅根 30g。

（二）外治法

1. 渍溻法

对于 SLE 患者中见皮疹、肌肉关节肿痛等局部症状者，可采用中药渍溻的外治方法。艾儒棣多年的临床经验，可将辨证所开具之药方头煎、二煎用于口服，再煎取之药汁用于渍溻患处，该方法经济实惠，疗效亦佳。

2. 中药贴敷

对于 SLE 属风寒痹证见关节疼痛者，可辨证配伍方药研末调敷患处。暖痹散（文琢之方）能祛寒除湿定痛，将上方松香 60g，干姜 30g，广陈皮 30g，樟脑 1.5g，红花 30g，苏木 60g，松节 500g，白及 60g，共研为细末热酒调敷，或用葱头共捣成泥敷患处，换药时患处用热水洗净，浸泡，稍加用力揉按。临床疗效佳。

3. 加味冰硼散撒布或调搽

SLE 患者见口腔黏膜溃疡者，可用加味冰硼散（文琢之方）：硼砂 30g，冰片 9g，青黛 15g，玄明粉 9g，研成细末撒布或调搽患处。该方除治口腔疾病及咽喉肿痛外，凡腔包块，如舌齿龈起小包块者，搽抹患部均有效。配合可试治于舌癌。水调搽涂腔口亦有明显疗效。

（三）常用验方

1. 内治方

（1）五味消毒饮

处方：金银花 15g，蒲公英 30g，野菊花 15g，紫花地丁 15g，天葵子 10g（重楼代亦可）。

功效：清热解毒。

临床应用：可用于治疗红斑狼疮初期或活动期——热毒炽盛之证。

医家分析：五味消毒饮原方出自《医宗金鉴·卷七十二·发无定处·疔疮》，由金银花、野菊花、蒲公英、紫花地丁、紫背天葵子五味药组成，具有清热解毒、消散疔疮之功。方中金银花味甘、性寒，气味芳香，《本草纲目》称其治"一切风湿气、及诸肿毒、痈疽疥癣、杨梅诸恶疮，散热解毒"。今人认为金银花清透疏表，兼走气血分，解热毒，为治痈要药，故为本方君药。野菊花味苦以降泄，辛以行散，为治疗痈之良药，《本草汇言》述其可"破血疏肝，解疔散毒"；蒲公英主入肝、胃二经，散热解毒之余亦可通淋利尿，为消痈散结之佳品；紫花地丁入心、肝二经，可清热解毒，凉血消痈，治痈肿疔毒属阳证者是其所长；今用重楼代紫背天葵子，虽然两者皆可清热解毒消肿，用于疗疮痈肿、咽喉肿痛、毒蛇咬伤、跌仆伤痛等疾患，但重楼苦寒，入肝经，又可化瘀止痛，凉肝定惊，用于治疗阳证疮疡类皮肤病效果更好。野菊花、蒲公英、紫花地丁、重楼共为臣佐药。故全方金银花入肺、胃，解上焦之热毒；野菊花入肝、胃经，专清肝胆之火，解中焦之热；蒲公英可利水通淋，泻下焦湿热，三药相配，共清三焦气分热毒；紫花地丁、重楼均入血分，善清血分之热结，亦能入三焦，善除三焦之火。本方以无灰酒煎煮，既可借酒之力助散肿解毒之功，又无助湿生痰之弊。须"热服，被盖出汗为度"，以达三焦通畅，营卫调和的目的。诸药合用，气血同调，三焦并治，可使毒散、肿消、痛解。

（2）黄连解毒汤

处方：黄连 10g，黄芩 15g，黄柏 10g，炒栀子 15g。

功效：清热泻火。

临床应用：可治红斑狼疮初期或活动期火热毒盛而现小便黄赤、舌红苔黄、脉数有力之症。

医家分析：本方由黄连、黄柏、栀子、黄芩四味大苦大寒之药组成。其中黄连苦，性寒，《珍珠囊》谓："其用有六：泻心脏火，一也；去中焦湿热，二也；诸疮必用，三也；去风湿，四也；治赤眼暴发，五也；止中部见血，六也。"其既能入心泻君火，又可清泻中焦湿热之邪，故为君药。以黄芩为臣，清上焦之火。黄柏入下焦，清热燥湿，泻火解毒，用于疮疡肿毒，内服外用皆效。栀子入三焦，为"治热病心烦、躁扰不宁之要药"，可散三焦火邪，防其扰乱心神；又栀子清热利湿可导热下行从小便而去。故黄柏、栀子为佐，助君臣清热泻火解毒之功。诸药合用，共奏清热泻火、解毒消肿之功。方中药物，苦以燥湿坚阴；寒能直折炽盛之邪火。凡三焦火毒之证，无论大热烦躁，口燥咽干，失眠，或热盛动血之吐血、衄血，或湿热蕴结之黄疸，抑或是外科疮疡，兼治之。

（3）二至丸

处方：女贞子 30g，墨旱莲 15g。

功效：补益肝肾，滋阴润燥。

临床应用：可用于红斑狼疮缓解期有肝肾阴虚之证者。

医家分析:《医方集解》述本方："补腰膝，壮筋骨，强阴肾，乌髭发，价廉而功大……女贞甘平，少阴之精，隆冬不凋，其色青黑，益肝补肾，旱莲甘寒，汁黑入肾补精，故能益下而荣上，强阴而黑发也。""二至"即指夏至和冬至两个节气：冬至，一阳初动；夏至，阴气微升。此时采集二药，得四季初生之阴阳，对于补益"先天之本"肾脏，自有独特之妙处。女贞子性平，味甘，入肝、肾经，滋补肝肾，明目乌发；墨旱莲味甘、酸，性寒，归肝、肾经，功效滋阴益肾，凉血止血。合用以补养肝肾，滋阴止血，药少、力专、性平，补而不滞，为平补肝肾之剂，共奏补益肝肾，滋阴止血之功。

艾儒棣对于本方的使用较广泛，一是肾阴不足，物质基础不够，作补益肾阴之用，比如面部色素沉着，皮肤修复比较慢，往往于处方中加入黄精、二至丸等，加速皮损的修复；二是一些皮肤疾病久治不愈化燥伤阴之时，久病及肾，用二至丸滋补肾阴，如红斑狼疮患者缓解期皮肤干燥、皮损色暗红及慢性湿疹皮肤干燥均会在处方中加入本品。

（4）生脉饮

处方：太子参 30g，麦冬 10g，五味子 10g。

功效：益气生津，敛阴止汗。

临床应用：红斑狼疮辨证为气阴两亏，症见心悸气短，体倦乏力，脉微自汗等。

医家分析：生脉饮方源自金元时期名医张元素的《医学启源》，由人参（或党参、太子参）、麦冬、五味子三味药配伍而成。其中，人参能强心气、补肺气，恢复和增强人体各器官的功能，提高机体免疫力；麦冬养阴、清热、生津；五味子敛肺、止汗、生津，能预防元气耗散。生脉饮全方药性平和，可养阴生津，补气生脉。临床上凡出现心悸、气短、自汗、口渴等气阴两虚证，均可用生脉饮作为基础调治药。红斑狼疮以肾阴亏虚为先，其缓解期或病久更是常见阴虚内热之象，故可以本方作为基础方加减运用。

（5）艾氏四参汤

处方：太子参 30g，北沙参 30g，南沙参 30g，生晒参 10g。

功效：大补气血。

临床应用：用于红斑狼疮见气血虚弱证者。

医家分析：艾氏四参汤为大补气血之方，其中太子参甘、微苦，性平，归脾、肺经，有补益脾肺、益气生津之功，是补气药中的清补之品。《药性论》中说"人参主五脏气不足"，生晒参具有大补元气、补脾益肺、生津养血、安神益智功效。南沙参、北沙参皆能养阴清肺、益胃生津。《日华子本草》称南沙参"补虚，止惊烦，益心肺，并（治）一切恶疮疥癣及身痒，排脓消肿毒"，故南沙参亦能补气、化痰、消肿排脓。《本草纲目》云："沙参甘淡而寒，其体轻虚，专补肺气，因而益脾与肾，故金受火克者宜之。一补阳而生阴，一补阴而制阳。"四药合用，阴阳相配，气血互生互化，共奏补气养血之功。

"邪之所凑，其气必虚"。红斑狼疮以"虚"为先，初期感受外在热邪，后期转为阴虚内热，久则阴损及阳，出现脾肾阳虚等证。故以此方培补气血之元，可辨证用于红斑狼疮的各阶段。

（6）桂附地黄丸加减

处方：上桂粉 2g（冲服），制附片 15g（先煎半小时），茯苓 30g，泽泻 15g，山药 30g，山茱萸 10g，牡丹皮 12g，白晒参 15g，干姜 10g，白术 15g，淫羊藿 20g，仙茅 15g。

功效：温补肾阳，健脾利水。

临床应用：用于红斑狼疮见脾肾阳虚证者。

医家分析：红斑狼疮乃本虚标实之证，先有肾阴亏虚，继而外受热邪，邪热炽盛，燔灼营血，血为热瘀，故见皮肤鲜红色斑片，呈现出"温毒发斑"之象；病久或经治疗后，热象虽去，阴虚之根本暴露，出现肾阴亏虚而生内热之证；阴损及阳，在本病后期还可见脾肾阳虚之证，如狼疮性肾炎出现头面全身浮肿、畏寒怕冷、四肢不温、面色苍白、腰膝酸软、夜尿频繁、大便溏或完谷不化、易感外邪等脾肾阳虚水泛之见症。

本方以桂附地黄丸为基础，合用真武汤、二仙汤加减化裁。以桂粉、附片、山茱萸、干姜、淫羊藿、仙茅等众多温阳补肾药暖土制水，再加茯苓、泽泻、牡丹皮补泻兼施。去地黄、白芍防滋腻生湿碍脾，加晒参以大补元气助气化。更取桂附地黄丸水中生火之义。诸药合用，共奏温阳健脾利水之效。

（7）首乌地黄汤（经验方）

处方：制首乌、刺蒺藜、熟地黄、怀山药、山萸肉、牡丹皮、泽泻、云苓、丹参、紫草、地骨皮、秦艽、夏枯草、白鲜皮、炒酸枣仁、钩藤、豨莶草。

功效：滋养肝肾，解毒化斑。

临床应用：可作为红斑狼疮阴虚内热的基础方。

医家分析：方中制首乌补益肝肾之阴、乌须黑发、养血敛精，刺蒺藜疏风平肝、祛风行血，合首乌以增养肝肾之功；熟地黄、山药、牡丹皮、山萸肉、泽泻、云苓为六味地黄丸，是滋阴补肾的主方，补而不腻，滋补中益开阖，临床加减运用，对肾炎、肾盂肾炎、尿路感染、高血压病、肺结核及更年期综合征（肾阴亏损、肝肾不足诸证及相火旺盛、虚火上炎诸候）均有良好效果；丹参祛瘀活血补血、安神定志，且凉而不燥，消瘀活血而不猛，更清血中之热，故对红斑消除有一定效果；再佐紫草清血分之热，对消除红斑和控制感染更为有效；地骨皮、秦艽退骨蒸潮热，止盗汗，再合牡丹皮清血热除低热；夏枯草清肝散郁降压；白鲜皮祛风清热、利湿解毒，凡皮肤赤肿，关节疼痛用之效佳；炒酸枣仁补肝益胆，宁心安神，治虚烦不眠，钩藤平肝清热，亦治风火上窜之头晕头痛，豨莶草平肝阳、祛风除湿，治风湿疼痛，后二者合用既可治风湿痹痛，又可养肝肾之阴，抑制血压上升。全方重点突出、照顾全面，且寓防于治，所以列为红斑狼疮内治基础方。近年来何首乌导致药物性肝损伤的个案不时出现，需提醒同道重视：一，药物炮制尤为重要，切不可生首乌用药；二，剂量需按《中华人民共和国药典》规定处方，切勿超量处方；三，何首乌导致肝损伤与患者基因缺陷相关，历年来制首乌临床应用的患者数以万计，肝损伤者比例甚微，医者切勿因噎废食。

（8）二参地黄汤（丸）（经验方）

处方：泡参、丹参、地黄、泽泻、云苓、山药、枣皮、女贞子、旱莲草、枸杞、菊花、酸枣仁、牛膝、补骨脂、续断、菟丝子、桑椹、钩藤、豨莶草。

功效：滋养肝肾，活血解毒。

临床应用：红斑狼疮善后服用。

医家分析：本病根源在于肾虚，阴血不足，虚热内生而致营运不利，造成诸症迭生，因此对本病的治疗应针对病因防其邪毒内陷传变，以"养阴、清热、活血"为法，全面照顾，可以首乌地黄汤或二参地黄汤为基础方，疗效甚著。红斑狼疮不论何型，均宜长期服用"养阴清热，活血解毒"药物，常用本方以善其后。更可将本方制成丸剂，上药共研为细末，用龟甲、鹿胶各 30g，熔化与炼好之蜂蜜搅匀入药末，作丸，每丸重 9g，以朱砂（因为重金属药物而宜少宜暂，肝肾功能不好者不用）、琥珀细粉穿衣，干后备用。每日 3 次，每次 1 丸，白开水下，更便于红斑狼疮患者长期服用调养善后。

2.外用方

本病皮损处只宜搽润肤油膏，如皮粘散调红油膏外搽，或鸡蛋黄油均可，不可用刺激性药物外搽，长期刺激恐有恶变之虑。

（1）皮粘散（经验方）

组成：炉甘石 60g，朱砂 6g，琥珀 3g，硼砂 4.5g，黄连 15g，熊胆1.2g，冰片 0.6g，麝香 0.9g。

制法：炉甘石火上烧红，用黄连煎水淬 7 次，阴干后研细水飞，余药共研极细末，与炉甘石细末研匀，密封备用。

功效：消炎止痛，生肌敛口。

适应证：凡皮肤、黏膜等处溃疡，如口腔、眼结膜、二阴均可撒布或油调外敷。

用法：洗净伤口，药粉撒布于疡面，膏药敷贴。若溃疡系口腔或会阴处则只需撒布药粉，不必敷盖油膏。

（2）红油膏（经验方）

组成：当归 60g，白芷 30g，紫草 30g，轻粉 12g，血竭 30g，无名异30g，甘草 30g，白蜡 30g，清油 500g。

制法：当归、紫草、白芷、无名异、甘草入油内浸泡3日后，放铁锅内文火慢慢熬枯，滤去药渣，复将油入锅内熬滚，入血竭化尽，后下白蜡微化，倾入盅内，搅匀备用。（轻粉可不用，若要用轻粉可后下紫草，以免影响颜色及效力。）

功效：生肌敛口。

适应证：一切溃疡脓尽后均可使用，若经久不愈之伤口，用之尤效。

用法：伤口洗净，撒布药粉，复将膏摊纱布上盖贴。

（四）常用药物

艾儒棣认为，系统性红斑狼疮与肝肾密切相关。肾为先天之本，藏精生髓，《素问·六节藏象论》曰："肾者，主蛰，封藏之本，精之处也。"若先天禀赋不足，精室空虚，相火妄动可诱发系统性红斑狼疮。肝肾之间关系紧密，"肾藏精，精血同源，精化为血"，而肝藏血，故"肝肾同源"。精血不足，可损伤阴液，因此，针对系统性红斑狼疮，艾儒棣常采用滋补肝肾之阴药：熟地黄、山茱萸、山药、盐知母、醋龟甲、猪脊髓、女贞子、墨旱莲、麦冬、五味子、人参、制首乌、沙苑蒺藜等。尤其以熟地黄、山茱萸为常。山茱萸，味酸、涩，性微温，归肝、肾经，功可补益肝肾，涩精固脱；熟地黄，味甘，性微温，归肝、肾经，功可补血滋阴，益精填髓，两者常作为治疗系统性红斑狼疮的基础药物。

"至虚之处，便是容邪之所"。肝肾不足，机体感受外邪侵害，风湿热邪乘虚侵袭，亦会导致系统性红斑狼疮的发生。系统性红斑狼疮初起以热毒炽盛，燔灼营血，迫血妄行为主，常采用清热解毒之药：黄芩、黄连、黄柏、栀子、水牛角、生地黄、芍药、牡丹皮等。尤其以黄芩、黄连、黄柏常见，黄芩清上焦火毒，黄连清中焦火毒，黄柏清下焦火毒，针对热毒炽盛类型的系统性红斑狼疮泻火解毒之效强，故常用。

风湿热毒阻于经络，出现肌肉酸楚，关节疼痛，常采用祛风湿热痹药：老鹳草、金银花藤、威灵仙、川防己、秦艽、海桐皮、豨莶草；若邪热退，出现低热，酌加白薇、地骨皮等清虚热药。风湿热邪阻于经络，兼之肝肾不足，亦会导致瘀血阻络，常采用祛瘀通络药：鸡血藤、益母草、丹参、红花、泽兰等；瘀血阻滞膀胱，导致血尿，采用凉血止血药：白茅根、仙鹤草、琥珀、小蓟、大蓟、藕节炭等。

外邪侵袭加重肝肾损伤，肝肾阴液不足，水不制火而生热，常采用滋阴降火之药：知母、丹参、地骨皮、秦艽、白鲜皮、紫草、牡丹皮、水牛角、生地黄、黄芩、黄连、黄柏、栀子之类。尤其以牡丹皮、水牛角为常。水牛角能入血分，清心肝胃三经之火，凉血之效佳；而《本草纲目》中载牡丹皮能治血中伏火，除烦热，故常为系统性红斑狼疮清虚火要药。

久病可致气阴不足，故系统性红斑狼疮常采用补益气阴药物：百合、知母、黄芪、白术、防风、太子参、西洋参、女贞子、制首乌等药。以黄芪、制首乌为常用药。黄芪始载于《神农本草经》，为补气之要药，著名老中医祝谌予称之为"补药之长"，有补气升阳、益卫固表、托毒生肌、利水退肿的功效；制首乌据《本草纲目》记载能"养血益肝，固精益肾，为滋补良药。不寒不燥，功在地黄、天门冬诸药之上"。两者补益气阴之力较强。

久病阴损及阳，亦可致肾阳亏虚。对于此类证型，多采用温补扶阳之药：生姜、附子、肉桂、干姜、吴茱萸之类；肾阳不足，阳气不能温化水饮，水饮内停，酌加利水消肿之药：茯苓皮、生姜皮、桑白皮、陈皮、大腹皮、白术之类；肾阳亏虚，失于闭藏，精微物质不固，故出现蛋白尿，常采用六月雪、鸭跖草、白茅根、金樱子、肉桂之类。

（五）常用药对

1. 制黄精、椒目

【药品概述】

黄精又名鸡头参、老虎姜，性味甘、平；归脾、肺、肾经；具有补气养阴，健脾润肺益肾等功效；主治阴虚劳嗽、肺燥咳嗽、消渴、肾阴亏虚、脾虚乏力、食少口干等。椒目在《唐本草》中记载："主水，腹胀满，利小便。"其气味芳香，味辛辣，苦辛，寒；归脾、肺、膀胱经；具有利水消肿、祛痰平喘之功。

【临床应用】

艾儒棣取椒目利水消肿之效来治疗狼疮性肾病，但红斑狼疮多以阴虚为本，阴虚火旺者忌服此药。二药同用，共奏利水消肿、滋阴固本之效，且利小便不伤阴。

2. 制首乌、白蒺藜（用量宜少为妙）

【药品概述】

制首乌味苦、甘、涩，性微温。归肝、心、肾经。具有补肝肾、益精血、乌须发、强筋骨、化浊降脂的功效，可用于治疗血虚萎黄、眩晕耳鸣、肢体麻木等症。白蒺藜又名蒺藜，味苦、辛，入肝经，有疏肝解郁、祛风明目的功效。用于治疗肝阳上亢之眩晕头痛、肝郁之胁痛、风热头痛、皮肤瘙痒等症。

【临床应用】

艾儒棣在临床应用时用两药配伍来滋补肝肾，其滋补肝肾之阴而不滋滞，可谓补肝肾之佳品。

3. 生黄芪、制首乌

【药品概述】

黄芪味甘，性微温，归脾、肺经，始载于《神农本草经》，为补气要药，能补一身之气，具有升阳固表止汗、利水消肿、生津养血、托毒排脓、敛疮生肌等功效。可用于治疗体虚多汗、水肿、自汗、疮口久不收敛等症。制首乌味苦、甘、涩，性微温。归肝、心、肾经。具有补肝肾、益精血、乌须发、强筋骨、化浊降脂的功效，可用于治疗血虚萎黄、眩晕耳鸣、肢体麻木等症。

【临床应用】

艾儒棣指出："善补气者，用芪而不用参。"生黄芪补气升阳，益气固表，还可避免炙黄芪之温燥，配合制首乌补益精血，固肾养肝。

4. 太子参、五味子

【药品概述】

太子参味甘，性平，归脾、肺经。具有补气生津、健脾润肺之效，主气阴两虚证。五味子味酸，性温，归肺、心、肾经，有收敛固涩、益气生津、补肾宁心的功效。可用于内热消渴、自汗盗汗、津伤口渴、久嗽虚喘等症。

【临床应用】

二药合用，一补一敛，使气复津生，气阴两复。

5. 松节、老鹳草

【药品概述】

常用于关节疼痛，松节苦温燥湿；老鹳草辛温散寒除湿，归肝经，通行十二经络。二药合用，可缓解风湿、类风湿、红斑狼疮、劳累等引起的关节肿痛。

【临床应用】

常用剂量：松节 10 ～ 20g，老鹳草 15 ～ 30g。

四、验案精选

案例1：红蝴蝶疮（气阴两虚，肝肾不足证）

程某，女，48 岁，2020 年 11 月 21 日初诊。因发现面部红斑 1 个多月来艾儒棣门诊就诊。就诊时见：面部红斑，边界清楚，诉身痛怕冷、鼻塞、喷嚏、肝区不适，右肩胛骨走窜作痛，下肢强酸不适，牙齿松动，鼻出血，入睡困难，外阴瘙痒，手心痒，大便一日 2 ～ 3 次，质稀，小便正常，带下量多。舌苔薄黄腻，边有齿印，脉弦。

西医诊断：红斑狼疮。

中医诊断：红蝴蝶疮（气阴两虚，肝肾不足证）。

治法：益气养阴，滋补肝肾。

处方：玉屏风散合四君子汤加减。

生黄芪 40g，防风 10g，炒白术 30g，老鹳草 20g，乌梢蛇 20g，盐杜仲 20g，炒酸枣仁 20g，柏子仁 20g，南沙参 30g，茯神木 20g，桑螵蛸 20g，太子参 30g，生甘草 6g，怀牛膝 15g，仙鹤草 20g，紫苏叶 10g，红芪 30g，蚕沙 30g，苦参 10g，7 剂，水煎服，1 日 1 剂，1 日 3 次，饭后半小时温服。

1 周后复诊，诉近日右肩胛骨、右小腿外侧肿痛。夜间眼睛酸，入睡难，齿松，服用肉桂后齿松症状较前缓解，流鼻血。大便时干时稀，解不尽，小便黄。舌暗苔白腻，脉弦。守方加入油松节 10g，金钱草 15g，牡蛎 20g。

1 个月后复诊，诉一身疼痛较前缓解。唇红，口干不思饮，夜间眼睛酸，入睡难症状改善。大便正常，小便黄，齿松症状较前缓解，流鼻血。右小腿外侧肿症状消失，带下减少，瘙痒减轻。舌暗苔白腻，脉弦。继续守方去红芪、苦参。

按： 治疗的目的在于控制疾病的进程，减轻患者的痛苦，避免并发症的发生，改善患者的生活质量及延长患者的寿命。患者二诊时感关节肿痛明显，加入油松节，与老鹳草配伍通行十二经络，二药合用缓解关节肿痛；加入金钱草消肿解毒；患者入睡困难，加入牡蛎重镇安神。三诊时患者气虚症状缓解明显，瘙痒减轻，带下减少，湿热之标已除，且苦参大寒之品不宜久用，故原方去苦参、红芪。

系统性红斑狼疮是一种多发于青年女性的累及多脏器的系统性自身免疫性疾病。该病的病因至今尚未明确，多认为与遗传、免疫等相关。治疗的目的在于控制疾病的进程，减轻患者的痛苦，避免出现各种严重并发症的发生，改善患者的生活质量及延长患者的寿命。应该做到早诊断、早治疗，避免诱发因素。当系统性红斑狼疮的病情侵及关节时，可以加入油松节、老鹳草、乌梢蛇、盐杜仲，以发挥其滋补肝肾、强筋骨、通络的作用。

案例 2：红蝴蝶疮（热毒炽盛证）

陈某，女，20 岁，学生，因反复双侧面颊部红斑 3 年多，加重 1 周多，于 2022 年 6 月 8 日初诊。3 年前患者无明显诱因双侧面颊部出现红斑，局部皮温稍偏高，受热、日晒后加重，无发热，无关节疼痛，无口腔溃疡，无头痛等症状，遂到四川大学华西第二医院就诊，诊断为红斑狼疮，予输液、服药等对症支持治疗（具体不详），患者面部红斑部分消退，病情好转。但受热、日晒后仍反复发作，多次就诊于四川大学华西第二医院及我院，予口服药物（具体不详）治疗，病情有所好转，但仍反复。1周前患者无明显诱因出现面部红斑，局部皮温偏高，受热及日晒后加重，稍感瘙痒，无发热，无关节疼痛，无口腔溃疡，无头痛等症状。

刻下症：双侧面颊部红斑，色红鲜艳，呈对称分布，稍高于皮面，局部皮温稍偏高，受热、日晒后加重，偶尔稍感瘙痒，不伴疼痛、部分皮损溃破等症状；皮损总面积约200cm²，糜烂渗液面积约40cm²。神尚可，偶感心慌，偶有自觉发热，午后为多，纳差，不欲饮食，少食即感腹胀，眠可，小便色黄，大便稀溏黏滞，便后感肛门灼热不爽。舌红苔黄燥，脉沉。

西医诊断：红斑狼疮。

中医诊断：红蝴蝶疮（热毒炽盛证）。

治法：清热凉血，化斑解毒。

处方：犀角地黄汤合泻白散合生脉饮加减。

檀香3g，桑白皮15g，地骨皮15g，川明参30g，北沙参30g，麦冬10g，五味子5g，黄芩15g，水牛角20g，生地黄20g，牡丹皮10g，川射干10g，白花蛇舌草15g，蒲公英15g，夏枯草15g，老鹳草15g，太子参20g，生甘草6g，鸡屎藤20g，14剂，水煎服，2日1剂，1日3次。

嘱患者继续口服院外自带硫酸羟氯喹片、泼尼松片治疗。嘱患者外出防晒，避免日光照射，慎起居、避风寒、畅情志、清淡饮食，忌食光敏感食物。

二诊（2022年7月4日）：症见双侧面颊部红斑较前减退，色暗红，局部皮温不高，但红斑皮损仍在受热、日晒后加重，偶尔稍感瘙痒，皮损无破溃、糜烂、渗液。未再感心慌心悸，自觉发热较前减轻，纳食亦较前改善，偶感腹胀，眠可，小便色黄，大便稀溏较前好转，便后无肛门灼热、黏滞不爽感。舌暗红，苔黄腻，脉沉。可见初诊处方治疗有效，效不更方，继续治以清热凉血，化斑解毒，仍以犀角地黄汤合泻白散合生脉饮加减，去黄芩、蒲公英、老鹳草，加红芪30g。

三诊（2022年7月25日）：症见双侧面颊部红斑较前减退，皮损色暗红淡，局部皮温不高，无瘙痒不适，无发热心慌等。纳稍差，眠可，小便清长，大便稀溏较前好转。舌淡红，苔白腻，脉沉。二诊处方去白花蛇舌草、夏枯草，加白术 15g，葛根 20g。

按：红蝴蝶疮为本虚标实之证，本虚即为肾阴亏虚，标实为热毒瘀阻，病因病机不脱"热""虚""瘀"。"邪之所凑，其气必虚"。初期或活动期虽以标实为主，但也先有肾阴亏虚，继而在日晒、情志刺激或饮食不节等因素诱发下感受火热毒邪，邪热炽盛，燔灼营血，血为热瘀，故见皮肤鲜红色斑片，呈现"温毒发斑"之象；热迫血行者还可见瘀斑、瘀点；热灼营阴者可见高热，热扰心神，轻可见烦躁心悸，重可有神昏谵语等；兼湿者可见关节疼痛、肿胀、屈伸不利等。

多数活动期患者经治疗后进入缓解期，多见阴虚内热、脾肾阳虚之证。经治疗后，患者活动期的邪热标实虽去，然营阴受损，阴虚而生内热，故见皮损色暗红，低热，口干舌燥，耳鸣目眩，关节酸痛，自汗盗汗等症。迁延日久，阴损及阳，则转为脾肾阳虚之证。

本例患者病程长，多次治疗后仍反复发作，近期复发加重，即属于活动期，根据其初诊之舌脉、症状及皮损特征，辨证其属热毒炽盛证不难。叶天士在《温热论》中云："在卫汗之可也，到气才可清气。入营犹可透热转气，如犀角、玄参、羚羊角等物。入血就恐耗血动血，直须凉血散血，如生地、丹皮、阿胶、赤芍等物。"故治以清热凉血，化斑解毒，方选犀角地黄汤加减。患者是青年女性，虽刻下症以标实邪热炽盛为主，然其纳差、腹胀、便溏、脉沉等症提示其内有虚损，非纯实证，故合用生脉饮，加入诸参以扶正气之本之药。方中以黄芩、水牛角、生地黄、牡丹皮、鸡屎藤清热凉血养血；川射干、白花蛇舌草、蒲公英、夏枯草清热解毒；桑白皮、地骨皮以皮治皮，清泻肺经火热；川明参、北沙参、麦冬、五味子、太子参、甘草益气养阴扶正；檀香调理全身气机。

二诊时患者皮损颜色已较一诊时暗淡，局部皮温不高，也未再有发热，纳食、大便较前改善，舌质暗红，可见初诊治疗后热邪已去，热象稍退。此时虚实夹杂，一方面继续扫清余邪，另一方面注重扶正培补气血，亦要防止清热太过而伤正，以期取得良好的预后。故沿用一诊处方，去掉黄芩、蒲公英、老鹳草，加用红芪 30g，以增强扶正之力。

三诊时患者诸症改善，热象已不明显，外邪标实已去，应以本虚为主，故去掉白花蛇舌草、夏枯草，在参芪等补气之品的基础上再加白术 15g，健脾益气，葛根 20g，升阳止泻。

此外，本病的日常调护非常值得引起重视。务必嘱患者避免日晒、情绪刺激，忌食光敏感食物等。西药如羟氯喹、激素等治疗对本病有良好的临床效果，虽其有副作用也不应片面地拒绝西医治疗。在采用西药治疗的基础上联合中药治疗，可充分发挥中药减毒增效之功，增强对本病的治疗效果，减轻西药治疗的不良反应。

案例 3：红蝴蝶疮（气阴两虚，痰瘀互结证）

刘某，女，38 岁，2020 年 8 月 13 日初诊。患者因确诊系统性红斑狼疮 14 年多，反复双下肢水肿 2 个多月就诊。14 年前患者无明显诱因出现咳嗽咳痰，咳白色泡沫痰，伴四肢关节对称性胀痛、晨僵，伴脱发、面部蝶形红斑，四肢散发红斑，泡沫尿，前往当地医院就诊，完善相关检查（具体不详），诊断为系统性红斑狼疮、狼疮性肾炎。

刻诊：患者面部蝶形红斑，微红，眼睑浮肿，面色无华，少气乏力，平素易感冒，伴双下肢浮肿，关节、肌肉疼痛，自汗，盗汗，畏寒肢冷。舌红，苔黄腻，脉滑数。

西医诊断：红斑狼疮。

中医诊断：红蝴蝶疮（气阴两虚，痰瘀互结证）。

治法：益气养阴，祛瘀化湿。

处方：黄芪桂枝五物汤加减。

黄芪 20g，桂枝 10g，赤芍 15g，滑石 10g，川芎 5g，地龙 10g，桑枝 20g，三棱 10g，莪术 5g，生地黄 10g，白术 15g，山药 20g，甘草 5g，15 剂，2 日 1 剂，1 日 3 次。

医嘱：嘱患者注意防晒。

二诊：诸症减轻，肌肉疼痛情况明显好转。舌红，苔黄腻，脉滑细数。

上方去桂枝，加肉桂 10g，党参 10g，白附片 5g，三棱减量为 5g，15 剂，用法同前。

三诊：患者面部红斑明显变淡，下肢浮肿好转，患者自诉眼干涩，小便量较少，时盗汗。舌红，苔黄腻，脉细滑。在上方基础上加芡实 10g，金樱子 15g，余药不变。15 剂，1 日 3 次。服药后诸症减轻，面部红斑色淡，余症未反复。

按： 本病总由先天禀赋不足，肝肾亏虚而成，肝主藏血，肾主藏精，肾精不足，虚火上炎，兼因腠理不密，阳光暴晒，外热入侵，热毒入里，二热相搏，瘀阻脉络，内伤脏腑，外伤肌肤而发病。病久导致肝肾亏虚，肝主藏血，肾主藏精，肾精不足，虚火上炎，耗伤津液，最终致阴阳俱虚；气虚致血脉运行不畅，以致经脉瘀阻；气血相互生化，气为血母，故气虚致血虚，最终导致气血两虚，无力推动，致经脉不畅。气血两虚，阴损及阳，心阳不足而见胸闷、心悸、心衰；脾肾阳虚，水湿泛滥，膀胱气化失权而见便溏，溲少，四肢清冷，下肢甚至全身浮肿。真阴不足乃是本病的根本病机，《素问·痹论》中提及："阴气者，静则神藏，躁则消亡。"本病好发于女性，女性以阴血为本，加之暴晒、过食辛辣、情志失调等多因素的影响，日久蕴热而内生毒邪，且自身真阴不足，相火内扰，热毒瘀阻，内外合邪，燔灼营血，积热成毒。

红蝴蝶疮即《金匮要略》所言之"阴阳毒"，"阳毒之为病，面赤斑斑如锦文，咽喉痛，唾脓血……阴毒之为病，面目青，身痛如被杖，咽喉痛"。艾儒棣认为本病以肾阴虚为本，热毒瘀阻为标，以养阴清热活血为治疗大法，同时重视分期治疗，根据疾病发展的不同阶段进行相应辨证，理法方药相结合，治疗常取得良好疗效。

案例 4：红蝴蝶疮（肝肾阴虚证）

吕某，女，49 岁，农民，2020 年 5 月 24 日初诊。患者 16 年前无明显诱因头面部、四肢出现红色斑丘疹，日晒后可加重，无水疱、糜烂及渗液，自觉瘙痒，未经治疗。症状逐渐加重，遂 14 年前至新桥医院住院治疗，诊断为系统性红斑狼疮，予以输液、外用药物，口服羟氯喹、泼尼松等药物治疗（具体不详），症状缓解后出院。8年前患者自诉因日晒等原因皮损复发，头面部、四肢出现红色斑丘疹，伴瘙痒、乏力等不适，遂于成都就诊，住院治疗，好转后出院（具体不详）。5年前自诉因感冒输注青霉素后，全身瘙痒，两侧面颊大量渗液，头面部、四肢再次出现红色斑丘疹，伴瘙痒、乏力、脱发等不适，遂至北京军都医院就诊，住院治疗后好转出院（具体不详）。5年前皮损再次复发，症状同前，遂至新桥医院住院治疗，好转出院（具体不详）。平素口服醋酸泼尼松片、钙尔奇、氯化钾缓释片等药物（具体不详）。1周前患者无明显诱因头面部、双手足出现红色斑丘疹，伴乏力、瘙痒、脱发等不适，遂入我院就诊。

刻诊：患者面部蝶形红斑鲜艳，双手足红色斑丘疹，伴瘙痒、短气、脱发等不适。舌红苔黄腻，脉洪。

西医诊断：红斑狼疮。

中医诊断：红蝴蝶疮（肝肾阴虚证）。

治法：补益肾阴，清热除湿。

处方：首乌地黄汤加味。

制何首乌10g、炒蒺藜10g、生地黄15g、山药20g、山萸肉15g、牡丹皮15g、盐泽泻10g、茯苓15g、丹参15g、紫草10g、秦艽10g、夏枯草15g、白鲜皮10g、炒酸枣仁20g、钩藤15g、豨莶草10g、青蒿20g、藿香15g、佩兰15g，共6剂，水煎服，每日1剂，每剂煎2次，分早晚2次服。

二诊（2020年6月20日）：诸症减轻，双手足新发红色斑丘疹消失，乏力极大减轻，余症同前。上方加香附6g、柴胡10g，以疏肝行气，条达肝木，6剂。

三诊（2020年8月20日）：诸症缓解，乏力减轻，脱发症状消失。上方去秦艽，加荷叶20g，以清暑利湿凉血，6剂，余症未复发。

按： 系统性红斑狼疮多见于女性，女子以肝为先天，以血为本，以血为用；而肾为先天之本，藏精生髓，精血同源，故肝肾两者关系密切。若肝肾阴虚，热毒之邪侵入机体，则导致系统性红斑狼疮发生。该患者49岁，为女子天癸竭，任脉不通，太冲脉衰少之际，肝肾本有不足，而系统性红斑狼疮加重了对肝肾的损害。肝肾不足，正气亏虚不能抑制邪毒，故斑疹复发，阴虚生内热，火热致脉络扩张，故出现红色斑丘疹；肾藏精，其华在发，肾精不足，难以化生血液濡养头发，故见脱发等不适。因此，采用首乌地黄汤以滋补肝阴，兼清虚火；又因其正值夏令，暑多兼加湿邪，阻滞气机，故见乏力，结合舌红苔黄腻、脉洪症状，酌加青蒿20g，藿香15g，佩兰15g，以清热化湿，防止湿热阻碍斑疹恢复；药物：山药、青蒿、炒酸枣仁各20g，钩藤、生地黄、山萸肉、牡丹皮、茯苓、丹参、藿香、佩兰、夏枯草各15g，制何首乌、炒蒺藜、白鲜皮、盐泽泻、紫草、秦艽、豨莶草各10g，如见阴虚内热较重者加二至丸、生脉饮；口腔溃疡者加百合、知母、麦冬；失眠者加酸枣仁、柏子仁；女性月经不调者加定经汤。

二诊因肝肾阴液得以滋养，湿热得以清泄，故新发斑疹消失，乏力大大减轻；"木曰曲直"，肝喜条达而恶抑郁，肝气不舒，易致情志不畅，肝肾功能息息相关，肝功能的异常会影响肾精化血功能，头发失于滋养而脱发枯槁，在前方的基础上酌加香附6g，柴胡10g，以达到调达肝气之效。

三诊因头发得到濡养，故脱发症状消失。因其虚热症状不明显，而正值夏日炎暑，故上方在补益肝肾以巩固治疗的基础上，去秦艽，加荷叶20g。

中医学认为系统性红斑狼疮常以外感六淫、情志内伤、饮食失节、过度劳倦、日光暴晒、妊娠等为诱因，其病机为肾之阴阳失调为本，邪毒瘀血内停为标，又因其典型症状表现为鼻梁、脸颊出现蝴蝶样红斑，称其为红蝴蝶疮。

艾儒棣认为肾与本病的关系最为重要，肾为先天之本，藏五脏六腑之精，肾又分阴阳，肾阴虚则精血亏损，肾阳虚则功能衰竭。肾阴虚则以阴虚内热证多见，症见五心烦热，潮热盗汗，失眠多梦，脱发，疲倦乏力等，常选用六味地黄汤合大补阴丸、二至丸等方以滋补肝肾；肾阳虚则以畏寒肢冷、水肿、胸腔积液、腹水、纳差、大便溏、蛋白尿等为主要表现，常选用真武汤合桂附地黄丸、肾气丸、五皮饮等方以温阳利水。

而肾虚时常累及五脏六腑皆不足，肾亏水不涵木，则肝失濡养，肝疏泄功能失职。肝疏泄不及则肝气郁结，症见情志抑郁、闷闷不乐、胸胁胀痛、女子月经失调等，常选用首乌地黄汤、定经汤等滋补肝肾，调理月经，酌加香附、柴胡以疏肝解郁；肝疏泄太过则肝阳上亢，表现为癫痫、头痛、狼疮性脑病等神经系统受损症状，常在滋补肝肾等基础方上加平肝潜阳药。

肾虚子盗母气，则致肺气亏损，表现为自汗、气短、易感冒等症状，常选用玉屏风散以补益肺气；久病气阴皆伤，表现为口燥咽干、少气懒言、潮热盗汗等症，选用生脉饮合百合知母汤以气阴双补。

肾精亏损，则肾水不能上济于心，水火既济失调，则心火独旺于上而出现心烦不寐、口腔溃疡等，常选用百合知母汤、柏子仁、郁李仁等方药；再因日光照射，内外之火相搏，热盛迫血妄行则发面部红斑，形如蝴蝶状，采用犀角地黄汤合黄连解毒汤以泻火解毒。

艾儒棣治疗系统性红斑狼疮治法、方药变化较多，其根本在于对该疾病的病因、病机、病势发展有全面的认识了解，以辨证论治为基础，根据不同证型，因人、因时、因地地选择不同方药。

案例 5：红蝴蝶疮（脾肾阳虚证）

刘某，女，42 岁，汉族，已婚已育，既往史：无特殊，药物过敏史：否认，家族史：否认。

初诊（2020 年 3 月 28 日）：患者 7 年前因面部出现蝶形红斑，在某医院确诊为系统性红斑狼疮，规律服用激素治疗。患者自诉近段时间感精神状态较前更为不佳，神疲乏力，嗜睡，见双下肢水肿，伴有脱发，为求中医药特色治疗，今日于我院就诊。现症见面部蝶形红斑，颜色较为鲜艳，双下肢水肿。

刻诊：患者面部见蝶形红斑，颜色较为鲜艳，面色少华，双下肢水肿，气短乏力，嗜睡，纳差，大便稀溏，蛋白尿。舌苔薄白，舌质暗红，脉沉细而弦。

西医诊断：红斑狼疮。

中医诊断：红蝴蝶疮（脾肾阳虚证）。

治法：温补脾肾，利水消肿，固肾涩精。

处方：金匮肾气丸合真武汤加减。

上桂粉2g（冲服），茯苓15g，山药30g，山茱萸10g，牡丹皮15g，泽泻15g，南沙参30g，北沙参30g，白芍15g，琥珀末15g，大蓟30g，小蓟30g，金樱子30g，7剂。

二诊：气短乏力症状较前缓解，嗜睡稍好转，双下肢水肿较前减轻，余症同前。上方去大蓟、小蓟，加生黄芪30g，以补气升阳，利水消肿，生津养血；加鸡血藤30g，活血补血，减轻头发脱落等症状；鸡血藤、生黄芪共用以增强补养气血之效，加炒白术15g，以健脾益气、燥湿利水。上方14剂。

三诊：神疲乏力症状明显缓解，精神状态有所改善，嗜睡较前好转，双下肢水肿较前减轻，尿中蛋白较前减少，纳差及大便稀溏症状改善，余症同前。上方去琥珀末，加川明参30g，以健脾助运，改善脾虚食少症状，鸡屎藤20g，以健脾除湿化积。

按： 该病缓解期病程较长，是系统性红斑狼疮病情转归的关键时期，直接影响着本病预后，所以要重视此期。

该病案证属阴损及阳，脾肾阳虚之证，脾虚生化乏源，气血不充，水湿停滞，甚者水湿泛滥浸及四肢，故见双下肢水肿；肾虚则气化之功失常，司二便之力下降，封藏乏力则不能藏精，故漏下，见蛋白尿，五脏受损，精越漏则肾越虚、病越重，故温补脾肾使其升清降浊之功恢复，亦使肾阳化气摄精、司二便之功能恢复正常，才能排出邪毒，逐水消肿，精微物质藏之于肾，使脏腑功能逐渐趋向正常，则本病有改善恢复的希望。此外，在治疗过程中，还应重视固脾胃，胃阴虚加用益胃汤，脾胃气虚可加用四君子汤。脾肾阳虚证病情凶险，因肝脾肾皆损及，恢复缓慢，患者体质虚弱，一旦感冒可能会引起很严重的后果，甚则危及生命，所以应谨防感冒。

系统性红斑狼疮是一种反复发作的疾病，多认为该病与心、脾、肝、肾密切相关，但各阶段侧重又有所不同，故要根据患者病情发展的阶段，辨证施治，选用合适的方药。该病初期多为热毒炽盛，本型治疗宜早，以标实为主，重在治标，治法以清热解毒、凉血化斑为主，常选用清瘟败毒饮合犀角地黄汤加减。中期阴虚内热证多见，常选用六味地黄汤合二至丸、生脉饮，佐以健脾除湿药。艾儒棣认为口渴多饮为虚证，是阴虚火旺所致。一方面是唾液腺分泌不足，另一方面是激素导致火燥伤阴，故用养阴药治之，万不可过投辛燥之品。后期病情复杂，阴损及阳，脾肾阳虚，治宜健脾温肾，利水消肿，常选用真武汤加金匮肾气丸、五皮饮加减。此期患者大多有蛋白尿，可加用白茅根、金樱子、鸭跖草；尿素氮排不出者，加六月雪、车前草；胸腔积液加葶苈子；腹水加黑丑、黄精、椒目，黄精和黑丑相配，祛邪又不伤正。

案例6：红蝴蝶疮（肾阴亏虚证）

张某，男，40岁。2010年初次发病，1年后在四川大学华西医院确诊为系统性红斑狼疮，予以输液、口服及外用药物治疗后（具体不详）好转出院。后上述症状多次复发，患者遂多次院外就诊，长期口服泼尼松、羟氯喹、钙尔奇等药物。1个月前患者无明显诱因再次出现头面部、胸腹、双上肢红色斑丘疹，伴神疲、乏力、瘙痒、脱发、口腔溃疡等症状，遂至艾儒棣门诊治疗。既往史无特殊，否认家族史，有吸烟史，有饮酒史。

刻下症：面部蝶形红斑，颜色较暗，五心烦热，神疲乏力，口渴，口腔溃疡，大便干结，小便短赤。舌质绛，苔黄腻，脉细。

西医诊断：红斑狼疮。

中医诊断：红蝴蝶疮（肾阴亏虚证）。

治法：补肾滋阴。

处方：首乌地黄汤加减。

制何首乌10g，熟地黄15g，山药15g，泽泻15g，茯苓15g，牡丹皮15g，丹参15g，白鲜皮10g，刺蒺藜15g，紫草15g，青蒿20g，藿香15g，佩兰15g，甘草6g，6剂。

外用药物：本院愈肤膏外用皮损处。

医嘱：忌辛辣发物，避免搔抓，避免晒太阳。

二诊：服药后，上述症状已有明显改善，诉口渴，口腔溃疡处疼痛不适。守方加太子参20g，五味子10g，使气复津生，气阴两复。再煎14剂，并予皮粘散口腔吹入。

三诊：诸症减轻，自觉身体较前轻松，口腔溃疡渐愈，上方加二至丸、黄精15g，滋补肾阴，加速皮损修复。再煎14剂。症状基本缓解。

按：患者为中青年男性，病情日久，迁延不愈，久病伤及先天之本，肾阴亏虚，故宜以补肾滋阴之法，调理阴阳，使气血阴阳调和，脏腑功能得以恢复。

系统性红斑狼疮可病及全身，症状复杂，但我们亦可从整体出发，平衡阴阳，"阴平阳秘，精神乃治"。缓解期患者多阴虚内热，此期时间较长，是SLE病情转归的关键时期，直接影响本病愈后，在患者整体状况渐复后仍需巩固。阴虚内热患者多见皮损红斑不鲜艳，低热，口干唇燥，头昏乏力，耳鸣目眩，关节酸痛，自汗盗汗，月经不调，大便不润，小便黄赤，舌红，苔黄，脉细数。治宜滋阴清热，和营养血。

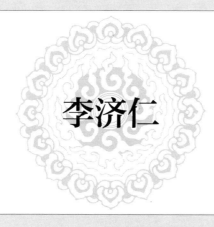

李济仁

一、医家简介

李济仁（1931—2021），安徽歙县人，国家级非物质文化遗产"张一帖"代表性传承人，中华人民共和国成立以来新安医学传承和创新发展的关键代表人物，新安医学研究的开拓者与临床实践的创新者。中国中医科学院学部委员，全国首届30位"国医大师"之一，首批"全国500名老中医"，首批全国老中医药专家学术经验继承工作指导老师，首批全国中医药传承博士后合作导师，首批全国7名《黄帝内经》专业硕士研究生指导老师，首批"中国百年百名中医临床家"，首批享受国务院政府特殊津贴者，中华中医药学会终身成就奖获得者，皖南医学院唯一终身教授，弋矶山医院主任医师，世界中医药学会联合会方药量效研究专业委员会会长，世界中医药学会联合会风湿病专业委员会名誉会长，中华中医药学会终身理事。

李济仁是唯一培养出院士和国家杰出青年的首届国医大师，第一位获"全国道德模范提名奖"的国医大师，第一位获央视"十大最美医生"的国医大师，第一位游历全球七大洲的国医大师，第一位将珍藏书画文物捐赠七家博物馆的国医大师，也是至今唯一被中央电视台"焦点访谈"全集报道的国医大师，唯一被新华社"新华纵横"专题片追踪报道的国医大师，唯一被文化和旅游部及美国彩虹电视台专题片系列报道的国医大师。

二、学术观点

（一）痹证分类

痹证是由于风湿、风寒、湿热等邪气闭阻经络，影响气血运行，导致肢体筋骨、关节、肌肉等发生疼痛、重着、酸楚麻木，或关节屈伸不利、僵硬、肿大、变形等症状的一种疾病。西医学中的风湿和类风湿关节炎、反应性关节炎、强直性脊柱炎、肌纤维炎、增生性关节炎、痛风等都可归属于痹证的范畴。

西医分类：痹证涉及西医学 100 多种疾病，其范围甚广，可包括：①结缔组织病和自身免疫性疾病，如风湿热、风湿性心脏病、类风湿关节炎、系统性红斑狼疮、皮肌炎、硬皮病、干燥综合征、多发性肌炎、白塞病、强直性脊柱炎等；②代谢有关的疾病，如痛风、大骨节病、软骨病等；③骨关节病，如骨关节炎、膝关节滑囊炎、肩关节周围炎、致密性骶髂关节炎等；④软组织病变，如慢性纤维组织炎、肋间神经痛、肌腱炎、腰肌劳损等；⑤神经肌肉疾病，如多发性硬化、重症肌无力等；⑥血管疾病，如多发性大动脉炎、早期闭塞性脉管炎、浅静脉炎等。

中医分类：李济仁对《黄帝内经》有深入研究，认为《素问·痹论》关于痹证的分类主要有三：按病因分类，有因风、寒、湿三邪所致之行、痛、着三痹；按五体病位分类，有皮、肌、脉、筋、骨五体痹；按五脏病位分类，有心、肝、脾、肺、肾五脏痹。三种分类互相联系，密不可分。以病因分为三痹而言，每一病因所致痹均将在一定部位体现，如行痹，其痹在皮抑或骨，在肌抑或肉等。以病位五体痹而言，其痹又有属行痹抑或属痛痹，而与病因相关等。因此，《黄帝内经》所谓三痹、五痹之说，其旨在阐明诊断痹证，须从病因、病位及脏腑诸方面加以考虑。目前，临床上多注意从病因去诊断痹证，虽有一定意义，但不够全面，易使医生习惯地从祛风、胜湿、除寒等方面选方用药，对部位常欠考虑。李济仁认为病因诊断固属重要，病位诊断也不可忽视，因药物作用的部位有其一定的特点，只有明确痹证的病因病位，方能恰到好处地组方用药，即在针对病因用药的同时，结合对某局部疼痛有特异作用的引经药物。如上肢用片姜黄、桂枝；下肢用独活、怀牛膝等。处方中还可酌加止痛、消胀、活络等药。

李济仁主张类风湿关节炎从病因入手，应先分寒热（因痹有寒、热两大类），而后再据此分为热痹偏风型、偏湿型及单纯热型，寒痹偏风型、偏湿型及单纯寒型等。

热痹的主症为关节肌皮红肿热痛，其痛及皮及骨，轻按重按，均不可耐，运动障碍，得冷则舒，舌质红，苔黄厚干，脉数。偏风者则骨节间似风走窜，有许多关节的病变，恶风，汗出，舌质红，苔薄黄，脉浮数；偏湿者则关节肿大较多见，按之痛剧，下肢为甚，活动障碍明显，舌质嫩红，苔黄厚腻，口渴而饮水不多，口黏口淡；单纯热型则无偏风、偏湿的症状，而出现一派纯热症状。

寒痹的主症为关节肌皮触之冰冷，疼痛部位较深，喜按打叩击，关节活动障碍，特点是体位变换之初均不利，畏寒，关节疼痛，得热则舒，纳少便溏，舌质淡白，苔薄白，脉沉弦缓。偏风者则恶风，遇风刺痛，疼痛走窜不仅限于骨节间，还在关节周围皮肌部，舌质淡白，苔薄白而干，脉缓；偏湿者见骨节皮肤酸胀疼痛，疼痛部位似以肌肉为主，舌质淡白，苔薄白而腻；单纯寒型则无偏风、偏湿的症状，而出现一派纯寒症状。

（二）瘀血致痹

痹证的病因非常复杂，几乎各种致病因素都参与了痹证的形成或演变。但从整体上把握，大体可分为内因和外因。内因责之于正气亏虚，如人体精、气、血、津液等物质不足，以及脏腑组织等功能低下、失调，这是发生痹证的先决条件。痹证的外因主要是遭受风、寒、湿、热等邪气的侵袭。邪气乘经脉之虚客入五体，壅滞气血，阻闭经脉。外邪侵袭人体是痹证发生的重要因素。

但李济仁认为瘀血也是一个重要的致痹因素。瘀血既是病理产物，亦是导致痹证的致病因素，在痹证的发病中同样起着重要作用。瘀血为痹证之因，前人论述颇多。如《素问·五脏生成》有"血凝于肤者为痹"，林珮琴《类证治裁·痹症》曰"必有湿痰败血瘀经络"，王清任《医林改错》列"痹症有瘀血说"专篇论述，并创制身痛逐瘀汤治痹证。气滞、寒湿、热邪、食积、痰浊及正气亏虚等因素都可最终形成血瘀这个病理环节，导致脏腑组织间的血脉不通，血行不畅，终致血瘀而产生疼痛，导致痹证的发生。

类风湿关节炎是一种慢性进行性疾病，其病理特征是关节滑膜内血管增生，最终形成血管翳，就相当于中医瘀血阻络病机。

（三）从络治痹

李济仁认为类风湿关节炎是一种慢性进行性疾病，滑膜炎为基本病理，关节滑膜细胞增生，由于关节慢性炎症出现，进而形成血管翳，周围关节软骨被侵犯，出现骨质破坏，其结果产生关节功能丧失或者关节畸形。从风寒湿邪侵袭出现关节疼痛、重着、僵硬，到关节畸形破坏、无法屈伸，延及终生，这一过程正遵循了络病学由经及络、由气入血、由功能性病变到器质性损伤的疾病发展规律，也符合中医学微观辨证的观点。正如清代叶天士《临证指南医案》云："风寒湿三气合而为痹，然经年累月，外邪留着，气血皆伤，其化为败瘀凝痰，混处经络，盖有诸矣。"治疗上当遵循络病学"络以通为用"的总体治疗原则，调气以和血，调血以和气，正如王好古在《此事难知·痛随利减篇》中提出"诸痛为实，痛随利减"，"利"即"通"之义，指出治疗痹证、痛证的关键在于"通利"二字。

三、临床特色

（一）辨证与辨病共举

辨证论治是中医学理论体系的特色之一，也是中医诊治疾病的基本原则。辨病论治是借助于现代理化工具，用定量定性的直观数据阐释疾病的病理变化，以对疾病确定治疗原则。李济仁认为辨证论治与辨病论治在类风湿关节炎诊治方面各有特点，应将两者结合起来共同发挥其优势。在辨证论治的同时，还要选择有针对病的方药，以提高疗效。这里说的有针对病的方药，一方面，需要在临床中细心观察总结；另一方面，则需要学习现代中药药理研究的成果，把它们用到临床中去。

随着医学模式和疾病谱的变化，传统的辨证和辨病模式面临新的挑战。辨证论治与辨病论治相结合、宏观辨证与微观辨证相结合，在实践中受到越来越多的重视。类风湿关节炎属自身免疫性疾病，李济仁常用淫羊藿、露蜂房调节机体免疫功能。对血沉、C反应蛋白、类风湿因子、抗环瓜氨酸肽抗体增高而呈风寒湿痹表现者，多选用川乌、桂枝；对湿热痹表现者，多选用苦参、青风藤、黄柏、萆薢。验之临床，不仅可改善临床症状，且可降低这四项指标。对热痹的组方，李济仁重视应用苦参一药，认为苦参有清热燥湿、祛风解毒之良效。以苦参治疗痹证，与《圣济总录》中治疗肌痹之"苦参丸"相类。而现代药理学研究则证实苦参有调节机体免疫的作用。

从病理变化来说，滑膜炎是类风湿关节炎的主要病变，滑膜细胞显著增生，淋巴细胞和浆细胞聚集，滑膜内血管增多，肉芽组织形成，血管内皮肿胀，呈血管炎表现，相似于瘀血阻络的病机。实验证明：采用活血化瘀药，能够抑制滑膜的增生和血管翳的形成，阻止类风湿关节炎滑膜炎症的进展和骨质侵袭，病理实验和临床实际是颇为吻合的。在辨证时参用当归、赤芍、丹参、水蛭、土鳖虫、红花等活血化瘀药，确能提高疗效。化瘀药还有改善软骨细胞功能，促进新骨生成及修补的作用。另外，先贤有"久必及肾""肾主骨"之说，类风湿关节炎病程缠绵且表现肾虚见证者，加用补肾药如熟地黄、骨碎补、鹿角胶、桑寄生等，而此类药物在药理研究中均证实对类风湿关节炎的骨质破坏、骨质疏松不仅有修复作用，且能巩固疗效，防止复发。

李济仁认为，辨证论治是中医临床的特色，也是中医诊治疾病的主要方法。然医学总是在不断向前发展的，我们应当不断丰富和发展辨证论治的内涵。虽然中医在宏观、定性、动态方面的研究有其独到之处，但在微观、定量、静态方面的研究则似有不足。所以，我们要在辨证论治的前提下，辨证论治与辨病论治密切结合，这对于研究疾病与证候的关系，探索临证诊治规律，拓宽治疗思路，提高临床疗效，都是很有意义的。

（二）扶正与祛邪并用

李济仁认为疾病的过程，是正气和邪气矛盾双方斗争的过程。因此，在治疗原则上，其治疗大法离不开"扶正"与"祛邪"。

扶正，就是运用补益正气的药物或其他方法以扶助正气、增强体质、提高机体的抗病能力，达到祛除病邪、恢复健康的目的。如痹证见气虚、血虚、阴虚、阳虚、脾胃虚弱、肝肾不足等表现者，可相应地运用补气、补血、滋阴、助阳、补脾益胃、补益肝肾等法。痹证之形成，与正气亏虚密切相关，正如张景岳云："痹证大抵因虚者多，因寒者多，惟气不足，故风寒得以入之；惟阴邪留滞，故筋脉为之不利，此痹之大端也。"因此，即使病情初起，祛邪之中也需时时注意充分固护正气。

祛邪，就是运用宣散攻逐邪气的药物或其他治疗方法（如针灸、推拿、药熨等），以祛除病邪，从而达到邪去正安的目的。根据邪气性质不同及其所侵犯人体部位的不同，选用相应的方法。如痹证属风邪盛，以祛风为主；寒邪盛，以散寒为主；热邪盛，以清热为主；湿邪盛，以祛湿为主；痰浊者，以化浊涤痰为主；血瘀者，以活血化瘀为主；等等。

扶正与祛邪，相互为用，相辅相成。因此，正确处理好扶正与祛邪的关系，是治疗疾病的关键所在。临床应根据正邪双方消长盛衰情况，区别主次、缓急，正确运用扶正祛邪法。李济仁认为，临证必须把握好扶正与祛邪的关系。就类风湿关节炎而言，祛风、散寒、除湿、清热、疏经通络是治疗类风湿关节炎的基本原则，后期还常配伍益气养血，滋补肝肾，以扶助正气。类风湿关节炎初期活动期，多见关节皮肤红肿，皮温高，关节疼痛，此为邪盛，正气未虚，多重用清热、除湿、祛风等祛邪法；类风湿关节炎初期缓解期，关节皮肤无红肿疼痛，但多畏风寒，关节肌肉酸胀不适，此时亦重用温阳、补肝肾，辅以祛风、散寒等；类风湿关节炎中后期或迁延日久，骨质破坏，关节畸形，活动不利，此为邪盛正虚，当补益肝肾，补益气血。正如《类证治裁·痹症》说："治法总以补助真元，宣通脉络，使气血流畅，则痹自已。"结合不同的病变部位而选用方药，以及注意采用适当的虫类药，在痹证的治疗中具有一定意义，应予重视。

总之，类风湿关节炎诊治应该通盘考虑，总以攻不伤正，补不碍邪为基本指导思想。大体上说，在活动期以祛邪为主，缓解期以扶正为主。同时应注意：祛邪不可过缓，扶正不可峻补。

（三）外治与内治相结合

熏蒸疗法在新安医学的外治法中具有重要地位，也是李济仁在诊治类风湿关节炎患者时常用的外治疗法。熏蒸疗法又叫蒸汽疗法、汽浴疗法、中药雾化透皮治疗法，是以中医理论为指导，利用药物煎煮后所产生的蒸汽，通过熏蒸机体达到治疗目的的一种中医外治法。早在《黄帝内经》中就有"摩之浴之"之说，清代外治大师吴尚先（师机）的《理瀹骈文》曾指出"外治之理，即内治之理；外治之药，即内治之药，所异者法耳"。熏蒸疗法可以借助药物气味和热气，祛除湿邪，促进气血运行，达到治疗疾病的目的。如果患者时间允许，尽量要辅以外治。熏蒸疗法所用药物应根据病情而定。根据李济仁的经验，若为风寒湿痹，症见关节疼痛、拘急、恶风怕冷者，可选用羌活、独活、防风、川乌、草乌、川芎、当归、桂枝、细辛等组方熏蒸，每日1次，2～4周为1个疗程。熏蒸时病变部位要微微汗出，熏蒸后要注意保暖。若兼见热象，可用忍冬藤、赤芍、牡丹皮、薄荷、桑枝等组方煎煮熏蒸，每日1～2次，3～4周为1个疗程。使用得当，将取得良好的辅助作用。

李济仁指出，中医药治疗风湿病具有用药安全、疗效稳定等优点，但其起效较慢。在风湿病急性期治疗中，炎症的控制需要西药的治疗，帮助患者缓解痛苦，防止关节的破坏。待中药作用显现，即可慢慢减少西药剂量（如递减激素剂量）乃至停用西药。不要固执中医一家之见而简单地排斥西医，能综合运用中西医结合疗法亦佳。

（四）固本培元，寒热治痹

固本培元派是新安医学众多医派中学术观点明确、阵容强大、公认影响力最大的一支。固本培元派学术思想兴起后，对新安医家影响较为广泛，对于内科疑难病症、久治不愈病症和重症、误治失治等，均采用温补脾肾、温养气血的治法。

李济仁极为推崇明代新安医家汪机固本培元学说。汪氏擅用参芪补气，认为参芪补气又能补血，补阳又补阴，但在临床上不是滥用参芪，而是因证施治。汪机认为营气虚是产生百病的根源，他提出的营气涉及了气血阴阳，故无论是气伤、血伤、阴伤、阳伤中的哪几种损伤，皆为营之伤，即损伤了人体的元气，而补营气的主要药物为参芪，所以他的补营就是补气培元，"固本培元"实质上是气血阴阳均补。

李济仁既继承了新安医学固本培元派治痹思想，又对其进行了发扬，首创"寒热疗法"，对类风湿关节炎早期活动期的"热痹"采用寒性疗法（清热解毒、活血通络）；针对类风湿关节炎早期缓解期的"寒痹"采用热性疗法（补益肝肾、温阳益气）；对于类风湿关节炎中后期病情复杂、病势迁延的患者，则采用固本培元，随证治之。并创造性地提出了具有针对性的"寒热"代表性的处方：寒性疗法的代表方剂清络饮，热性疗法的代表方剂温络饮。

四、验案精选

案例 1：类风湿关节炎久患案

王某，男，50 岁。2020 年 8 月 27 日初诊。主诉：确诊类风湿关节炎 14 年余。患者 14 年前无明显诱因出现周身关节红、肿、痛，于当地医院就诊，行相关检查，诊断为类风湿关节炎。既往规律服用甲氨蝶呤片、来氟米特，后发现肝肾异常、关节行走受限，已停服该药。刻下：肝功能异常，规律服用保肝药和甲泼尼龙。左下肢疼痛，行走受限，需借助右肢方可行走。双手指小关节均变形，晨僵，压痛（＋）。平素情绪急躁、怕热、易汗出、乏力、疲劳、大便偏干难解，饮食、睡眠尚可。望诊示：舌红胖，苔薄白；切诊示：脉弦细。

西医诊断：类风湿关节炎。

中医诊断：风湿痹病（风湿热郁证）。

治法：清热利湿，通络止痛。

处方：蜈蚣2条，当归15g，乌蛇15g，鸡血藤15g，苦参9g，活血藤15g，青风藤9g，蒲公英25g，雷公藤10g，炙黄芪30g，萆薢10g，生黄柏9g，土茯苓30g，川牛膝15g，怀牛膝15g，秦艽15g，土鳖虫12g，水蛭8g，白重楼15g，地龙15g。20剂。

二诊（2020年9月20日）：病史同前，服药后各关节肿痛减轻，双手指小关节压痛（+），但较前减轻，晨僵较前有所好转。畏寒、乏力、大便好转。舌红胖，苔薄白，脉弦细。效不更方，续服15剂。

三诊（2020年10月25日）：药后关节肿痛明显减轻，行走较稳，无晨僵，双手指小关节压痛（-），病情逐渐缓解，正气恢复，痹闭已获宣通。继续服药，半年后随访病情稳定。

按：痹病，也称风湿病，是人体正气不足或脏腑功能失调，风、寒、湿、热等邪为患，痰浊瘀血留滞，引起经脉气血不通不荣，出现以肢体关节疼痛、重着、麻木、肿胀、屈伸不利等，甚则关节变形、肢体痿废或累及脏腑为特征的一类疾病的总称。本病因始见于《黄帝内经》，在《素问·痹论》中提出："风寒湿三气杂至，合而为痹也。"李济仁对于古代医家经典能熟诵如流，临证时常告诫弟子：中医的学习，经典必须细读，并且要牢记于心。根据李济仁对热痹的理论研究，明确指出热痹之名首见于《素问·四时刺逆从论》"厥阴有余病阴痹，不足病生热痹"。王肯堂在《证治准绳·痹》中指出热痹乃"脏腑移热，复遇外邪，客抟经络，留而不行"。清代尤怡有言："热痹者，闭热于内也……所谓阳遭阴者，腑脏经络，先有蓄热，而复遇风寒湿气客之，热为寒郁，气不得通，久之寒亦化热，则痛痹，熻然而闷也。"叶天士在其《临证指南医案》中指出热痹的病理演变过程"初病湿热在经，久则瘀热入络"，并明确指出寒湿与湿热的不同："从来痹证，每以风寒湿三气杂感主治。召恙之不同，由乎暑暍外加之湿热，水谷内蕴之湿热。外来之邪，著于经络，内受之邪，著于腑络。"

痹病的发病率逐年攀升，在我国的发病率为0.2%～0.37%。李济仁根据多年的临床观察认为，痹病除以上致病因素外，其发病机理与脾虚外湿易侵，血虚外风易感，阳虚外寒易入，阴虚外热易犯，正虚外邪易干有关。也即邪气的侵入只是疾病发生发展的外部条件，正气虚弱才是本病发生演化的根本原因。《素问·刺法论》说："正气存内，邪不可干。"所谓"正气"是指人体的抗病、防御、调节、适应、修复能力，相当于西医的免疫系统，这些能力以人的精、气、血、津液等物质及脏腑经络组织的功能活动为基础。如《素问·上古天真论》说："精神内守，病安从来。"李济仁认为，若机体正气不足，包括先天禀赋不足、后天失养、久病体虚、劳逸过度、年老体弱、饮食失调、房劳过度等，导致人体精、气、血、津液等物质不足及脏腑经络组织功能失调，则机体气血亏虚，营卫不和，脏腑虚衰，阴阳失调，风、寒、湿、热等邪乘虚为患，致经脉气血不通，而发为痹病。既病之后，又无力驱邪外出，以致外邪流连不去，病程缠绵，日久不愈，则正虚痰瘀，相互为患，交缠难解。《灵枢·百病始生》曰："风雨寒热不得虚，邪不能独伤人。猝然逢疾风暴雨而不病者，盖无虚，故邪不能独伤人。此必因虚邪之风，与其身形，两虚相得，乃客其形。"正气不足是疾病发生的内在因素，邪气是疾病发生的外在原因。外因通过内因起作用，若正气不足则外邪易干。从本案患者的发病过程、临床表现、治疗经过、舌象及脉象等综合判断，系因禀赋不足，劳逸失度，正气不足而致湿热之邪内侵，阻于经脉，阻遏气机，流注骨节。故以清热利湿通络，益气活血止痛为法。方中予益肾活血清络方清热除湿，通络开痹，并重用黄芪甘温以补无形之气、有形之血，气为血之帅，气足则引血滋润骨节。土茯苓入络，不仅利湿而且通络，并且善搜剔湿热之蕴毒。雷公藤祛风除湿、消肿止痛、通经活络，对关节周围组织疼痛，尤其是肌肉疼痛，疗效较好；雷公藤内酯醇作为雷公藤的提取物被证实对炎症具有抑制作用，同时，可以诱导抑炎因子IL-37上调，减少中性粒细胞募集和炎症因子IL-6、TNF-α的表达，抑制中性粒细胞中促炎因子的表达和在体外的迁移，促进中性粒细胞凋亡。蜈蚣性善走窜，通达内外，能够息风止痉，攻毒散结，通络止痛，常用于风湿顽痹。李济仁治疗痹证喜用藤类药，《本草便读》云："凡藤蔓之属，皆可通经入络。"李济仁常言，藤类药既能祛除络脉病邪，又能走形通利，引诸药直达病所。加当归、鸡血藤、活血藤以加强养血活血祛风通络之功。全方共奏清热利湿通络、益气活血止痛之效，正合该案病机，疗效满意。

案例2：类风湿关节炎疼痛反复案

花某，男，61岁。2020年6月18日初诊。主诉：四肢关节疼痛5个月。患者于2017年11月无明显诱因出现双膝关节疼痛，疼痛为持续性酸痛，偶有刺痛，屈曲时疼痛加重，下蹲困难，予布洛芬等止痛后可好转，就诊于我院康复科行理疗后好转出院。2个月前患者再次出现双膝关节疼痛，累及双手双足，出现晨起肿胀，握拳困难，间断予布洛芬、芬必得口服后效果不佳，同时出现左大腿外侧和前胸部皮疹，伴右手近端指间关节肿痛。2018年1月20日血液检查示：红细胞沉降率83.0mm/h，C反应蛋白47.49mg/L；2018年1月18日右手MRI示：右手上述异常所见，考虑炎性病变所致可能。饮食、睡眠尚可，二便基本正常。舌淡红，苔白腻，脉缓。

西医诊断：类风湿关节炎。

中医诊断：风湿痹病（风寒痹阻证）。

治法：祛风散寒，活血通络。

处方：蜈蚣1条，当归15g，乌梢蛇10g，鸡血藤15g，苦参9g，活血藤15g，青风藤9g，蒲公英25g，炙黄芪30g，萆薢10g，生黄柏9g，木瓜15g，川牛膝20g，全蝎6g，炒薏苡仁20g，生薏苡仁20g，砂仁8g。15剂。

二诊（2020年7月5日）：药后诸症稳定，双膝关节疼痛明显减轻。仍感刺痛，屈曲时疼痛加重，下蹲困难。晨起肿胀较前减轻。舌淡红，苔白腻，脉缓。6月18日方加伸筋草15g。15剂。

三诊（2020年7月30日）：药后诸症好转，阴雨天关节疼痛有所反复，双手晨僵，握拳困难。7月5日方加雷公藤12g，续方20剂。

四诊（2020年8月15日）：诸症好转，晨僵减轻，握拳较前好转。复查类风湿因子、血沉及C反应蛋白等相关指标皆未见明显异常。续服14剂以巩固疗效。

按：类风湿关节炎是一种常见的急性或慢性结缔组织炎症。通常所说的风湿性关节炎是风湿热的主要表现之一，临床以关节和肌肉游走性疼痛、酸楚、红肿为特征。与 A 组乙型溶血性链球菌感染有关，寒冷、潮湿等因素可诱发本病。下肢大关节如膝关节、踝关节最常受累。类风湿关节炎属中医痹证范畴，常因人体正气虚衰，风、寒、湿、热之邪侵袭人体，导致经络、关节闭阻不通，出现疼痛、肿胀、麻木、酸楚等一系列症状。《黄帝内经》认为痹证是人体感受风寒湿邪而致的身痛或身重、关节疼痛、屈伸不利。《中藏经》言："痹者，闭也。"三痹者，风气胜者为行痹，湿气胜者为着痹，寒气胜者为痛痹。《说文解字》言："痹湿，病也。"自古以来，"痹"就很受重视，《黄帝内经》有专章《素问·痹论》讨论这个问题。所谓痹者，各以其时，重感于风寒湿之气也。痹病的形成非单一之因，其临床表现为多部位多个症状的综合。《素问·痹论》曰："痹或痛或不痛，或不仁，或寒或热，或燥或湿，其故何也？岐伯曰：痛者，寒气多也，有寒故痛也。其不痛不仁者，病久入深，荣卫之行涩，经络时疏，故不痛。皮肤不营，故为不仁。其寒者，阳气少，阴气多，与病相益，故寒也。"李济仁把握论断关键的同时，亦对其成因及部位的错综之态有所倚重。

本例患者，李济仁以其持续性酸痛为特点，用藤类药物以达其肢。青风藤可以祛风湿，通经络，治疗风湿痹痛。鸡血藤通络舒筋，活血补血，专通络中之血；活血藤祛风活络，散瘀消痹，以除关节之肿胀。久病必伤其正，李济仁喜用大剂量黄芪扶正护本，治疗久痹尤为适宜。李济仁言在《本草从新》中有这样一段话描述黄芪："主补中益气，和脾胃，除烦渴。中气微弱，用以调补，甚为平妥。"据现代药理学研究，黄芪可以通过调节 TNF、IL-1 等炎症因子抗炎以改善类风湿关节炎。苦参有清热燥湿、祛风解毒之功，疗肌痹可取良效。苦参碱的衍生物 M19 对 CIA 大鼠关节炎症有抑制作用，能够减少炎症细胞浸润和滑膜细胞增生，达到缓解和抑制关节炎的疾病进展的目的。李济仁之所以用蜈蚣 1 条，是因为患者晨僵明显，蜈蚣对于僵挛肿痛功效颇佳。木瓜归肝、脾经，化湿和胃、舒筋止痛，常用于湿痹拘挛。《名医别录》载："木瓜，主湿痹邪气，霍乱大吐下，转筋不止。"患者日久不愈，病情反复，李济仁又加雷公藤以止痛，雷公藤氯内酯醇在不同浓度时对 RA 患者 PBMC 增殖及 B 细胞的增殖具有双向调节作用。加乌梢蛇祛风，取其走窜之性，引诸药至病所，自脏腑而达皮毛。李济仁常告诉我们："祛风湿药往往易伤及脾胃，对于患者的饮食、二便、睡眠情况也丝毫不能怠慢，可加用生炒薏苡仁、砂仁等药以理气健脾。"现代药理学研究发现，薏苡仁内酯是薏苡仁中的有效成分之一，其对中枢神经系统有着镇静、镇痛、降温及解热的作用，另外还有降血压、抗菌等功效，应为薏苡仁抗炎症作用的主要成分之一。全方既祛风散寒，活血止痛，又健脾通络，故收效颇佳。

案例3：类风湿关节炎西医治疗不佳案

陈某，女，63岁。2015年3月26日初诊。主诉：周身关节游走性疼痛20年余。患者自诉20年前无明显诱因出现周身关节游走性疼痛，加重4～5年。3年前于我院风湿科诊治，明确诊为类风湿关节炎。具体用药情况不详。患者症状未改善，现寻求中医治疗。

刻下症：偶有晨僵，右膝疼痛。饮食一般，睡眠一般，小便正常，大便1日2～3次，质正常。舌质红，苔白腻，舌中苔薄，脉弦偏洪。

西医诊断：类风湿关节炎。

中医诊断：行痹（痰瘀痹阻证）。

治法：益肾清络，化瘀止痛。

处方：苦参9g，青风藤9g，蔓荆子10g，知母10g，萆薢10g，生黄柏9g，细生地黄30g，炙黄芪30g，老鹳草30g，当归15g，活血藤15g，鸡血藤15g，乌梢蛇10g，蒲公英25g，川蜈蚣1条，雷公藤10g（先煎），制延胡索30g，土茯苓20g，淡全蝎8g，扦扦活15g，鹿衔草30g。

二诊（2015年4月9日）：服药后患者诉周身关节仍有疼痛，偶有晨僵，双手指关节感麻木刺痛，双膝关节游走性疼痛酸胀，食欲欠佳，睡眠一般，二便调。舌质红，苔黄腻，脉弦偏数。上方中去鹿衔草，加羌活、独活各10g，防风9g，防己9g，生薏苡仁、炒薏苡仁各20g，石斛20g，共14剂。

三诊（2015年4月23日）：服药后双手指间关节疼痛酸胀，但较前明显减轻，右膝关节未见明显疼痛，余无特殊不适。2015年4月9日血液检查示：血沉63mm/h，类风湿因子163.9U/mL，C反应蛋白64.8mg/L。续方14剂。

四诊（2015 年 5 月 18 日）：双手指间关节疼痛明显减轻，余无特殊不适。续方 20 剂，以固疗效。

按：西医对于类风湿关节炎的机制研究和药物治疗多从炎症和免疫两方面入手，由于人体免疫机制仍未完全明确，而且各种免疫细胞和细胞因子之间相互作用，错综复杂，使 RA 发病的免疫机制难以明了，辨证论治是中医的精华所在，只有通过精确辨证，才能把握疾病的病因、病理性质、病位以及邪正关系。痹证在临床上有渐进性和反复发作性的特点。其病机变化复杂多端，主要是气血痹阻不通，筋脉关节失于濡养所致。在痹证的病因中，湿、热、痰浊、血瘀等既是病理产物，同时也是致病因素，在痹证的发生发展中起着重要的作用，并且影响疾病的转归和预后。林珮琴在《类证治裁·痹证论治》中指出"痹久不愈，必有湿痰败血瘀滞经络"，董西园在《医级·杂病》中论述痹之病因时亦明确指出："痹非三气，患在痰瘀。"痰瘀稽留肌肉、关节，痹阻脉络，故肌肉关节疼痛、痛处不移。痰瘀留于肌肤则见硬结，深入骨骼，故关节麻木、僵硬刺痛，难以屈伸。

本例患者病程较长，疼痛、麻木较显著，故治疗有别于其他痹证，尤其要重视痰瘀胶结既是本病的病因，更是本病后期的结果。认识到这一点对深入研究痹证的病理实质，提高临床疗效有着重要的意义。方中重用黄芪补气，促进血行以治全身麻木症状；鸡血藤、活血藤配伍既可活血行血，又可补血养血，舒筋活络，为李济仁治疗经脉不畅、络脉不和病证的常用药对，对于血虚不养筋而兼血瘀的痹证患者，二药相得益彰，以期补血而不滋腻，活血而不伤气；患者晨僵明显，双膝关节疼痛，屈伸不利，用羌活、独活散瘀活血，祛风活络，且独活尤善治下肢；李济仁配伍，全身兼顾。雷公藤具有免疫调节、改善微循环、抗炎镇痛等作用，虽其毒副作用让诸多医者望而却步，但是只要在治疗时对准了病情，以及应用正确的煎煮方法，对于顽痹的治疗作用显著；土茯苓、苦参泻浊解毒；痹证痰瘀阻滞型久病邪深，宜尽早配合虫类，搜剔痰瘀之品，故用乌梢蛇、川蜈蚣以搜风通络、破瘀逐痰；青风藤等藤枝类药物，善走经络，引药直达病所，通络止痛，增强药效。对于顽痹，临床治疗最终目的是控制和预防关节破坏、功能丧失，减轻症状、提高生活质量，李济仁在治疗上除针对寒热外，兼以祛瘀、化痰、通络、扶正之法进行深入研究，进而总结出有效的治疗方。

类风湿关节炎常以隐匿型方式起病，在数周数月内逐渐出现掌指关节、四肢小关节肿胀，以小关节为主，多为多发性肿痛或小关节对称性肿痛，晨僵，活动受限，畸形或强直，部分患者可出现皮下结节。2010ACR/EULAR RA 分类和诊断标准：按照累及关节数、PF 或 ACPA、ESR 或 CRP、关节炎持续时间四项指标赋予分值时间，即关节受累、血清学、滑膜炎持续时间和急性时相反应物几项所得分值相加结果大于等于 6 分则诊断为 RA。风湿病的提出：风湿病这一病名中医著作中早有记载，与痹证、历节病同样都是中医的传统名称。我国西医在数十年前将关节痛一类疾病的英文病名 rheumatic diseases 翻译成风湿病。类风湿关节炎为主要的风湿病之一。

祛风与化湿是类风湿关节炎基本的治法。常用的祛风湿药有羌活、独活、青风藤、海风藤、五加皮、忍冬藤、秦艽、威灵仙、淫羊藿、络石藤、伸筋草、桑枝等。这类中草药很多，由于是功效相同的同一类中药，发现其中大多数抗炎、镇痛作用较弱或者有不良反应。但各有各的特点和适应证，应各取所长，避其所短。其中以羌活与独活作为药对，具有抗炎、镇痛，发汗、退热作用。独活有肝毒性和光毒性，但较少发生。天仙藤、寻骨风、木防己有肾毒性。青风藤有过敏反应，临床如果遇到曾服用青风藤发生严重肝毒性的患者，宜谨慎使用。蛇虫类药有搜风剔络功效，可放在复方中使用，需注意皮肤过敏反应。

案例 4：类风湿关节炎剧烈疼痛案

周某，女，50 岁，2018 年 5 月 20 日初诊。主诉：多处关节肿胀疼痛 20 多年。患者 20 年来多处关节肿胀疼痛，变形。在外院诊断为类风湿关节炎。

刻下症：双手指间关节疼痛、变形，伴晨僵，活动后减轻。平素畏寒，乏力，纳可眠佳，二便尚可。舌淡红，苔黄厚，脉细缓。

西医诊断：类风湿关节炎。

中医诊断：痹病（风湿热痹证）。

治法：补益肝肾，化瘀逐痰。

处方：炙黄芪 30g，炒白术 15g，制川乌 9g，制草乌 9g，当归 15g，活血藤 15g，青风藤 12g，鸡血藤 15g，金银花藤 20g，雷公藤 10g，乌梢蛇 15g，蜈蚣 1 条，豨莶草 25g，生黄柏 9g，蒲公英 20g，萆薢 10g，苦参 9g，白花蛇舌草 30g，制延胡索 25g，徐长卿 15g。共 14 剂。

二诊（2018 年 6 月 17 日）：服上药后患者双手指间关节红肿疼痛，晨僵明显。畏风，舌淡红，苔黄厚，脉细缓。守 2018 年 5 月 20 日方加防风 10g，羌活、独活各 10g。续服 14 剂。

三诊（2018 年 7 月 2 日）：服上方后双手指间关节红肿、疼痛明显减轻，晨僵大约 10 分钟，未感畏风。效不更方，续服 20 剂。

四诊（2018 年 7 月 23 日）：患者自诉服药后未见指间关节红肿，偶感疼痛、晨僵，余无特殊不适。李济仁嘱患者继服 14 剂以巩固疗效。

按： 类风湿关节炎（rheumatoid arthritis，RA）是一种慢性、进行性、多发性、侵袭性的，以关节滑膜炎和关节外病变为主要临床表现的自身免疫性疾病，好发于中年女性，儿童和老年人也有发病，具有渐进和反复发作的特点。西医治疗类风湿关节炎常用非甾体抗炎药、慢作用抗风湿药、糖皮质激素。类风湿关节炎在中医学中称为"痹病"。"痹"字在中医学文献上出现很早。马王堆汉墓出土的我国目前发现最早的古医书《足臂十一脉灸经》中就有"疾痹"之称；帛书《导引图》有痹病导引疗法的文字记载；《史记·扁鹊仓公列传》也记载："扁鹊名闻天下……过洛阳，闻周人爱老人，即为耳目痹医。"这都说明了至少在战国时代，"痹"字已作为医学名词了。《素问·痹论》曰："诸痹不已，亦益内也，其风气胜者，其人易已也。帝曰：痹，其时有死者，或疼久者，或易已者，其故何也？岐伯曰：其入脏者死，其留连筋骨间者疼久，其留皮肤间者易已。"李济仁指出，治疗痹证应当胸有大法，他很欣赏张石顽所论："行痹者，病处行而不定。走注历节疼痛之类，当散风为主，御寒利气，仍不可废，更须参以补血之剂。盖治风先治血，血行风自灭也。痛痹者，寒气凝结，阳气不行，故痛有定处，俗名痛风是也。治当散寒为主，疏风燥湿，仍不可缺。更须参以补火之剂，非大辛大温，不能释其凝寒之害也。着痹者，肢体重着不移，疼痛麻木是也。盖气虚则麻，血虚则木。治当利湿为主，祛风解寒，亦不可缺。更须参以理脾补气之剂，盖土强自能胜湿，而气旺自无顽麻也。"

本方中川乌、草乌有祛寒逐湿散风、温经止痛之功，且具有明显镇痛和局麻作用。李济仁体会，以疼痛为主的痹病，不论其属寒属热，均可在基本方的基础上加用乌头，止痛作用强大而迅速。李济仁还重视应用苦参一药，常用黄柏、萆薢、青风藤配伍清热除湿，通络开痹。久病必伤其正，李济仁喜用大剂量黄芪益气固表，扶正固本，补而不滞，治疗痹病尤为适宜。蜈蚣祛风止痉，攻毒散结，攻专力雄，为治久痹、顽痹之要药。据现代药理学研究证实，蜈蚣提取液能显著增强机体吞噬细胞的吞噬活性，对吞噬细胞 Fc 受体有显著增强作用，主要对机体非特异性细胞免疫功能有影响。高剂量蜈蚣水煎液一方面有抑制肿瘤作用，另一方面也可能加重免疫器官的损害，说明对免疫力可能是双向调节。李济仁对痹病研究深入，见解独到，常药简精专而收效颇佳。

《金匮要略》中记载"病者一身尽疼，发热，日晡所剧者，名风湿。此病伤于汗出当风，或久伤取冷所致也。可与麻黄杏仁薏苡甘草汤"，"风湿相搏，骨节疼烦，掣痛不得屈伸，近之则痛剧……甘草附子汤主之"，"若治风湿者，发其汗，但微微似欲出汗者，风湿俱去也"。以上这些症状的描述是变应性关节炎与各种风湿病，包括类风湿关节炎早期所共有的临床表现。风湿二字既是病邪病因"风湿相搏"，又作为一个整体词组，为一病证名称，"风湿""风湿病"。常用的中药有制川乌、制草乌、制附子、桂枝、姜黄、炮姜、细辛等。其中以制草乌、制川乌的药力最强，制草乌、制川乌具有抗炎镇痛、抗变态反应作用。川乌、草乌是有毒的，有毒成分为乌头碱，主要是心毒性，制草乌含量较制川乌多，炮制后乌头碱已大量破坏，其毒性已显著降低。制川乌常规剂量使用是安全的。姜黄具有抗炎镇痛作用，没有不良反应，可以大剂量使用。细辛为马兜铃科植物，含多量黄樟醚，有恶心反应。黄樟醚是致癌因子，在煎药的过程中挥发了一些。细辛还可能含有马兜铃酸，小剂量使用一定时期是安全的，但不宜大剂量使用或制作中成药长期使用。

类风湿关节炎患者消瘦，肌肉萎缩，部分患者食欲缺乏。因此，必须营养丰富，要容易消化吸收，并且要以广谱膳食，补充蛋白质为主，要以优质蛋白为主，如小鸡、羊肉、鸡蛋、鱼、虾等。发病期患者由于病情和药物而引起食欲缺乏，必须帮助他们开胃口，增进食欲。豆类及豆制品含有丰富的植物蛋白质，但不是优质蛋白，可以食用，但不宜天天食用。

案例 5：类风湿关节炎疼痛冬令加重案

向某，女，34 岁，2018 年 12 月 2 日初诊。主诉：全身关节疼痛 2 年。病史及刻下症：患者周身关节疼痛，恶寒，延今两载。曾在外院确诊为类风湿关节炎，屡服中西药罔效。此时值冬令，病情加重。纳可，二便尚调，夜寐一般。舌淡红苔薄白，脉细弦。查：类风湿因子 187U/mL，C 反应蛋白 9.32mg/L。

西医诊断：类风湿关节炎。

中医诊断：痛痹（风寒湿痹证）。

治法：散寒祛风，利湿通络止痛。

处方：秦艽 15g，羌活、独活各 15g，八楞麻 12g，制川乌、制草乌各 12g（先煎），雷公藤 12g（先煎），黄芪 60g，苦参 15g，炒黄柏 12g，萆薢 15g，青风藤 15g，忍冬藤 20g，鸡血藤、活血藤各 12g，淡全蝎 8g，制乳香 12g，制没药 12g，土茯苓 30g，焦三仙各 20g，炙蜈蚣 2 条。20 剂。

二诊（2019 年 3 月 24 日）：药后周身关节疼痛稍缓解，诉胃胀不适，纳可，二便调，寐可。舌淡红苔薄白，脉细弱。2019 年 2 月 15 日复查：类风湿因子 91U/mL。2018 年 12 月 2 日方去苦参，加八楞麻至 15g，以加强止痛渗湿之功。15 剂。

三诊（2019 年 4 月 21 日）：药后周身关节疼痛较前明显缓解，无胃胀无腹痛，纳可，二便调，夜寐可。舌红苔薄白，脉细弦。上方去焦三仙，加路路通 15g，豨莶草 20g，乌梢蛇 9g。30 剂。

四诊（2019 年 6 月 2 日）：药后诸症明显好转，周身关节疼痛减轻，余无明显不适。舌淡红苔薄白，2018 年 12 月 2 日方去焦三仙、苦参，加乌梢蛇 9g，片姜黄 20g，豨莶草、老鹳草各 30g。30 剂。

五诊（2019 年 7 月 7 日）：药后周身关节疼痛继续缓解，但大便稀溏，2 ～ 3 次 / 天，余无不适。舌淡红苔薄白，脉细弦。2018 年 12 月 2 日方去苦参、焦三仙、制乳香、制没药，加乌梢蛇 12g，片姜黄、怀山药、宽筋草各 15g，老鹳草 30g。因患者便溏加用怀山药健脾渗湿。15 剂。

六诊（2019 年 7 月 28 日）：服药后诸症稳定，睡眠、饮食、二便正常。舌淡红苔薄白，脉弦。2018 年 12 月 2 日方去雷公藤，加老鹳草 30g，乌梢蛇 12g。20 剂，以巩固疗效。

按：类风湿关节炎（RA）是一种以关节滑膜炎为特征的慢性全身性自身免疫性疾病，其致残率高，可致全身脏器、系统的损害。RA 的致残率随着病程的延长而升高——我国 RA 患者在病程 1 ～ 5 年、5 ～ 10 年、10 ～ 15 年及 ≥ 15 年的致残率分别为 18.6%、43.5%、48.1%、61.3%。RA 的确切发病机制仍然不清楚，目前认为主要与遗传、自身免疫细胞、细胞因子等因素有关。对于 RA 的治疗主要以缓解为主，常使用的药物有非甾体抗炎药、靶向生物制剂、靶向小分子药物等。然而，无论是单一药物治疗还是多种药物联合应用，都难以避免严重的副作用。中药从多靶点、多层次、整体调节治疗疾病，在治疗 RA 上具有天然的优势，目前从中药中寻找抗 RA 的药物成为研究热点。

本案痹证，以全身关节疼痛为主，且伴肢冷畏寒，舌淡红苔薄白，脉细弦，显属痛痹。系因络脉感受寒邪，寒湿蕴阻，气血不得宣通，筋无所养，不能束骨所致，以寒为重，夹风湿二邪。拟温经羌独汤散寒除湿，祛风通络止痛。其中羌活药力雄厚，作用峻猛，能直上颠顶、横行手臂，故善祛上部风湿；独活药力稍缓，能通行胸腹、下达腰膝，善祛下部风湿。两药相合，能散一身上下之风湿，通利关节而止痹痛。以疼痛为主的痹证，不论其属寒属热，均可在基本方的基础上加用乌头，止痛作用强大而迅速。以苦参治疗痹证，与《圣济总录》中治疗肌痹之"苦参丸"属意相近。同时，配用雷公藤祛风除湿，消肿止痛，通经活络，对关节周围组织疼痛，尤其是肌肉疼痛，疗效较好。《神农本草经》谓："最为合宜，若曰风寒，必非此苦泄淡渗者，所能幸效。"青风藤，性味苦、平，《浙江天目山药用植物志》谓其"苦，辛，寒"，祛风除湿，舒筋活血。青风藤的提纯物具有抗炎、镇痛、解痉等作用。鸡血藤、活血藤养血活血、祛风活络。而活血藤更适于活血，李济仁喜二味并用，以冀补血而不留瘀。八楞麻又名接骨草，有良好的舒筋活络之效。淡全蝎、蜈蚣祛风止痉、攻毒散结，其攻专力雄，为治久痹、顽痹之要药，为防其耗而不伤气，配伍黄芪补气养血。秦艽祛风湿，舒经络，通利关节。土茯苓有祛风湿、强筋骨、利关节之功。焦三仙消食和胃。

李济仁认为，痹病难在短时间内完全治愈，故治疗时应以某方为主，大法基本不变，辅药随症加减，以体现变中不变、不变中有变的规律。李济仁指出，守法守方相当重要，切不可主方、大法变动不休，他针对痹病的每一证型，均确定了大法、主方。治疗上除针对寒热分治外，多兼以祛瘀、化痰、通络、扶正。且李济仁一再强调，辨病一定要与辨证相结合，才能发挥中医特色。本案例以温经羌独汤为基本方，随症加减。本方中羌活、独活皆为辛苦温燥之品，其辛散祛风，味苦渗湿，性温散寒，故皆可祛风除湿、通利关节。川乌、草乌有温经散寒、通络止痛之功，且具有明显镇痛和局麻作用。李济仁还重视应用苦参一药，认为苦参有清热燥湿、疏风解毒之良效。黄柏、萆薢、青风藤组成清络饮。黄柏性味苦寒而清热燥湿、泻火解毒，黄柏主要成分小檗碱等已被发现具有免疫抑制等作用；萆薢性味苦、甘、平，功善清热祛湿泻浊，能流通脉络而利筋骨，质轻气清，色味皆淡，其效多入气分，少入血分。

案例6：类风湿关节炎严重晨僵案

余某，男，68岁，2015年6月21日初诊。主诉：双腕及双膝关节酸胀疼痛2年，加重1个月。患者2年前因劳累后出现双手腕、手指及双膝关节对称性疼痛、肿胀、麻木、活动受限，伴严重晨僵，曾到当地医院诊治，诊断为类风湿关节炎，服中西药间断治疗，疗效不显。近来因连绵阴雨致周身关节肿胀疼痛加重，遂来就诊。刻下症见患者双手腕及双膝关节疼痛肿胀伴痛处发热，触之皮温略高；双手掌指关节及近端指间关节疼痛伴屈伸不利，晨僵大于1小时。舌质红苔薄黄，脉细弦。2015年6月18日在本院检查示：RF（类风湿因子）420.80U/mL，CRP（C反应蛋白）26mg/L，抗CCP抗体（抗环化瓜氨酸抗体）479RU/mL，ESR（血沉）1255mm/h。

西医诊断：类风湿关节炎。

中医诊断：痹病（湿热痹阻证）。

治法：清热利湿，通络止痛。

处方：黄芪35g，当归15g，青风藤10g，川黄柏9g，苦参9g，川草薢9g，鸡血藤、活血藤各15g，蒲公英30g，白花蛇舌草30g，忍冬藤25g，川蜈蚣2条，乌梢蛇15g，雷公藤10g（先煎），秦艽15g，制川乌、制草乌各10g（先煎），甘草10g。15剂。

二诊（2015年7月5日）：药后周身关节疼痛较前减轻，唯双膝关节肿胀仍较明显，伴双腿乏力，行走不利。舌质红苔薄黄，脉弦。守6月21日方去秦艽，加土茯苓25g，淡全蝎6g，以增加祛湿通络之功。

三诊（2015年7月26日）：自诉本周因饮食不慎致胃脘不适，故停服以上中药一周。此次复诊，症见双膝关节、双踝关节肿痛明显，双手难以握拳，行走需扶持。纳可，二便调，夜寐安。7月15日当地医院做B超检查示：胆囊炎、胆石症。舌淡红苔黄腻，脉弦数。守7月5日方加金钱草30g，虎杖25g，以清利湿热，排石治标。

四诊（2015年8月27日）：上药服后，诸症明显好转，双手指关节疼痛减轻，右手肿胀明显好转，唯颈部及双膝关节时隐痛，足底步履时疼痛，纳差。舌淡红苔白腻，脉沉细。8月25日于本院复查血生化示：ESR 91mm/h，ASO 72U/mL，RF 355.50U/mL，CRP 15.10mg/L。7月26日方加广木香12g，陈皮12g，以健脾和胃。另土茯苓加至30g。

按： 类风湿关节炎（RA）是一种因免疫系统功能异常而导致以关节滑膜持续性炎症，骨与软骨进行性、持续性破坏等为主要特征的自身免疫性疾病，一般发病率较高，占全球总人口的1%，其中女性较男性更易发病，且难治疗、难痊愈，须终身服药治疗。RA一直备受人们关注，但发病机制仍尚未完全清楚，目前认为主要与遗传基因、激素水平、情志等因素有关。在临床诊断上主要靠类风湿蛋白因子等血清标志物确诊 RA，治疗上几乎无特效药，多用非甾体抗炎药、糖皮质激素等延缓病情。

热痹首先在《素问·四时刺逆从论》中出现，之后王肯堂对其证候表现治法有了全面的论述，对其病理演变过程，叶天士的论述在临床指导用药时有极其重要的意义。本病起病急骤，病情发展迅速，病性为实证、热证，或虚实夹杂证，其病机始终以热邪的病理变化为核心，但由于风寒湿邪入侵可转化为热痹，因此热痹也可出现寒热错杂、阴阳交混的复杂临床表现。临床治疗上，不能只顾清热而延误病情。李济仁指出，对于中医的学习，经典必须细读，并且要牢记于心。热痹之名首见于《素问·四时刺逆从论》，曰："厥阴有余病阴痹，不足病生热痹。"明代王肯堂在《证治准绳·痹》中指出热痹乃"脏腑移热，复遇外邪，客抟经络，留而不行"。清代尤怡有言："热痹者，闭热于内也……所谓阳遭阴者，腑脏经络，先有蓄热，而复遇风寒湿气客之，热为寒郁，气不得通，久之寒亦化热，则痛痹，燔然而闷也。"叶天士在《临证指南医案》中指出热痹的病理演变过程："初病湿热在经，久则瘀热入络。"并明确指出寒湿与湿热的不同："从来痹证，每以风寒湿三气杂感主治。召羔之不同，由乎暑暍外加之湿热，水谷内蕴之湿热。外来之邪，著于经络，内受之邪，著于腑络。"从历代医家的论述中可看到，热毒、风热、暑湿之邪入侵，湿热蕴结，风寒湿郁而化热及瘀热阻络等，均可致痹；而血虚、血热、阳多阴少、湿热内蕴等又为热痹发病的内在因素。热痹的治疗，历代虽有清热解毒、清热疏风、清热散寒、清热利湿及清热凉血等治法，但总不离清热这一基本治则。

治疗本例患者时，李济仁首选清热解毒、利湿通痹之青风藤、川黄柏、苦参、川草薢、蒲公英、白花蛇舌草、忍冬藤等，意在针对热痹的病因治疗。我国在民间多地早有用青风藤治疗关节痛的习俗，众多古文献皆谓其"治风有灵"或"此物善治风疾"或称本品"散风寒湿痹之药也"。而青风藤用于治疗 RA 见之于报道的，较早可追溯到 1969 年湖南省溆浦县中医院科研组用其治疗多种风湿病，如风湿性关节炎及 RA，并观察到该药对坐骨神经痛、三叉神经痛及肌肤麻木等神经病变也有一定效果。

另外，此病患病史两年余，且因季节因素而加重，病情反复，此乃寒邪伏里，故加用制川乌、制草乌以温里散寒，久痹多虚和瘀，故药用当归、鸡血藤、活血藤以补血通经，化瘀通络；蜈蚣，搜剔走窜，可升可降，与全蝎相须使用，治疗顽痹，可增祛风通络舒筋之功。温热药与寒凉药用量之比，则因人因证制宜，权衡寒热多寡而益损。治热痹以寒凉为主，少佐温热之品。恰当掌握寒热之间的比例，巧用活用，其效乃彰，不及则无力助阳行效，过之则会喧宾夺主，犹抱薪救火，酿成燎原之灾，不可不慎。

案例7：类风湿关节炎腕关节肿痛案

承某，女，66岁，2019年7月19日初诊。主诉：右侧手腕关节肿痛9个多月。9个月前患者无明显诱因出现右侧手腕关节肿痛，呈游走性，曾于我院风湿科就诊，诊断为类风湿关节炎，2019年5月28日风湿检查示：类风湿因子144.62U/mL，血沉23mm/h。一直口服甲氨蝶呤、白芍总苷、雷公藤片、西乐葆治疗。

刻下症：患者畏风，仍有关节疼痛，呈游走性，另诉近期体检发现尿蛋白（－），尿潜血（＋）。纳可，眠可，夜尿频，大便基本正常。舌淡红，苔薄白。脉弦细。

西医诊断：类风湿关节炎。

中医诊断：痹病（风寒湿痹证）。

治法：散寒化湿，通痹止痛。

处方：蜈蚣1条，当归15g，乌梢蛇10g，鸡血藤15g，苦参9g，活血藤15g，青风藤9g，蒲公英25g，雷公藤10g，炙黄芪30g，萆薢10g，生黄柏9g，金银花藤20g，秦艽15g，制延胡索25g，连翘15g，生地黄25g。10剂。

二诊（2019年8月27日）：右侧手腕关节仍感肿痛，呈游走性。但较前有所减轻。眠可，纳佳，夜尿频，大便正常。舌淡红，苔薄白。脉弦细。7月19日方，续服14剂。

三诊（2020年1月10日）：服药后自觉关节疼痛减轻，右侧手腕关节肿痛明显好转，尿潜血（－），口干，无明显畏风。守上方加制附片9g。14剂。

四诊（2020年4月15日）：上药服后，诸症明显改善，右侧手腕关节无明显肿痛。2020年2月28日风湿检查示：类风湿因子66.2U/mL。余无特殊不适。续方20剂以巩固疗效。

按：痹病不离湿、虚、瘀和痰四个方面。本痹病患者病史较长，寒湿、贼风互为交结，凝聚不散，经络痹阻，气血不通，故治疗宜从祛风、从化湿、从通痹止痛入手。痹病缠绵难愈，渐可累及脏腑，兼夹痰、瘀为患。致痹的各种病因，无论是风、寒、湿、热等邪毒侵犯，或是正气虚弱，均可导致血瘀痰凝，瘀、痰又是痹病加重、缠绵甚至恶化的重要因素之一。《临证指南医案》指出："痹者，闭而不通之谓也。正气为邪所阻，脏腑经络不能畅达，皆由气血亏损，腠理疏豁，风寒湿三气得以乘虚外袭，留滞于内，致湿痰浊血流注凝涩而得之。"因此，着眼于痹病所引起的机体气血失调等内部病变，从虚、从表辨治非常重要。由于痹病的病因多样，病机复杂，在其发生发展过程中，因为虚、邪、痰、瘀互致，"不通"与"不荣"并见，出现络脉瘀滞，痹阻不通。本案患者病程较长，病久正气不足是导致本病发生的根本原因，治以益肾清络活血，祛风通痹止痛。李济仁熔经方、时方、新安医方于一炉，精心化裁，把苦参与黄柏、青风藤、萆薢组成清络饮，功善清热除湿，通络开痹，在清络饮基础上加蒲公英清热解毒、祛风除湿止痛；乌梢蛇、蜈蚣祛风止痉、攻毒散结，其攻专力雄，为治久痹、顽痹之要药，用乌梢蛇善走窜之性，引诸药至病所，自脏腑而达皮毛；炙黄芪补气养血；现代药理学研究显示，黄芪配伍当归具有增强免疫的作用。其作用特点是其可以增强巨噬细胞的吞噬功能，提高疾病状态下免疫细胞的反应能力，尤其是能够改善免疫抑制剂影响的免疫细胞功能。此外，还有证据显示在病理性免疫反应异常增高的状态下，黄芪和当归具有减轻免疫反应的作用。连翘、生地黄清热解毒，祛风除湿，通经络，利关节。均以益肾清络活血，祛风通络止痛为目的，用药精当，病患自除。

李济仁在《痹证通论》一书中，概括古医籍"痹"字的含义主要有四，一是病名，凡具经脉气血不通或脏腑气机闭塞之一病理特征者，皆可曰痹。

如风寒湿痹、五体痹、五脏痹、六腑痹等。二指体质，是指不同体质的人，易患不同类型的痹证。如阳气少阴气多的寒盛体质者易患寒痹；素体阳气偏盛，内有蕴热或痹证日久，缠绵不愈者，易患热痹。三为症状或感觉，痹证的常见症状是肌体筋骨、肌肉、关节等处疼痛、酸楚、重着、麻木和关节肿大、屈伸不利等症。其他如五体痹的喉痹声音发不出，耳痹声音听不清等。四指病因病机。痹作为病机，表示脏腑气机郁闭或经络气血阻闭不行，所谓"痹者，闭也，以气血为邪所闭，不得通行而病"。"五脏六腑感于邪气，乱于真气，闭而不仁，故曰痹"。西医学所称的风湿热、风湿性关节炎、类风湿关节炎、强直性脊柱炎、硬皮病、皮肌炎、大动脉炎、骨性关节炎、坐骨神经痛、肩周炎、系统性红斑狼疮等相当于痹病。痰浊和瘀血，皆为脏腑功能失调所产生的病理产物，又可作为一种病邪作用于机体，使之发生新的病理变化。"百病多有痰作祟"，一旦体内形成痰饮，留于四肢，则可见肢体麻木重着，或关节肿胀酸痛。瘀血的形成，则能阻碍气血的正常运行，不通则痛，常见四肢关节疼痛，固定不移。此外，随着机体痰浊、瘀血的形成，其抵抗外邪的能力亦随之下降，若再受外邪侵袭，则内外相合或肢体因痰瘀的阻碍而失于气血津液的濡养，导致痹病的发生。

【参考文献】

［1］崔前平，程小瑾，李济仁.寒热并用治疗类风湿关节炎的探讨［J］.皖南医学院学报，1993（2）：149-150.

［2］李济仁.痹证用药经验谈［J］.中医杂志，1990（11）：18-19.

［3］李济仁，仝小林.论气证治血［J］.浙江中医学院学报，1985（1）：4-6.

［4］仝小林，李济仁，泰德平.《黄帝内经》五体痹证探讨［J］.皖南医学院学报，1986（1）：49-54.

［5］王传博，李艳，舒春，等.当代新安医家李艳论治肌痹之思路与方法［J］.中医临床研究，2020，12（19）：103-105.

［6］王传博，李艳，舒春，等.李艳传承国医大师李济仁论治脉痹之思路与方法［J］.中医临床研究，2019，11（32）：111-113.

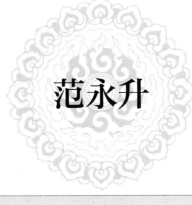

范永升

一、医家简介

范永升（1955—），男，首届全国名中医，岐黄学者，国家"973"首席科学家，享受国务院政府特殊津贴，浙江省特级专家，浙江省"151人才工程"第一层次人员，浙江省"医师终身成就奖"获得者。第四、五、六、七批全国老中医药专家学术经验继承工作指导老师。浙江中医药大学原校长，现任中国中西医结合学会风湿病分会名誉主任委员，教育部高等学校第二届中医学专业教学指导委员会副主任委员，世界中医药学会联合会风湿病分会副会长，浙江省中医药学会会长。范永升师承于《黄帝内经》大家徐荣斋先生、首届国医大师何任教授以及著名风湿病学家陈湘君教授，自1977年从浙江中医学院（现浙江中医药大学）毕业后即留校，在浙江中医药大学长期从事医、教、研工作。从事中医痹病学的临床及科研工作40余年。1988～1990年期间由教育部公派赴日本国立佐贺医科大学留学，专攻风湿免疫病研究。范永升从医40余载，在系统性红斑狼疮的辨治过程中提出了"解毒祛瘀滋阴法""三维一体激素减副法"以及"二型九证法"的中医特色诊疗策略。擅长治疗系统性红斑狼疮、类风湿关节炎、干燥综合征、皮肌炎等风湿免疫性疾病。先后承担了国家"973"计划1项，国家科技部"十五""十一五"重大项目各1项，国家自然科学基金课题等省部级以上课题10余项。先后主编了全国中医药行业高等教育规划教材《金匮要略》7～10版的本科教材，以及风湿病大型工具书《中西医结合临床风湿病学》等10余部著作，并发表80余篇学术论文。获国家科技进步二等奖1项，浙江省科技进步一等奖、二等奖各1项，牵头制定国家教学成果二等奖1项，申请国家行业标准2项，国家发明专利5项。

二、学术观点

（一）类风湿关节炎

1. 扶助正气，贯穿始终

范永升指出类风湿关节炎好发于中老年女性，患者正处于肝肾渐衰之年，正如《素问·上古天真论》所言"女子……七七，任脉虚，太冲脉衰少，天癸竭"。类风湿关节炎的病机也与肝肾不足有关，如《金匮要略·中风历节病脉证并治第五》说："寸口脉沉而弱，沉即主骨，弱即主筋，沉即为肾，弱即为肝……历节黄汗出，故曰历节。"此外本病的发病与遗传因素有关，病者往往禀赋不足，气血亏虚，加之营卫失调，腠理空疏，卫外不固，使得虚邪贼风乘虚而入，如《金匮要略·中风历节病脉证并治第五》说："少阴脉浮而弱，弱则血不足，浮则为风，风血相搏，即疼痛如掣……荣气不通，卫不独行，荣卫俱微，三焦无所御，四属断绝，身体羸瘦，独足肿大，黄汗出，胫冷。假令发热，便为历节也。"《济生方·痹》也指出："皆因体虚，腠理空疏，受风寒湿气而成痹也。"病邪既入，正气无力驱邪外出，以致风寒湿邪留恋筋骨，深入五脏六腑，使得病情缠绵难愈，易生兼证变证。此外，叶天士在其《临证指南医案》中曾指出："风湿肿痹，举世皆以客邪宜散，愈治愈剧，不明先因劳倦内伤也，盖邪之所凑，其气必虚。"范永升指出在本病活动期治疗阶段，不能只着眼于风寒湿等病邪，而急于驱邪外出，妄投大量辛散走窜、破血动气之品。殊不知，此时患者正气已衰，加之多数患者同时服用大量的西药如糖皮质激素、免疫抑制剂等药物治疗，这些西药运用于人体同样会耗伤气血，此时运用攻邪走窜之品，定要明辨邪正盛衰，合理配伍，中病即止，做到"邪去而不伤正，效捷而不猛悍"。范永升在选方遣药之时，除选用祛风除湿、活血通络等辛香走窜之温通药品外，常应用大剂量白芍（20～30g）调和营阴，以及健脾助运之品，如甘温益气之大枣，健脾消食之鸡内金，甘淡助脾之薏苡仁，理气和胃之佛手等。

本病属于慢性迁延性疾病，病程缠绵日久，气血日渐衰少，正虚邪恋，肌肤失充，筋骨失养，可致关节疼痛，或肢体麻木、肌肉萎缩等。加之病程治疗中不可避免地运用一些破血走窜之中药，或抗炎止痛之西药，这些药物在发作期可以发挥快速缓解病情之功效，但多伤脾胃气血，甚至部分患者因为药物的不良反应中断治疗。现代医学模式已经由生物医学模式演变为生物－心理－社会医学模式，强调诊疗的目的不是一味追求去除患者的疾病，更重要的是减少疾病对患者身心造成的影响，恢复其正常的社会职能，尤其适用于那些难以根治的慢性进展性疾病。这与中医"以人为本""天人合一"的思想不谋而合。范永升始终认为本病在治疗过程尤其是慢性病程中，不仅要从"病"的角度出发，还需从"人"的角度出发。在疾病进入稳定缓解状态或低疾病活动度时，祛病应如抽丝剥茧般，但求气血阴阳续生，须知正气来复，邪气自去。所以，对于此类患者，范永升常"因时、因地、因人制宜"，注重补虚扶正，常仿黄芪桂枝五物汤、苓桂术甘汤或升阳益胃汤等方益气温经、健脾化湿，同时此类患者亦多见肝肾不足，故效独活寄生汤法酌加补肝肾祛风湿之品，祛邪不伤正。

2. 中西医治疗，增效减毒

目前达标治疗被认为是类风湿关节炎治疗的主要策略，就是以疾病完全缓解或低疾病活动度为治疗目标。据此，临床上患者大致可以分为疾病发作期、诱导缓解期以及病情稳定期这三种不同阶段。范永升认为关于本病的治疗目标，中西医应该达成基本共识，对于初发或者复发患者，快速平稳诱导缓解是我们短期的目标，而病情缓解期占据了病程的大部分时间，此阶段要求减少复发可能，降低致残率，提高患者的生活质量，保障其正常的社交活动。因此，采取中医药治疗类风湿关节炎的同时，范永升也常常根据患者所处的阶段，灵活用药。

疾病发作期往往以邪实为主，此阶段用药当以祛邪为主，佐以扶正，如寒湿痹阻者，选用《金匮要略》三附子汤（甘草附子汤、桂枝附子汤和白术附子汤）或乌头汤加减，以散寒除痹止痛，常重用淡附片以增散寒除痹之效；风湿热痹者，往往选用白虎加桂枝汤加减，且重用生石膏，或加用桑枝、土茯苓、鬼箭羽等辛苦寒之品，更甚者则加用雷公藤制剂以增解毒消肿、祛风除湿之功。此外，大部分患者需要中西医结合治疗，为了迅速缓解病情，起始用药往往联合甲氨蝶呤、硫酸羟氯喹，甚至糖皮质激素等药物，抗风湿药物易伤气血，糖皮质激素易助热伤阴，此外攻里剂往往影响脾胃运化、耗伤气血。故此阶段，范永升常常会选用黄芪桂枝五物汤或独活寄生汤加减益气温经、活血通络。中医药的有效介入可以发挥辨证论治、个体化诊疗的优势，考虑邪气渐去，攻邪峻猛之品和西药应逐渐减量或停用。临床上，门诊就诊的患者多数处于病情缓解期，此时或伴有低疾病活动度，该阶段维持时间最长，邪气较弱，正气已伤，邪少虚多，患者既有关节症状，又伴有乏力、消瘦、易于外感等正气亏虚的表现，同时大部分患者处于肝肾渐衰之年，此阶段中医治疗以稳定患者病情，减少因长期服用西药带来的不良反应，同时提高患者的生活质量为主，治疗上以扶正为主，祛邪为辅，常用温运健脾、补益肝肾法，佐以祛邪通络法。

（二）系统性红斑狼疮

1. 中西医协同，各有侧重

范永升认为，结缔组织病的治疗应中西医结合，并根据疾病的各个阶段有所侧重。就系统性红斑狼疮（SLE）的治疗而言，首先，SLE全病程都可以应用中西医结合方法协同治疗，无论是疾病活动期还是稳定期。其次，在SLE疾病的不同阶段，中西医的侧重点有所不同。轻度活动期与稳定期是中西医结合的优势阶段，应更重视中医的辨证施治，调整阴阳平衡，增强体质，减少感染。在此阶段，SLE的症状相对较少，治疗多以小剂量糖皮质激素维持，证候多表现为气阴不足，阴阳失调，应补益气阴，调补阴阳，以实现病情长期持续缓解。还应针对糖皮质激素不同副作用以及并发症进行治疗，如骨质疏松应补肾活血，易于外感应益气固表等。SLE重度活动期，在大剂量糖皮质激素与免疫抑制剂治疗的基础上，中医仍以扶正固本、辨证施治为基本原则，依据 SLE 热毒阴虚血瘀的主要病机，主要采用解毒祛瘀滋阴法，并针对西药使用过程中出现的毒副作用及并发症，进行辨证加减治疗，如重症患者出现高热、神昏，可加用安宫牛黄丸等中药清心开窍，大剂量糖皮质激素引起的失眠、出汗、烦躁，可用滋阴降火的中药治疗。

2. 病证结合，紧抓主症

范永升认为，结缔组织病的治疗应病证结合，即西医的病和中医的证相结合。SLE 是一个典型的自身免疫性疾病，体内存在多种自身抗体，可累及多个器官，临床表现多种多样，异质性较大。SLE 中医称为阴阳毒或蝶疮流注，上达头目，下至足膝，外侵肤腠，内犯脏腑，无处不到，表现各异，这就给中医辨证带来了较大的困难。通过查阅近 30 年的文献，分类整理后发现 SLE 不同的辨证分型达 83 种之多，如何准确地辨证施治成为本病中医治疗的关键。范永升认为对于 SLE 疾病的诊断应该参考最新的西医学标准，依据病情轻重程度分为轻型和重型两大类。轻型 SLE 主要指诊断明确或高度怀疑者，但临床症状较轻，所累及的靶器官功能正常或稳定；重型 SLE 则主要指重要器官或系统，包括循环、呼吸、神经、泌尿等系统受累，病情急性活动，或狼疮危象而危及生命。将 SLE 分为轻重两型有利于疾病预后的判断，对于重型 SLE 医生应提高警惕，大剂量激素及免疫抑制剂的使用对于挽救患者的生命是极其必要的，在这期间，中药起协同作用，减少部分西药的副作用，提高患者的生活质量。对于轻型初发 SLE 患者，预后一般较好，有的完全可单用中药治疗，这样不仅可以避免西药的副作用，而且能起到同样的治疗效果。

中医辨证可以采用抓主症的方法。《伤寒论》在使用小柴胡汤时讲到"但见一证便是，不必悉具"，提示我们辨证时抓主症的重要性，虽然四诊合参必不可少，但在临床上抓住主症辨证，其实用价值不可忽视。如轻型中以关节疼痛为主要症状的可归为风湿痹痛证，又可根据四肢肌肉关节疼痛局部有无红肿热痛等以辨其寒热；又可以血细胞减少、体倦、脱发为主症辨为气血亏虚证；还可以低热或潮热汗出等为主症辨为阴虚内热证。重型中临床表现以红斑皮疹、高热为主症的为热毒炽盛证；以心悸、胸痛为主，检查可见心包积液、胸腔积液等，为饮邪凌心证；以胸闷、气喘为主，检查可见间质性肺疾病或肺部感染等，为痰瘀阻肺证；以胁部胀滞不舒为主，伴肝功能受损等，为肝郁血瘀证；以四肢浮肿为主，伴大量尿蛋白者，为脾肾阳虚证；以眩晕头痛、抽搐为主，合并神经系统损害的，为风痰内动证。这样，在SLE纷繁复杂的临床表现中，找到疾病的共性，抓住主要矛盾和矛盾的主要方面，执简驭繁，纲举目张，才能准确地进行辨治。

3. 增效减毒，发挥优势

结缔组织病的治疗多用糖皮质激素和免疫抑制剂。如糖皮质激素是SLE的基础用药，在SLE的治疗中具有不可替代的作用，但长期使用具有较大的副作用，因此，中西医结合在提高疗效的同时减轻西药尤其是糖皮质激素的副作用也是中医的特色和优势。糖皮质激素为阳热药，使用后多出现兴奋、失眠、出汗等基础代谢旺盛的表现，长期大剂量使用将劫灼真阴，导致壮火食气，耗伤阴精，日久则因气阴耗伤、精血亏虚而致血液凝滞，瘀血内生。针对糖皮质激素的副作用应采用"三维一体"的治疗方法（以辨证施治为主，结合糖皮质激素不同剂量阶段、不同副作用表现进行治疗），有利于提高疗效，有助于糖皮质激素的撤减，并减少其副作用。

4. 中西医协同，促孕保胎

随着对SLE患者病情的有效控制，育龄期女性患者对生育的要求也越来越高，中西医结合可以更好地发挥中医调经促孕、保胎安胎的优势，提高妊娠成功率、母婴存活率，减少妊娠并发症。一般SLE患者病情保持稳定6个月以上，无重要脏器受累，停用具有相关不良影响的药物，可考虑妊娠。范永升认为，SLE患者妊娠期总的病机特点为肾元不足，热、毒、瘀留恋，胎元易于失固。中医在促孕方面应注意益肾疏肝；在护胎、安胎方面，应合理使用解毒、祛瘀、滋肾治法。SLE患者产后的病机特点为气血不足，肾虚血瘀，虚实夹杂，易出现恶露不尽、腹痛、大便难等病症，治疗宜兼顾虚实，调和气血。

5. 中西医结合，预防调护

为了促进病情稳定和提高患者的生存质量，首先应该避免已知的 SLE 的诱因，如避免日光直射，避免服用肼屈嗪、异烟肼、青霉素、雌二醇等药物，避免摄入光敏性、易过敏的食物，避免接触染发剂等化学物质。其次，结合现代营养学的知识，发挥中医药食疗优势。根据患者的体质、食物的寒热温凉属性，辨体施食，达到改善患者体质，协同治疗疾病的作用。最后，还可以发挥中医按摩导引的作用，配合中医辨证进行调护，减轻并发症的伤害，如应用推拿、耳穴疗法、太极拳等多种中医特色疗法改善临床症状，提高生活质量，并注意调畅情志、起居有常、劳逸结合。

三、临床特色

（一）类风湿关节炎

1. 重视温阳散寒，避免一味祛风通络

范永升认同《黄帝内经》和仲景治疗痹证（历节）的观点，认为风湿痹病以阳气不足为本，然后感受风寒湿等病邪，痹阻关节，不通则痛为主要病机。《金匮要略·中风历节病脉证并治》说："汗出入水中，如水伤心，历节黄汗出，故曰历节……少阴脉浮而弱……盛人脉涩小，短气自汗出，历节疼不可屈伸，此皆饮酒汗出当风所致。"又说："荣气不通，卫不独行，荣卫俱微，三焦无所御，四属断绝，身体羸瘦……便为历节也。"《金匮要略》明确指出，阳气不足、营卫气血亏虚是历节病发生的根本病机。《素问·痹论》说"风寒湿三气杂至，合而为痹""痛者，寒气多也，有寒故痛也"，《素问·举痛论》又说"经脉流行不止，环周不休，寒气入经而稽迟，泣而不行，客于脉外则血少，客于脉中则气不通，故卒然而痛""寒气客于脉外则脉寒，脉寒则缩踡，缩踡则脉绌急，绌急则外引小络，故卒然而痛，得炅则痛立止"，说明风寒湿邪痹阻关节是风湿病发病的主要病机。如仲景处方有

三附子汤、桂枝芍药知母汤、乌头汤等方剂均体现了温阳散寒、扶助阳气的特点。范永升在临床上治疗类风湿关节炎以益气温阳为主，兼以祛风除湿、散寒通络，过度应用祛风通络的药物容易损伤正气。范永升在临床上多用黄芪桂枝五物汤、桂枝附子汤、乌头汤等加减益气温阳、散寒除湿。

2. 辨证为纲，重视兼并证

（1）审证求因，辨证施治

《素问·痹论》说："风寒湿三气杂至，合而为痹也。其风气胜者为行痹，寒气胜者为痛痹，湿气胜者为著痹。"根据《素问·痹论》对痹证的论述，范永升深知临床上本病往往须明辨证候，而后治之。临床上根据邪气盛衰，脏腑侵袭不同，常将其分为以下证型进行辨证施治。

①风寒湿痹证：症见四肢关节疼痛较重，晨僵时间较长，或关节游走性疼痛，或关节肿大，或关节重着，畏寒怕冷，得温痛减，舌淡红，苔白，脉紧或浮紧，治宜祛风散寒，除湿通络。常用处方：乌头汤、桂枝附子汤。同时常加羌活、独活、青风藤、威灵仙、细辛、片姜黄、川芎等祛风散寒、除湿通络之品以助药力。

②风湿热痹证：症见四肢关节红肿热痛，痛不可触，得凉觉舒，并可兼夹发热、口渴等症状，舌红，苔黄，脉滑数等，治宜清热除湿，通络止痛。常用处方：白虎加桂枝汤加减。若疼痛以下肢关节为甚者，合用四妙散清热利湿，宣痹止痛。痛甚者加用雷公藤、防己、桑枝等祛风湿止痛之品。热甚者，倍用石膏，加用鬼箭羽、土茯苓、稀莶草、海桐皮等以增清热通络之效。

③气血亏虚证：症见关节酸楚疼痛，面色萎黄，神疲乏力，体倦食少，或健忘失眠，或自汗盗汗，舌淡，苔薄白，脉沉细或细弱。治法：益气健脾，养血通络。常用处方：黄芪桂枝五物汤加减。伴有睡眠障碍，加炒酸枣仁、夜交藤安神通络；伴胸闷心悸，加丹参饮活血通络养心；伴自汗盗汗者，常加淮小麦、稽豆衣、扁豆衣等收敛止汗。

④肝肾不足证：症见病程缠绵，关节屈曲不利，腰膝酸软，肢体无力，

或见关节畸形，或麻木不仁、畏寒肢冷，舌质淡红，苔薄白，脉沉细。治法：补益肝肾，祛风通络。常用处方：独活寄生汤加减。肢节屈伸不利或见畸形者，加乌梢蛇、全蝎、蜈蚣等搜风通络；关节肌肉麻木不仁者，加黄芪桂枝五物汤温经散寒通痹；阳虚甚者，加淡附片、肉桂、淫羊藿等补火散寒除湿。

久病入络，范永升常加入乌梢蛇、蕲蛇、全蝎、蜈蚣、僵蚕、地龙等虫类药祛风通络，使得药效透达病邪深处。

（2）兼并证治

外感咳嗽者，加用炙麻黄、连翘、赤小豆、苦杏仁、桔梗等解表宣肺止咳；胃脘疼痛者，加用炒白芍、炙甘草、沉香曲、延胡索、川楝子等柔肝和胃，理气止痛；口腔溃疡者，加用黄连、生甘草、姜半夏、蒲公英等清热降逆和胃；胃食管反流者，加用炒黄连、吴茱萸、沉香曲、海螵蛸等清肝和胃、制酸止逆；继发股骨头坏死者，加用淫羊藿、续断、杜仲、川芎等益肾活血通络；合并间质性肺疾病者，常合用三拗汤加桔梗、芦根等宣利肺气，伴痰多黄稠者加用黄芩、姜半夏、炙百部、瓜蒌皮等清肺化痰，伴低热者加用银柴胡、青蒿、黄芩等和解少阳；类风湿血管炎出现皮肤红斑者，加用生地黄、赤芍、牡丹皮、仙鹤草、当归、赤小豆等清热凉血、活血祛瘀。

3. 分清程度，合理选药（量、配伍）

类风湿关节炎疼痛程度不同，寒热证候有差异，临床需根据实际情况合理选药，包括合理选择不同药物、药物剂量以及药物配伍等三个方面。举例而言，针对寒证风湿，轻度疼痛的可以选择桂枝，中等程度疼痛的可选附子，或者桂枝与附子配伍用药，重度疼痛的就需要选择乌头，甚至乌头、细辛和麻黄合用。在用药剂量上也应与临床实际病情相符合，病情较轻则用药量要适当少一些，病情中等程度则要适当加大药物剂量，病情较重则用药剂量相对更大一些，甚至联合用药。范永升在借鉴张仲景的用药思路的基础上，结合自身的临床实践合理用药，具体见表4-1。

表 4-1　风湿疼痛程度分级及不同证型合理选药表

	轻度	中度	重度
寒证	桂枝	附子 桂枝 + 附子	乌头 乌头 + 细辛 + 麻黄
热证	桑枝	知母 桑枝 + 知母	石膏 石膏 + 知母
虫类药	地龙	乌梢蛇	蕲蛇

4. 善用虫类药，祛风通络

《灵枢·经脉》指出"经脉者所以能决死生，处百病，调虚实，不可不通""谷入于胃，脉道以通，血气乃行"，说明气血充盛则脉道通利，经脉通达则百病不生。《素问·缪刺论》说"今邪客于皮毛，入舍于孙络，留而不去，闭塞不通，不得入于经，流溢于大络"，张仲景在《金匮要略·血痹虚劳病脉证并治》中言"经络荣卫气伤，内有干血，肌肤甲错，两目黯黑。缓中补虚，大黄䗪虫丸主之"，并创制了补虚活血通络之法，方中多用虫类药通络祛瘀，以达邪之深处。清代名医叶天士在此基础上进一步发展，最终形成"络病学说"，创立了较为完整的络病辨治方法，叶天士在《临证指南医案》中言"经以风寒湿三气合而为痹……外邪留着，气血皆伤，其化为败瘀凝痰，混处经络，盖有诸矣"，在治疗上，他主张"邪留经络，须以搜剔动药"，常以地龙、全蝎、蜣螂、穿山甲、麝香等药蠲痹通络，对痹证迁延日久者，往往获效。国医大师朱良春也善用虫类药，他认为："痹证迁延日久，邪气久羁，深入骨骱经隧，气血凝滞不行，变生痰湿瘀浊，经络闭塞不通，非草木之品所能宣达，必借虫蚁之类搜剔窜透，方能使浊去凝开，血气通和，经行络通，邪除正复。"范永升认为虫类药善于走窜，具有搜风剔邪、化瘀通络、宣痹止痛的功效，同时结合自身临床实践和类风湿关节炎病情复杂多变、缠绵难愈等特点，常辨病辨证密切结合，注重病性病位，合理配伍使用虫类药。

类风湿关节炎往往是慢性病程，风寒湿等邪气留恋日久，壅塞营卫，阻滞气血，同时寒邪在外，化生郁热、痰瘀之邪，痹阻四肢关节经络，以致肢节疼痛不已，这与络病学说相吻合。范永升汲取了《黄帝内经》络病相关理论、叶天士"络病学说"以及国医大师朱良春运用虫类药物搜风通络的临床实践，在临床治疗本病的时候，在辨证基础之上，常配伍血肉有情之品以通络，以达驱邪外出、疏通经络之功，同时根据邪之浅深，灵活运用通络法。早期以邪实为主，常用祛邪通络法，如散寒通络、祛湿通络、清热通络等，中晚期以补虚通络为主，如健脾通络、养血通络、益肾通络等。范永升常选用乌梢蛇、蕲蛇、全蝎、蜈蚣、蜂房、地龙、僵蚕等虫类药搜风通络。

5. 善用毒药，安全为要

痹证关节肿痛明显，日久不愈，外邪深入，气血津液运行失常，脏腑功能失调，毒瘀互结，缠绵难愈，用一般的药物难以奏效。范永升常根据患者的病情灵活运用一些有毒的药物，如淡附片、细辛、蕲蛇、制川乌、雷公藤、全蝎、蜈蚣等。这些药物具有一定的毒性，作用迅速，功效强而作用专，能够迅速地缓解症状，在短期内提高患者的生活质量，效果明显，善于治疗关节肿痛，且经现代药理学研究表明多数具有抗炎、镇痛或免疫调节的作用。

使用有毒药物应考虑用量、配伍、煎煮等方面。在用量方面，比如附子、川乌、细辛等有毒药物应控制在合适的剂量，避免出现毒副作用，一般来说，附子的量可以用到 15g 左右，临床也有用到 15g 以上的，川乌的量一般控制在 9g 以内，细辛的量一般控制在 6g 以内；在配伍方面，附子、川乌、细辛等有毒药物常与白芍、炙甘草等药物配伍使用，以减少药物的毒副作用；在煎煮方面，川乌常与蜂蜜同煎，且通常先煎 1 小时，以减轻乌头的心脏毒性。

（二）系统性红斑狼疮

1. 解毒祛瘀滋阴法

20 世纪 80 年代末期，范永升根据临床实践和文献研究提出，SLE 在中医学中类似"阴阳毒""蝶疮流注""日晒疮"等病证，其病因病机为素体禀赋不足、肾精亏损为本，感受外界的热毒之邪、瘀血阻滞为标，临床上常见热毒、阴虚、血瘀等虚实夹杂为病。育龄女性气血失调，多有阴虚内热，加之邪毒外袭，邪入阴则痹，病久虚火灼津，阴血亏结，故本病总以阴虚为本，以热毒、瘀血为标，这三者相互联系，互为因果。因而认为热毒血瘀阴虚是 SLE 发生的基本病机，解毒祛瘀滋阴法是治疗 SLE 的基本法则。针对 SLE 热毒内盛、阴液不足、伴有瘀血内阻的证候，筛选出由干地黄、炙鳖甲、升麻、白花蛇舌草、青蒿、积雪草、赤芍、薏苡仁、佛手片、生甘草等组成的解毒祛瘀滋阴方。全方以干地黄清热凉血滋阴为君药，白花蛇舌草、青蒿、升麻、薏苡仁清热解毒、消斑化湿为臣药，炙鳖甲滋阴退热，赤芍、积雪草活血散瘀共为佐药，甘草解毒护中，佛手疏肝解郁，共为使药。方中干地黄、赤芍与积雪草相伍，凉血散瘀；升麻与鳖甲相合，既散在表之毒邪，又清阴亏之内热，互为协同，相得益彰。诸药合用，共奏清热解毒、凉血散瘀、益肾养阴之功。其中青蒿性寒，味苦、辛，苦寒清热，辛香透散，善使阴分伏热透达外散，归肝、胆、肾经，具有清透虚热、凉血除蒸、解暑截疟等作用，适宜于本病阴虚基础上的热毒为病。研究表明，青蒿以及其有效成分青蒿素，衍生物蒿甲醚、蒿乙醚、青蒿琥酯、双氢青蒿素，可通过调控 T 淋巴细胞亚群功能、抑制 B 细胞的过度活化、抑制 NK 细胞以及 IL-10、TNF-α 等机制而发挥治疗 SLE 的作用；对 MRL/lpr 狼疮样小鼠研究表明，青蒿琥酯可明显降低小鼠血清和肾脏组织中 IL-6、升高 TGF-β，直至基本恢复正常；双氢青蒿素能抑制 BXSB 小鼠血清抗 ds-DNA 抗体的生成，对 BXSB 小鼠血清中 TNF-α 的分泌有抑制作用，能抑制肾组织中 NF-κB 的活化及其 p65 蛋白的表达，抑制多种免疫球蛋白及补体在肾组织的沉积，能明显改善 BXSB 小鼠狼疮性肾炎（LN）的病理状态。白花蛇舌草，微苦，寒，归肺、胃、小肠经，具有清热解毒、利尿除湿的作用。研究表明，白花蛇舌草所含化学成分较多，主要的抗炎有效成分有黄酮类、三萜类、蒽醌类、甾醇类、环烯醚萜类等，部分有效成分抗炎作用明显，其作用机制主要与调节机体免疫功能有关，能够抑制 TNF-α、IL-6 的表达，阻断免疫复合物的形成及维持细胞因子网络的平衡，从而减轻关节炎症状。

临床上以解毒祛瘀滋阴方联合糖皮质激素治疗系统性红斑狼疮，取得了良好的协同作用。与单用糖皮质激素治疗相比，前者能更显著地改善发热、关节痛、皮损、口腔溃疡、脱发、月经不调等症状，降低 ANA、抗 ds-DNA

和升高补体 C3、血小板等指标，改善外周血 T 细胞亚群比例和内分泌及性激素免疫调节环路，从而减少糖皮质激素的用量；同时糖皮质激素的减量可以减少感染、骨质疏松、高脂血症等并发症。可见在应用糖皮质激素等西药治疗系统性红斑狼疮的基础上，并用解毒祛瘀滋阴方可以减少糖皮质激素的用量，起到良好的增效减毒作用。

2. 二型九证法

解毒祛瘀滋阴法主要针对 SLE 热毒血瘀阴虚证候，并不包括所有证型，因而在 SLE 中医诊治中有一定的局限性。为此范永升根据临床实际并查阅了近 30 年的文献，分类整理后发现 SLE 的不同证候分型达 83 种之多，而出现频次较高的证型有 10 余种。在这些纷繁复杂的证型中，范永升认为要找出共性与规律，要抓住主要矛盾，执简驭繁，纲举目张。如元代医家罗天益将黄疸分为阳黄和阴黄，朱丹溪将水肿分为阳水和阴水，都给了范永升很好的启发。范永升参考了西医的 SLE 分类标准，提出先分轻重缓急，后分证候类型的思路，将该病分为轻重两型：轻型 SLE 主要指诊断明确或高度怀疑者，但临床症状稳定且无明显内脏损害；重型 SLE 则主要指重要器官或系统，包括循环、呼吸、消化、血液、神经、泌尿等系统受累，病情急性活动，或狼疮危象而危及生命。将 SLE 分为轻重两型有利于疾病预后的判断，对于重型 SLE 应高度重视，大剂量激素及免疫抑制剂的使用对于挽救患者的生命是极其必要的，在这期间，中药起协同作用，可以减少部分西药的副作用，提高患者的生活质量。对于轻型初发 SLE 患者，预后一般较好，有的完全可单用中药治疗。这样不仅可以避免激素的副作用，而且能起到同样的治疗效果。因此，在临床上对 SLE 首先应分清轻型还是重型，这样有利于对病情的把握，也有利于临床治疗和预后判断。

在将 SLE 分轻重型的基础上，范永升根据 SLE 临床表现规律，进一步提出了"辨九证论治"。在辨证方面，轻型中以关节疼痛为主要症状的可归为风湿痹证，继而可根据四肢肌肉关节局部有无红肿热痛等以辨其寒痹或热痹；以白细胞、血小板减少伴体倦为主，可辨为气血亏虚证；以低热、脱发等为主，可辨为阴虚内热证。重型中临床表现以红斑皮疹、高热为主，为热毒炽盛证；以心悸为主，检查可见心包积液等，为饮邪凌心证；以胸闷、气喘为主，检查可见间质性肺疾病或肺部感染等，为痰瘀阻肺证；以胁部胀滞不舒为主，伴肝功能受损等，为肝郁血瘀证；以四肢浮肿为主，伴大量尿蛋白，为脾肾阳虚证；以眩晕头痛、抽搐为主，合并神经系统损害，为风痰内动证。

在治疗方面，轻型：①风湿痹痛证。主要表现为四肢关节肌肉游走性疼痛，临床检查血沉、抗"O"偏高，为风湿痹痛证，一般可用独活寄生汤加减治疗。若伴有关节局部红肿热痛，舌质红，苔黄腻，脉滑或滑数，为热痹，治宜祛风化湿、清热通络，可用白虎加桂枝汤。若局部关节无明显红肿，伴畏风，舌淡胖有齿印，脉细弱者，为寒痹，治宜祛风散寒通络，可用桂枝附子汤。②气血亏虚证。主要表现为神疲乏力，心悸，气短，自汗，头晕眼花，舌质淡红，苔薄白，脉细弱。血常规检查一般为白细胞、血小板或红细胞偏低。治宜益气养血，代表方剂归脾汤。③阴虚内热证。主要表现为低热，盗汗，面颧潮红，局部斑疹黯褐，口干咽燥，腰膝酸软，脱发，眼睛干涩或视物模糊，月经不调或闭经，舌质红，苔少或光剥，脉细或细数。治宜滋阴清热、解毒祛痰，代表方剂青蒿鳖甲汤。重型：①热毒炽盛证。主要表现为红斑或皮疹，斑疹色红，可伴发热，面赤，烦躁，甚或谵语神昏，关节肌肉酸痛，小便黄赤，大便秘结，舌质红，苔黄燥，脉滑数或洪数。治宜清热解毒、凉血消斑，代表方剂犀角地黄汤。②饮邪凌心证。主要表现为心悸，检查有心包积液等，伴心烦神疲，面晦唇紫，肢端怕凉隐痛，重者喘促不宁，舌质暗红，苔灰腻，脉细数或细涩结代。治宜利水宁心、益气行血，代表方剂木防己汤合丹参饮。③痰瘀阻肺证。主要表现为胸闷，咳嗽气喘，咳痰黏稠，检查有间质性肺疾病或肺部感染等，舌质红，苔黄腻，脉滑数。治宜宣肺化痰、祛瘀平喘，代表方剂麻杏石甘汤合千金苇茎汤。④肝郁血瘀证。主要表现为胁肋胀滞或刺痛，纳差，或胁有癥块，黄疸，女性月经不调甚至闭经，肝功能检查谷丙转氨酶、谷草转氨酶升高，抗线粒体抗体阳性等，舌质紫暗有瘀斑，脉弦细或细涩。治宜疏肝解郁、活血化瘀，代表方剂茵陈蒿汤合四逆散。⑤脾肾阳虚证。主要表现为面目四肢浮肿伴有面色无华，畏寒肢冷，腰酸，尿浊，尿少或小便清长，尿蛋白（++）～（+++），24小时尿蛋白定量大于 1g，舌质淡红边有齿痕或舌体嫩胖，苔薄白，脉沉细。治宜温肾健脾、化气行水，代表方剂真武汤合金匮肾气丸。⑥风痰内动证。主要表现为眩晕头痛，面部麻木，重者突然昏仆，抽搐吐涎，临床检查多伴有神经系统损害，舌质暗苔白腻，脉弦滑。治宜涤痰息风、开窍通络，代表方剂天麻钩藤饮合止痉散。辨证与辨病相结合是中医诊治疾病的特点，在目前临床阶段更应注意把西医学的诊断（辨病）和中医四诊合参的辨证有机结合起来。SLE"二型九证"辨治法就是在长期的临床实践过程中归纳和总结出来的。九种证候仅是对 SLE 临床比较常见证候的概括，并非全部。

另外，轻型和重型是以有无影响内脏为主判断 SLE 病情轻重的一种分型方法。将风湿痹痛、气血亏虚、阴虚内热作为轻型，将热毒炽盛、饮邪凌心、痰瘀阻肺等作为重型也是据此划分。但这仅仅是一般规律。实际上气血亏虚既有属于轻型也有属于重型，例如白细胞波动在（3.0～4.0）×10⁹/L 之间，可以认为是轻型，但白细胞下降至 2.5×10⁹/L 以下则又可能属于重型。红细胞和血小板数量都有类似情况，应予区分。

实验室检查指标与证候的寒热虚实有时会有一些对应的规律。例如狼疮性肾炎表现为肾病综合征类型的，大多属脾肾阳虚证，但是也有属肝肾阴虚等证型的。因此，最终的辨证应以患者的症状、体征以及舌脉综合而定。

SLE 在其发病过程中，可表现为不同的证型，而且证型可兼夹有之。如 SLE 病情急性活动时，表现为热毒炽盛，同时又因免疫功能低下造成肺部感染，而兼有痰瘀阻肺之证。证候转化亦不少见，如以热毒炽盛发病者，经过激素治疗后表现为阴虚内热证，而后又转化为脾肾阳虚证。以上这些兼夹、转化不一而足，因此，在 SLE 的证治过程中，应根据不同证型，灵活论治，随证施治，如兼夹者按证候相兼论治，转化者又应按转化的证候治疗，这样才能收到好的疗效。

3. "三维一体"激素减副法

如前所述，糖皮质激素目前仍是治疗 SLE 的关键药物，但它就像是一把双刃剑，在治疗疾病的同时，又存在诸多副作用，有的副作用甚至是致命的，如继发感染等。因而减少糖皮质激素的用量和毒副作用是临床值得关注的课题。

目前公认的重型 SLE 的治疗可分为诱导缓解和巩固治疗两个阶段。这两个阶段的糖皮质激素的用量完全不同，前者以足量为主（泼尼松 ≥ 1mg/kg/d），甚至是冲击治疗，而后者以维持剂量为主（泼尼松 ≤ 0.5mg/kg/d）。毫无疑问，SLE 本身存在不同的中医证型，那么不同治疗阶段时外源性糖皮质激素的应用有没有证候演变规律？于是范永升又带领团队对近 14 年来的 SLE 的中医辨证分型临床文献进行了检索和分析。为了确保结论的科学性和可靠性，从文献的资料来源、诊断标准、证型分类标准等方面，进行文献评价、取舍和合并，最终纳入文献 34 篇，累计 1278 例患者。结果发现激素各使用阶段主要证型分布分别为大剂量阶段为热毒炽盛型（39.1%）、阴虚内热型（23.6%）和瘀热痹阻型（11.8%）；减量阶段为阴虚内热型（23.8%）、瘀热痹阻型（21.5%）和肝肾阴虚型（16.7%）；维持量阶段为脾肾阳虚型（49.7%）、气血两虚型（27.9%）和瘀热痹阻型（9.1%）。可见，在 SLE 使用激素的开始阶段，以热毒炽盛型和阴虚内热型为常见证型；撤减阶段，以阴虚内热型和瘀热痹阻型为常见证型；维持量阶段，以脾肾阳虚型和气血两虚型为主要证型；而血瘀型则在不同阶段都有体现。

SLE 糖皮质激素使用不同阶段证候演变规律明确后，范永升团队又根据证候规律制订了中医治疗策略。在激素大剂量阶段：由于纯阳之激素容易助阳化热、迫血妄行，患者往往兼见烦躁易怒、面色潮红、口渴、舌红、脉数等症，治以清营凉血、滋阴降火之法，方用犀角地黄汤等加减治疗，药选水牛角、生地黄、赤芍、牡丹皮、石膏、知母等。减量阶段：由于前期的激素大剂量使用，阳热伤阴，导致阴虚内热或气阴两虚，患者往往兼见口干心烦、自汗盗汗、舌红少津、脉细数等症，治以滋阴清热、益气养阴之法，方用二至丸合大补阴丸或杞菊地黄汤等加减治疗，药选女贞子、旱莲草、熟地黄、山药、枸杞子、白菊花、知母、黄柏、龟甲等。维持量阶段：由于外源性激素应用日久对下丘脑－垂体－肾上腺轴的反馈性抑制导致肾上腺功能减退，激素撤减后出现相对阳气不足现象，加之阴血为长期应用激素所伤，患者往往兼见神疲乏力、面色无华、畏寒肢冷、纳少便溏、舌淡苔白等症状，治以健脾温肾、益气养血之法，方用真武汤、归脾汤等加减治疗，药选制附子、白术、茯苓、干姜、白芍、党参、黄芪、当归、炙甘草等。维持量日久，加之大剂量及减量阶段的应用，容易出现气机不畅，瘀血停滞，导致气滞血瘀，故治疗上往往还需要配伍活血化瘀之品，以改善微循环，调节血液黏稠度，得以祛瘀生新。

此外，范永升还针对激素副作用的不同临床表现制订了对症治疗方案：继发性感染时，以扶正祛邪为治则，以益气养阴、清热解毒为治法，并根据不同的感染部位选用不同的药物。如呼吸道感染，加麻黄、杏仁、石膏、鱼腥草、芦根等；泌尿系感染加白茅根、车前草、小蓟、半枝莲等。出现消化性溃疡时，则以柔肝和胃、制酸止痛为主，常选用炒白芍、炙甘草、海螵蛸、佛手等药物；继发骨质疏松及股骨头坏死时，则以补肾活血、舒筋通络为主，常选用补骨脂、骨碎补、杜仲、当归等药物；继发高血糖时，则以滋阴解毒为主，常选用天花粉、石斛、葛根、怀山药等药物；继发高凝状态时，则以活血祛瘀为主，常选用丹参、莪术、桃仁、赤芍等药物；出现库欣综合征时，则以益气养阴、清热利湿为主，常选用太子参、麦冬、黄柏、猪苓等药物；出现兴奋失眠时，则以养血安神、镇静安神为主，常选用炒酸枣仁、夜交藤、柏子仁、淮小麦等药物。

当然，辨证施治是中医治病的核心原则，同样也适用于减少激素副作用的治疗。其实不同激素剂量选用不同的中药进行防治，本身也体现了辨证施治。但是疾病是复杂多变的，患者的个体差异也很大，更应注意辨证施治。譬如大剂量激素用于狼疮性肾炎时，有的并不表现为热毒炽盛，而表现为脾肾阳虚证候，此时的治疗，仍以辨证施治为主。因此，以辨证施治为主，结合不同激素剂量阶段、不同副作用表现进行治疗的方法是三维一体减激素副作用方法的核心观点。这种方法能起到良好的增效减毒（副）作用，有利于提高疗效，有助于激素的撤减，有助于减少病情的反复。

四、验案精选

案例1：散寒除湿通络法治疗类风湿关节炎

匡某，男，60岁。2009年8月2日初诊。主因反复对称性四肢关节肿痛伴活动不利5年余。现病史：患者5年前无明显诱因出现全身四肢关节肿痛不适，伴晨僵活动不利，至当地医院就诊查：RF（类风湿因子）（+），ESR（血沉）60mm/h，CRP（C反应蛋白）17mg/L。予泼尼松治疗后好转，停药后病情反复，此次为求中药治疗来诊。

刻下症：左腕关节疼痛，屈伸不利，伴晨僵，腰酸，畏寒怕冷，舌淡红，苔薄腻，脉沉细。

西医诊断：类风湿关节炎。

中医诊断：历节病（寒湿痹阻）。

治法：散寒除湿，祛风通络。

处方：乌头汤加味。

制川乌9g（先煎2小时），麻黄6g，炒白芍、黄芪各30g，桂枝、白术、防风、羌活各12g，威灵仙30g，豨莶草15g，杜仲30g，狗脊15g，川芎15g，乌梢蛇12g，露蜂房12g，生甘草9g。7剂，水煎服，日1剂，分2次服用。

二诊（2009年8月9日）：关节疼痛较前缓解，下肢关节时有疼痛，舌淡红，苔薄白，脉细。于上方加桑寄生15g，独活、川牛膝各12g，加用川芎至30g。14剂，煎服法同前。

三诊（2009年8月23日）：诸症稳定，关节疼痛明显好转，活动正常，晨僵消失，续服上方巩固疗效。

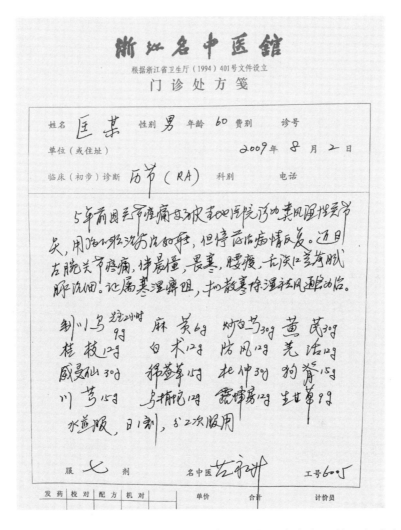

浙江名中医馆
根据浙江省卫生厅（1994）401号文件设立
门诊处方笺

姓名 匡某　性别 男　年龄 60　费别　　诊号

单位（或住址）　　　2009年 8 月 2 日

临床（初步）诊断 历节（RA）　科别　　电话

5年前因关节痠痛多方求本地医院诊为类风湿性关节炎，用治亦能治亦能缓解，但停药后病情反复。近日右腕关节疼痛，伴晨僵，畏寒，腰痠，右淡红苔薄腻，脉沉细。证属寒湿痹阻，拟散寒除湿祛风通络为治。

制川乌先煎2小时9g　麻黄6g　炒白芍30g　黄芪30g
桂枝12g　白术12g　防风12g　羌活12g
威灵仙30g　稀莶草15g　杜仲30g　狗脊15g
川芎15g　乌梢蛇12g　露蜂房12g　生甘草9g

水煎服，日1剂，分2次服用

服 七 剂　名中医 范永升　工号605

发药	校对	配方	机对	单价	合计	计价员

按:《素问·痹论》曰:"风寒湿三气杂至，合而为痹也。其风气胜者为行痹，寒气胜者为痛痹，湿气胜者为著痹。"又曰:"痛者，寒气多也，有寒故痛也。"本病临床上多因非其时而有其气，加之机体正气不足，调护失宜，邪气乘虚而入，两虚相得，乃客其形，而病乃成。本病正虚为本，邪盛为实，虚实夹杂为其基本病机，而临床上常见疼痛之症，多因寒邪所致，寒主收引凝滞，闭阻经脉，不通则痛。寒为阴邪，其性清冷，故寒邪所致疼痛多为冷痛或剧痛，得温则减，遇寒加重。寒邪易伤阳气，治当明辨标本虚实孰轻孰重，顾护阳气为其关键。《素问·生气通天论》中云"阳气者，若天与日，失其所，则

折寿而不彰，故天运当以日光明。是故阳因而上，卫外者也"，阳气卫外不固，则寒邪凝滞，闭阻经络之气机，不通则痛。所以，临床施治在明辨寒邪致病时，当顾护阳气，须知离照当空，阴霾自散，温之补之，则寒邪得以宣散，不致冰伏于内。

本案是一个发作期的类风湿关节炎的病例，属于寒湿痹阻之历节病。《金匮要略·中风历节病脉证并治》第4条"寸口脉沉而弱，沉即主骨，弱即主筋，沉即为肾，弱即为肝"及第6条"少阴脉浮而弱，弱则血不足"均提示下焦精血亏虚的病机。结合该患者病证特点，寒湿之邪闭阻关节肌肉，同时精亏于内，出现腰酸、脉细等症，所以治疗上散寒需注意温阳，辛散需顾虑养阴，峻剂猛药配伍气清质润之品，以达标本兼顾的治疗原则。《金匮要略·中风历节病脉证并治》曰"病历节，不可屈伸，疼痛，乌头汤主之"，故方选乌头汤加味。川乌大辛大热之品，驱逐寒湿，开通腠理，温经止痛；麻黄、桂枝、羌活发散风寒兼祛湿；黄芪、白术、防风补益脾肺兼实卫气，气足则上焦开发，宣五谷味，熏肤而充身，助麻黄、川乌温经止痛；炒白芍益阴抑阳，甘草缓中益气，合峻猛之悍，助扶正之力；川芎、乌梢蛇和露蜂房散寒助通络之功；同时用杜仲、狗脊补肝肾、祛风湿。如此标本兼治，临床疗效显著。

本患者是一位中老年男性，慢性病程，依从性差，病情反复，此次病情加重因不慎感受风寒所致，症状加重遂来就诊。该病临床往往呈发作期与缓解期交替出现之态，发作期则病势重急，宜重剂治标，乌头汤主要用治寒痹少阴兼太阳之证。同时范永升指出，该患者病久反复，正气已虚，需兼顾其本，所以在用药时重用黄芪以补虚固表，同时适当加用杜仲、狗脊益肾通络，在病情逐渐改善后再加用补肾通络之品以固其本。

案例2：补肝肾通络法治疗类风湿关节炎

张某，女，59岁。2006年10月25日初诊。主因四肢多关节肿痛反复发作2年，加重1个月来诊。现病史：患者2年前劳累后出现四肢多关节肿痛，以双手掌指关节、近端指间关节、腕关节、膝关节为主，有晨僵，当地医院诊断为类风湿关节炎，经抗炎镇痛药治疗后疼痛可缓解，但症状反复，其间不规律用药治疗。1个月前感冒后症状加重，多关节疼痛剧烈，经西医抗炎镇痛治疗后，效果不显著，于范永升处求诊。实验室检查：RF（类风湿因子）237mg/L，CRP（C反应蛋白）72mg/L，ESR（血沉）102mm/h。X射线示：双手掌指关节及指间关节梭形肿胀，关节面模糊，关节间隙变窄。

刻下症：双手多个掌指关节及近端指间关节肿大，压痛（+），得温则舒，受寒加重，晨僵超过2小时，双腕、肩、膝关节酸痛不舒，恶风怕冷，乏力，腰膝酸软，纳差便溏，舌质暗红，苔薄白，脉弦。

西医诊断：类风湿关节炎。

中医诊断：尪痹（肝肾亏虚，寒湿痹阻）。

治法：补益肝肾，散寒除湿。

处方：独活寄生汤加减。

独活12g，桑寄生18g，炒杜仲30g，川牛膝12g，防风12g，川芎15g，炒白芍20g，羌活12g，威灵仙20g，制川乌7g(先煎1小时)，雷公藤6g(先煎1小时)，青风藤10g，生黄芪20g，桂枝10g，炒白术20g，茯苓12g，炙甘草9g，红枣10g。7剂，水煎服，日1剂，分2次服用。西医予甲氨蝶呤片10mg/w口服。

二诊（2006年11月1日）：药后觉乏力、怕冷明显好转，肩、膝关节酸楚渐除，胃纳改善，大便转佳，唯掌指、近端指间关节仍肿痛，腕关节仍酸楚不适，晨僵无改善，口微渴。上方去防风、桂枝、炒白术、茯苓，加露蜂房10g、蜈蚣1条、知母10g、当归12g，制川乌改为9g（先煎1小时）。7剂。煎服法同前。

三诊（2006年11月8日）：手指关节疼痛、肿胀症状有减轻，晨僵有缓解但不明显，遇阴雨天气腕、膝关节仍酸楚不舒，舌质暗红，苔薄白，脉细。证情已见转机，宗前法处方：独活18g，羌活12g，制川乌9g（先煎1小时），雷公藤6g（先煎1小时），桑寄生18g，川牛膝12g，青风藤10g，川芎15g，炒白芍20g，生黄芪20g，露蜂房10g，知母10g，当归12g，北细辛3g，淡附片9g（先煎1小时），白僵蚕10g，丹参20g，蕲蛇9g，炙甘草

9g，红枣 10g。7 剂。煎服法同前。

四诊（2006 年 11 月 15 日）：手指关节疼痛、肿胀明显减轻，腕、膝关节酸楚好转，晨僵减轻，体力改善，唯时有腹胀，舌质暗红，苔薄白，脉细。拟参行气和胃。上方去雷公藤、制川乌、知母、当归，加佛手片 10g、川厚朴花 10g。14 剂。煎服法同前。

五诊（2006 年 11 月 29 日）：患者手指关节疼痛明显好转，仅左手中指及右手食指近端指间关节略有肿胀，余关节肿胀消退，晨僵基本消失，腹胀好转，口干，胃纳佳，大便正常，舌质暗红，苔薄白，脉细。上方去佛手片、川厚朴花，加豨莶草 10g、生地黄 12g。以此方加减治疗半年，关节症状稳定，遇天气明显变化时偶有酸痛，一两天内可自然缓解。复查：ESR16mm/h，RF38mg/L，CRP15mg/L。嘱其加强锻炼，增强体质，慎避风寒。

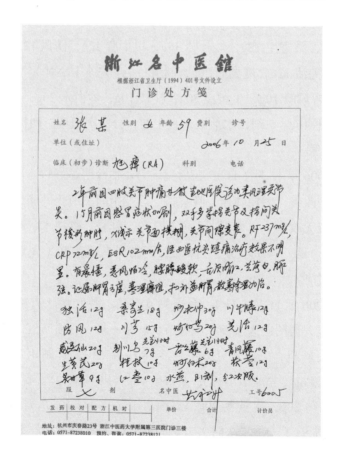

按：此案为典型的类风湿关节炎案例，属于肝肾不足，气血亏虚，风湿痹阻之"尪痹"。患者为中老年女性，年过七七，天癸已竭，肝肾亏虚，阴精不足，劳累之后外感寒湿之邪，寒湿痹阻于肢体、关节、经络，致营卫行涩，经络不通，故关节反复疼痛，得温痛减，得寒则剧；湿性重浊黏滞，日久湿浊内生，聚于肢体关节，则关节肿胀；寒湿易伤阳气，加之湿困脾阳，故恶风、乏力、纳差、便溏；病程日久，寒湿内阻，气血运行不畅而生瘀，终致寒湿痹阻，瘀血阻络。故范永升以补益肝肾、散寒除湿为治法。初诊时方用独活寄生汤加减。方中羌活、独活、防风、威灵仙、青风藤等祛风散寒除湿；桑寄生、杜仲、牛膝等补肝肾、祛风湿；黄芪、白术、茯苓等健脾祛湿；川芎、白芍等活血养血；制川乌祛风除湿、散寒止痛；雷公藤祛风解毒；炙甘草、大枣和中。二诊仍有关节肿痛，故加重制川乌用量，加用露蜂房、蜈蚣等血肉有情之品祛风通络。三诊时关节肿痛缓解，改为蕲蛇、白僵蚕加强祛风通络之力，加用细辛、淡附片温阳散寒。四诊时病情明显好转，故去有毒之制川乌、雷公藤等药物，加用佛手、川厚朴花理气和胃。如此中西医治疗坚持半年后复查，炎性指标均已明显下降，病情处于低疾病活动状态。

患者就诊时，关节肿痛屈伸不利，部分关节可见畸形，同时伴有腰酸、便溏等脾肾亏虚之相。独活寄生汤出自《备急千金要方》，其曰："夫腰背痛者，皆由肾气虚弱，卧冷湿地当风得之，不时速治，喜流入脚膝，为偏枯冷痹缓弱疼重，或腰痛挛脚重痹，宜急服此方。"类风湿关节炎反复发作，病程迁延者，多伤及肝肾之气，如《证治准绳·杂病》中也记载："肾虚不能生肝，肝虚无以养筋，故机关不利。"肝肾亏虚，精血耗伤，不能濡养一身筋脉肌骨，当风寒湿邪侵袭，关节作痛不已。本例患者为复发阶段，肝肾亏虚于内，寒湿闭阻于外，所以范永升根据其正邪盛衰，在独活寄生汤的基础上，用川乌、淡附片增散寒止痛之功，同时加用蕲蛇、雷公藤、青风藤等通络止痛之品。患者病情缠绵日久，治疗过程中也根据病情变化适时选用蜈蚣、露蜂房等虫类搜风通络之品。

案例 3：清热通络法治疗类风湿关节炎

张某，女，47 岁。2018 年 12 月 21 日初诊。主因反复四肢关节肿痛 4 年余，再发半年。现病史：4 年前患者无明显诱因出现双手指近端指间关节和掌指关节肿痛，当地医院诊断为类风湿关节炎，后症状逐渐加重，发展至腕、肩、膝、踝等全身多处关节肿痛，间断予中西医治疗（中药、艾灸等，以及甲泼尼龙、来氟米特治疗 2 个月）后症状未见好转，自行停药。今年 4 月坐飞机后出现四肢末端肿胀明显，予激素治疗后好转，7 月又出现上述症状，予柳氮磺胺吡啶（SASP）+ 甲氨蝶呤（MTX）和中药治疗 5 个月后症状无明显改善故自行停药，近日症状加重，遂至范永升处就诊。查体：双侧腋窝可触及多个肿大淋巴结，右侧较明显，双手近端指间关节、掌指关节、腕关节略肿大，压痛（+），双踝关节肿大明显，压痛（+）。外院辅助检查：肩关节 MRI 平扫显示右肩关节滑膜增生，考虑右肩关节炎；右肩峰 – 三角肌下滑囊积液；右侧腋窝多个肿大淋巴结。RF（类风湿因子）123.2IU/mL，CRP（C 反应蛋白）66.8mg/L，ESR（血沉）50mm/h。服用药物：11 月 25 日前服用他医中药 +MTX+SASP，自诉服药后症状加重，故自行停用所有药物。

刻下症：四肢多关节肿痛，关节局部热感，晨起双手僵硬发烫，双踝关节肿大明显，行走、下蹲或起立困难，双肩关节怕冷，夜间双肩关节及双手臂疼痛明显，抬举无力，晚上 10 点睡下后 1 小时疼醒，后辗转翻身彻夜难眠，平素头部、胸背部出汗较多，恶寒，胃纳一般，小便可，大便偶稀。舌质红，有裂纹，苔少，脉弦。

西医诊断：类风湿关节炎。

中医诊断：尪痹（风湿热痹）。

治法：清热除湿，祛风通络。

处方：白虎加桂枝汤加减。

生石膏 20g（先煎），知母 9g，桂枝 10g，葛根 15g，桑枝 30g，乌梢蛇 9g，威灵仙 30g，豨莶草 15g，细辛 3g，佛手 9g，川芎 12g，鬼箭羽 10g。14 剂，水煎服，日 1 剂，分 2 次服用。

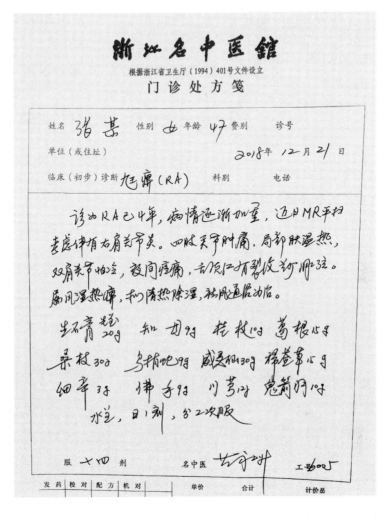

二诊（2019年1月5日）：关节肿痛改善明显，尤其是踝关节肿大消退明显，膝、肘关节仍有作痛，寐欠佳，舌质暗红，苔薄腻，脉弦，仍拟清热通络安神为治。处方：生石膏20g（先煎），知母9g，桂枝10g，葛根20g，桑枝30g，乌梢蛇9g，威灵仙30g，豨莶草15g，细辛3g，佛手9g，川芎12g，鬼箭羽20g，薏苡仁30g，首乌藤30g。14剂，煎服法同前。

三诊（2019年1月17日）：近日膝、踝关节作痛，舌质红，苔薄，脉细，拟参清热通络为治。处方：知母9g，桂枝10g，乌梢蛇9g，威灵仙30g，豨莶草15g，细辛3g，佛手9g，川芎12g，鬼箭羽20g，薏苡仁30g，独活12g，黄柏9g，首乌藤30g，青风藤18g。14剂，煎服法同前。

按： 患者以四肢关节肿痛、烦热为主症，尤以双踝肿大明显，伴有双手僵硬发烫，之前他医应用益气养阴、祛瘀通络方无效，反而加重，结合舌脉，范永升认为目前患者有郁热，辨证为风湿热痹，邪热伤阴，不可用补法，当用白虎加桂枝汤加减祛邪为先。《金匮要略·疟病脉证并治》曰："温疟者，其脉如平，身无寒但热，骨节疼烦，时呕，白虎加桂枝汤主之。"从六经辨证而言，该病证属于太阳阳明合病，太阳主一身之表，太阳表部有寒，故有四肢关节疼痛之症，如《素问·痹论》说"痛者寒气多也，有寒故痛也"，结合本案患者同时有关节肿大、肢节疼烦以及皮温升高之症状表现，说明该患者同时有阳明之郁热。胸背部汗出、口渴、舌红有裂纹亦说明患者阳明肺胃有热且伤及阴津。故范永升用白虎汤中取石膏、知母两味药物清透阳明肺胃之邪热，去甘草以防水肿加重；加辛甘凉之葛根、桑枝清热生津，祛风通络，苦寒之鬼箭羽解毒消肿，活血通经；桂枝辛温以发散在表之寒邪，加细辛、川芎、乌梢蛇等温经通络；威灵仙、豨莶草为范永升常用祛风湿、通经络、止痹痛之药对。诸药配伍应用，辨证准确，服药2周即获得明显的疗效。二诊处方加大鬼箭羽用量以活血解毒消肿，加薏苡仁健脾利湿安神，加首乌藤养心安神，祛风通络。三诊关节肿大消除，以下肢关节疼痛为主，去石膏、葛根、桑枝，加青风藤祛风湿清热，黄柏、独活针对下肢关节风湿痹痛而设。通过这一案例，临床辨证论治之重要性可见一斑。

本患者是一位中年女性，面红少华，双踝关节红肿，触及皮肤温度偏高，伴有晨僵，可见其寒邪闭郁日久化热，以致骨节烦疼，范永升应用白虎加桂枝汤取效。张仲景用白虎加桂枝汤治疗温疟。温疟者，热积于内，为阳盛阴伏之证。该方由白虎汤中加桂枝而成，石膏清热解阳明气分之热而除烦，知母助石膏以滋阴清热润燥，桂枝温阳通络，粳米、甘草益胃生津。范永升常常应用其于关节痹证的发作期热象显著者，根据其肢体关节出现红、肿、热、痛为主要辨证要点，不仅应用于类风湿关节炎的治疗，而且在痛风性关节炎、幼年特发性关节炎等自身免疫疾病中也会有所使用。范永升在其临床过程中，结合白虎汤加用桂枝，以助石膏散其郁热的用药思维，常会根据病情变化加用乌梢蛇、豨莶草、细辛、威灵仙等辛散通络药物以助郁热发散，且取效后逐渐减用石膏，以顾护其脾胃。

案例4：益气温阳散寒法治疗类风湿关节炎

冯某，女，33岁。2016年10月6日初诊。主因反复四肢关节疼痛2年，加重1个月来诊。现病史：患者2年前产后出现腕、掌指关节疼痛，遇冷加重，某医院检查示类风湿因子、抗CCP抗体阳性，血沉增快，诊断为类风湿关节炎。曾间断服用美洛昔康、甲氨蝶呤等药物，症状时有反复，并逐渐加重。1个月前受凉后，掌指关节、足趾关节、踝关节作痛，屈伸活动略受限，晨僵明显，体倦，畏寒，便溏，舌质淡，苔薄，脉细。

西医诊断：类风湿关节炎。

中医诊断：血痹病（阳虚寒凝，风湿痹阻）。

治法：温阳散寒，祛风通络。

处方：黄芪桂枝五物汤加减。

生黄芪30g，桂枝9g，炒白芍30g，炙甘草12g，干姜5g，乌梢蛇9g，独活12g，威灵仙15g，豨莶草10g，细辛3g，佛手9g，大枣10g。28剂，水煎温服，日1剂，分2次服用。

二诊（2016年11月24日）：患者诉足趾关节、踝关节疼痛较前明显好转，晨僵时间缩短，仍有畏寒，便溏，易汗出，舌质淡红，苔薄腻，脉缓。治拟温阳健脾，祛风利湿。原方去独活、细辛，加炒白术15g、防风9g、浮小麦30g。28剂，煎服法同前。

三诊（2017年2月16日）：患者诉上方服用近2个月，诸症稳定。近日天气转冷后再次出现下肢踝关节肿痛，无便溏，舌质淡红，苔薄腻，脉细。治拟温阳祛风通络。前方去防风、浮小麦、干姜，加独活12g、川牛膝10g、细辛3g、凌霄花9g。服用1个月后关节疼痛明显改善，诸症稳定。

浙江名中医馆

根据浙江省卫生厅（1994）401号文件设立

门诊处方笺

姓名 冯某　性别 女　年龄 33　费别　　诊号

单位（或住址）　　　　　　2016 年 10 月 6 日

临床（初步）诊断 血痹（RA）　科别　　电话

患者2年前产后出现掌指及腕关节作痛等被诊
为类风湿关节炎。1个月前受凉后，掌指、足趾、踝关节
出作痛，活动受限，晨僵明显，伴体倦、畏寒、便
溏，舌质淡苔薄，脉细。证属阳虚寒凝，风湿痹
阻，拟温阳散寒，祛风通络。

生黄芪30g　桂枝9g　生白芍30g　炙甘草12g
干姜5g　乌梢蛇9g　独活12g　威灵仙15g
徐长卿10g　北细辛3g　佛手9g　大枣10g

水煎，日1剂，分2次服

服 28 剂　　名中医 范永升　　工号 6005

发药	校对	配方	机对		单价		合计		计价员

按：患者素来体弱，复感风寒湿邪，痹阻脉络，出现关节疼痛，屈伸不利，伴晨僵、畏寒等症状。张仲景在《金匮要略·血痹虚劳病脉证并治》中专门论述了血痹病成因、临床症状及鉴别要点，其言"宜针引阳气，令脉和紧去则愈"，强调扶卫阳邪自去则愈，对于重症者若针刺不能奏效，此时需用汤药以增温阳散寒之功，所以之后又言"血痹，阴阳俱微，寸口关上微，尺中小紧，外证身体不仁，如风痹状，黄芪桂枝五物汤主之"，给出了汤药方。范永升指出，临床上经常会碰见一类患者，或素体气血亏虚，或产后血虚，或大病后体虚者，此类患者不慎感受风寒邪气后出现肢节疼痛，疼痛部位往往不定，如风善行，少数患者可能会进展成为其他结缔组织病，大部分患者可能实验室检查始终不能发现异常。此类患者往往可以从血痹病角度进行辨治，选方上可以结合黄芪桂枝五物汤的组方思路进行灵活变动，如卫气虚甚者，重用黄芪；血虚甚者，增白芍量，血虚生热者，芍药生用；寒滞重者，可增桂枝量，或加用细辛；阳虚甚者，可配淡附片，或干姜易生姜；关节痛甚者，可加用乌梢蛇、威灵仙等辛散通络之品。此类患者关节晨僵酸痛症状比较明显，太阴虚寒显现，治拟温阳散寒，祛风通络。方用黄芪桂枝五物汤配伍祛风通络药，使风寒之邪得解，气血得行，营卫自通。初诊方中黄芪益卫扶正固表；桂枝散寒通络，与白芍相配伍调和营卫；威灵仙解表寒，祛风湿；炒白芍与炙甘草配伍以养血荣筋，缓急止痛；干姜以温煦中焦，助散表寒；细辛助桂枝辛散表邪，散寒止痛；独活、豨莶草祛风通络；同时加用乌梢蛇以增搜风通络之功；佛手理气健脾；大枣温中养血，调和诸药。

患者为青年女性，产后出现多发性关节疼痛不适，饱受其苦2年之余，就诊时欲裹厚衣，戴手套。可见患者卫阳亏虚，卫外温煦不及，所以出现上述情况，加之复感寒邪，气血凝滞，出现关节疼痛症状。二诊时，患者自诉药后觉胃中有股寒气渐渐消散，可见药已中的，遂宗前法，徐徐图之。

案例5：温阳散寒通络法治疗类风湿关节炎

钱某，女，50岁。2007年11月30日初诊。主因反复四肢多关节肿痛3年余。现病史：患者3年前无明显诱因出现四肢关节肿痛，以双膝、腕关节疼痛为主，伴晨僵大于 30 分钟，至当地医院就诊，查类风湿因子（RF）295IU/mL，血沉、C 反应蛋白均明显升高，考虑类风湿关节炎，服用塞来昔布等止痛药疗效欠佳，因病情反复未见有效控制，遂至范永升处就诊。

刻下症：双膝、踝、肩、肘、腕、指等多关节作痛，腕关节为甚，晨僵明显，关节肿胀，夜间加重，得温则舒，怕冷，无发热，二便无殊，舌质淡红，苔白，脉细。

西医诊断：类风湿关节炎。

中医诊断：尪痹（阳虚寒凝，风湿痹阻）。

治法：温阳散寒，祛风通络。

处方：甘草附子汤加味。

炙甘草 12g，淡附片 9g（先煎 1 小时），炒白术 15g，桂枝 9g，秦艽 10g，羌活 12g，威灵仙 30g，豨莶草 15g，细辛 3g，蕲蛇 9g，桑寄生 12g，川牛膝 9g，独活 12g，露蜂房 10g，青风藤 10g，佛手片 10g，川芎 15g，红枣 10g。14 剂，水煎服，日 1 剂，分 2 次服用。

二诊（2007 年 12 月 14 日）：药后晨僵明显减轻，关节疼痛仍有，但止痛药已减量，舌质淡红，苔薄，脉细。拟宗前法。处方：炙甘草 12g，淡附片 9g（先煎 1 小时），炒白术 30g，桂枝 9g，羌活 12g，秦艽 10g，威灵仙 30g，豨莶草 15g，细辛 3g，蕲蛇 9g，桑寄生 12g，川牛膝 9g，独活 15g，露蜂房 10g，青风藤 10g，佛手片 10g，川芎 30g，红枣 15g，炒鸡内金 9g，制川乌 3g（先煎 1 小时），葛根 30g。14 剂，煎服法同前。

三诊（2007 年 12 月 28 日）：药后关节疼痛明显减轻，已停服止痛药，舌质淡红，苔薄，脉细。宗原旨再进。二诊处方中秦艽、桑寄生各增至 15g，再进 14 剂巩固治疗。

浙江名中医舘

根据浙江省卫生厅（1994）401号文件设立

门诊处方笺

姓名 钱某　性别 女　年龄 50　费别　　诊号

单位（或住址）　　　　　2007年 11月 30日

临床（初步）诊断 尪痹（RA）　科别　　电话

3年前因四肢关节肿痛曾被当地医院诊为类风湿关节炎，服塞来昔布等药，病情反复。近日肩膝多关节作痛，腕关节尤甚。晨僵明显，关节肿胀，夜间加重，怕冷，舌质淡红，苔白，脉细。证属阳虚寒凝，风湿痹阻，以温阳散寒，祛风通络法治。

桑蝉12g　陈附排9g　炒白术15g　桂枝9g
秦艽10g　羌活12g　威灵仙30g　稀莶草15g
细辛3g　蕲蛇9g　桑寄生12g　川牛膝9g
独活12g　露蜂房10g　青风藤10g　佛手片10g
川芎15g　甘草10g　水煎，日1剂，分2次服

服 ×0 剂　名中医 范永升　工号

发药	校对	配方	机对	单价	合计	计价员

按： 此案例患者四肢多关节肿痛，遇寒加重，得温则舒，寒湿内盛，流注关节。患者年值半百，阳气亏虚，寒湿痹阻，不通则痛，故出现肢体多关节疼痛。《金匮要略·中风历节病脉证并治》说："荣气不通，卫不独行，荣卫俱微，三焦无所御，四属断绝，身体羸瘦，独足肿大，黄汗出，胫冷，假令发热，便为历节也。"阳气不足，营卫亏虚是疾病发生的根本病机，"邪之所凑，其气必虚"。《金匮要略·痉湿暍病脉证》说："风湿相搏，骨节疼烦，

掣痛不得屈伸，近之则痛剧，汗出短气，小便不利，恶风不欲去衣，或身微肿者，甘草附子汤主之。"方用甘草附子汤，术附相配使得寒湿得从汗解，正如张仲景所言"术附并走皮中，逐水气"。范永升根据患者阳气亏虚，寒湿偏重，选用甘草附子汤温阳散寒除湿，使得寒湿病邪可一并除之，方中白术苦温健脾祛湿，桂枝辛温散寒祛风，附子辛温大热，性走而不守，其能引发表药逐在表之风邪，引温药除中外之寒湿，用细辛助散寒化饮之功，同时加用秦艽、羌活、威灵仙、豨莶草、青风藤、川牛膝等祛风湿止痹痛，运用蕲蛇、露蜂房、川芎等祛风通络。考虑年已半百，故加用桑寄生补肝肾，祛风湿。二诊时关节仍有疼痛，故加用制川乌祛风除湿，温经止痛。如此守方治疗获得了良好的治疗效果。

患者关节肿痛，畏寒怕冷，且晨僵明显，病在少阴，寒湿内盛，流注肢节。范永升紧紧抓住此病机特点，运用仲景术附合剂之甘草附子汤温阳散寒通痹，取得了不错的效果。张仲景之甘草附子汤主要针对阳虚阴盛之风寒湿痹，病邪较深入者，可通行内外表里。《古方选注》曰："甘草附子汤，两表两里之偶方，风淫于表，湿流关节，阳衰阴盛，治宜两顾。白术、附子顾里胜湿，桂枝、甘草顾表化风，独以甘草冠其名者，病深关节，义在缓而行之，徐徐解救也。"同时因为患者关节症状明显，范永升加用蕲蛇、露蜂房、羌活、青风藤等辛散之品，以除在表之寒湿。

案例6：宣肺通络法治疗类风湿关节炎并间质性肺疾病

章某，女，58岁。2016年5月27日初诊。主因多关节肿痛4年余，加重伴咳嗽3个月来诊。患者4年前无明显诱因出现四肢多关节肿痛，未重视，没有系统诊疗。2年前四肢关节肿痛加重伴有发热而在某省级医院住院，查血沉81mm/h，类风湿因子235IU/mL，抗CCP抗体1449U/mL，抗核周因子（APF）阳性，抗角蛋白抗体（AKA）阳性，抗核抗体谱ANA(+)1:100，抗SSA抗体阳性，抗Ro52抗体阳性，胸部CT示两肺间质性炎症，诊断为类风湿关节炎、干燥综合征、间质性肺疾病，给予"泼尼松龙（40mg，qd）联合来氟米特片（20mg，qd）"为主治疗后好转出院。出院后激素逐渐减量，关节肿痛有反复发作。3个月前患者上述症状加重,伴双腕、双肩、双膝关节疼痛明显,下肢活动受限,伴咳嗽,无咳痰,无气急。1天前患者出现发热畏寒,自测体温最高38.5℃,伴乏力,时有咳嗽,无咳痰,无寒战。目前西医治疗:甲氨蝶呤片10mg/w,泼尼松片7.5mg/d以及羟氯喹0.2g/d为主治疗。病来神清,精神软,胃纳差,夜寐可,二便无殊,近期体重未见明显增减。既往史:有心脏不适病史1年余,目前口服倍他乐克缓释片(47.5mg,qd)及万爽力片(20mg,tid)。入院查体:体温37.9℃,心率131次/分,呼吸20次/分,血压105/75mmHg,神清,精神软,双肺呼吸音略粗,心律不齐,腹软,无压痛及反跳痛,双腕关节活动受限、压痛阳性;双手中指近端指间关节肿大、压痛阳性;双膝屈曲畸形、肿大。刻下症:下肢关节作痛,无发热,怕冷,自汗,咳嗽无痰,无胸闷气短,舌暗红,苔薄白,脉细。

西医诊断:类风湿关节炎,干燥综合征,间质性肺疾病。

中医诊断:尪痹;肺痹(风寒湿痹,肺失肃降)。

治法:祛风散寒,宣肺止咳。

处方:桔梗5g,生桂枝9g,炙百部15g,炙甘草12g,独活12g,桑寄生12g,北细辛3g,威灵仙30g,豨莶草15g,生川芎15g,大枣12g,薏苡仁10g,厚朴花9g,穭豆衣9g,银柴胡9g。14剂,水煎服,日1剂,分2次服用。

二诊(2016年6月24日):咳嗽明显减少,左下肢肌肉绷紧感,夜寐差,舌质暗红,苔薄净,脉细。拟参柔肝和中安神为治。上方去炙百部、厚朴花,改桂枝6g、独活10g,加防风6g、木瓜12g、首乌藤30g、淮小麦30g。煎服法同前。

三诊(2016年7月8日):咳嗽消除,左足关节不适,夜寐差,心悸,唇暗,舌质暗红,苔薄净,脉细。拟参养心安神,柔肝和中。处方:生桂枝6g,炙甘草12g,独活10g,桑寄生12g,威灵仙30g,豨莶草15g,大枣12g,薏苡仁10g,银柴胡9g,厚朴花9g,防风6g,木瓜12g,首乌藤30g,淮小麦30g,丹参30g。煎服法同前。

四诊（2016年7月22日）：左足关节不适，仍感胸闷、心悸，唇暗，舌质暗红，苔薄腻。拟参通阳宽胸。上方去厚朴花、防风、木瓜，加姜半夏9g、薤白10g、北秫米30g。14剂，煎服法同前。

如此经过2年多的中西医结合治疗，患者关节症状稳定，无明显胸闷、气短，复查胸部CT提示肺间质病变未见加重，血沉正常，激素减至泼尼松片5mg/d维持治疗。

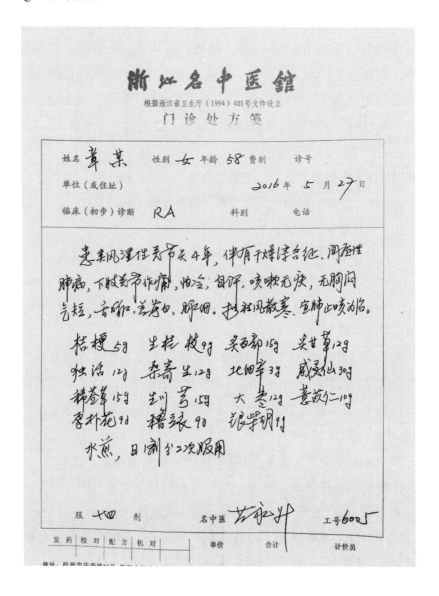

按： 类风湿关节炎常并发间质性肺疾病，导致患者出现咳嗽、气急病症，本病常因外感而加重。患者来诊时四肢关节作痛明显，怕冷，每遇风雨气候加重，属于风寒湿痹，同时又兼有外感后出现咳嗽加重之症，属于肺气失宣证候。《素问·痹论》说："凡痹之客五脏者，肺痹者，烦满喘而呕。"间质性肺疾病属于中医"五脏痹"范畴。"急者治其标"，患者来诊以风寒痹阻、肺失宣降为主证，故治疗以祛风散寒、宣肺止咳为先。范永升初诊时用桂枝、细辛、独活、威灵仙、川芎等祛风散寒通络，同时用桔梗、炙百部等宣肺止咳。二诊时咳嗽减少故去炙百部，加防风、木瓜以加强祛风除湿，加首乌藤、淮小麦等安神。三诊时咳嗽已除，仍夜寐不安，故加丹参养血活血。四诊见胸闷、心悸，故加姜半夏、薤白通阳化痰为治。患者2年来不间断服用中药，范永升始终坚持扶正祛邪之治疗原则，审因随证治之。目前诸症控制稳定，复查胸部 CT 肺间质病变未见加重，获得了良好的治疗效果。

间质性肺疾病是类风湿关节炎患者除关节病变外最常见的并发症之一，在早期并无明显症状，随着时间推移逐渐出现肺纤维化，严重者可出现呼吸衰竭，威胁患者生命安全。范永升认为本病的病位主要在肺脾，正气虚弱是本病发生的根本原因，风寒湿热等病邪是疾病发生的外在因素，痰瘀为病理产物。本病的治疗原则为扶正祛邪。扶正主要从补脾益肺入手，即培土生金法，祛邪则根据风寒湿热以及痰瘀等的夹杂灵活运用祛风、散寒、除湿、清热、化痰以及通络等治法，同时要注重宣利肺气。

案例7：系统性红斑狼疮之热毒炽盛，湿热下注

患者朱某，女，38岁。

初诊时间：2021年8月2日。

主诉：面部红斑16年，下肢红斑伴疼痛5年，加重10天。

现病史：患者16年前无明显诱因出现面部红斑，伴有乏力、脱发、关节痛，无雷诺现象，无胸闷气急，曾在某市级医院就诊，查：ANA（抗核抗体）1：320，抗 ds-DNA 阳性，补体 C3、C4 下降，诊断为系统性红斑狼疮。予泼尼松片（具体用量不详）抗炎，联合羟氯喹片（0.2g，bid）及吗替麦考

酚酯胶囊（0.5g，bid）治疗。病情好转后泼尼松片逐渐减量到（5mg，qd）维持治疗。5年前右小腿皮肤出现红色斑块状皮疹，略凸出皮面，之后溃脓，于他院就诊，考虑下肢血管炎，予泼尼松片加量（具体剂量不详）后症状可好转。10天前右侧小腿再次出现红斑，遂前来就诊。

刻诊：右下肢皮肤红斑，局部红肿高出皮面，触之疼痛明显，皮温略高，伴有破溃，舌质红，苔薄黄腻，脉数。

西医诊断：系统性红斑狼疮。

中医诊断：阴阳毒（热毒炽盛，湿热下注）。

治法：清热解毒化湿，凉血消斑通络。

处方：犀角地黄汤、四妙勇安汤合四妙散加减。

赤芍15g，牡丹皮12g，生地黄10g，生当归10g，赤小豆10g，青蒿30g，金银花12g，玄参10g，土茯苓15g，炒苍术30g，川牛膝10g，黄柏9g，生甘草9g，蜜麸僵蚕9g。7剂，水煎服，日1剂，分2次服用。

二诊（2021年8月9日）：右下肢红斑较前消退，疼痛缓解，皮肤破溃处渗液较前减少，舌质红，苔薄腻，脉滑数。治同前法，加强祛湿之力。于上方去生地黄、炒苍术，加车前草15g、薏苡仁30g。14剂，煎服法同前。

三诊（2021年8月23日）：下肢红斑明显消退，皮肤破溃处仍有少量渗液，疼痛明显缓解，治宗前法，于上方加黄芪15g、皂角刺10g以增强益气排脓、消肿托毒之功，促进溃口愈合。7剂，煎服法同前。

四诊（2021年8月30日）：诸症稳定，下肢红斑明显消退，皮肤破溃处基本收口，疼痛明显缓解，续服上方以巩固疗效。

按：SLE的典型皮肤改变就是面部红斑，可呈蝶形，常为SLE发病时最早出现的症状之一，其病理本质为皮肤血管炎。本例患者初始发病就表现为面部红斑，伴有乏力、脱发、关节痛等症状，查：ANA 1：320，抗ds-DNA阳性，补体C3、C4下降，因此SLE的诊断是明确的，前期通过糖皮质激素联合免疫抑制剂治疗后好转。但之后其下肢出现红斑，这也体现了SLE血管炎呈系统性的特点，故本病归属中医"蝶疮流注"范畴，本身也体现了皮肤红斑的泛发性和流动性的特点，符合SLE血管炎的临床特征。该患者本次就诊是因下肢红斑再发，四诊合参，其属于"二型九证"辨治法中的热毒炽盛证，此次就诊时红斑部位在下肢，又是复发伴有破溃渗液，符合湿邪"趋下""缠绵"的病理特征，同时舌苔为腻苔，故兼有湿热下注证候特点。因主证为热毒炽盛证，故治疗以犀角地黄汤、四妙勇安汤合四妙散加减治疗为主。方中青蒿、金银花、玄参清热解毒；赤芍、牡丹皮、生地黄清热凉血消斑；炒苍术、川牛膝、黄柏取四妙之意，以清利下焦湿热之邪，同时加用土茯苓增强利湿之功，并与僵蚕相配，共奏通络止痛之效；生甘草以解毒调和。全方配伍精练，方证相应，故能起到良好的疗效。

案例 8：系统性红斑狼疮之热毒炽盛，风湿热痹

患者翁某，女，55 岁。

初诊时间：2022 年 4 月 2 日。

主诉：双手冻疮样皮疹 2 年，面部红斑伴关节疼痛半年。

现病史：患者 2 年前无明显诱因出现双手关节伸面冻疮样皮疹，不高出皮肤，压之不退色，当时未就诊；半年前出现面部红斑，双手关节疼痛，自诉有晨僵，但小于 20 分钟，伴有脱发，无发热，无雷诺现象等，查：抗核抗体（ANA）1∶320，抗 nRNP 阳性（++），抗 Sm 阳性（+++），抗 SSA 弱阳性，补体 C3、C4 下降，西药美卓乐片（20mg，qd）联合沙利度胺（50mg，qn）治疗 2 周，症状好转，但患者觉得面部红斑消退太慢，同时关节疼痛缓解不明显，遂求中医诊治。

刻诊：双侧面颊部可见红斑，双手关节伸面冻疮样皮疹，双手关节疼痛，轻压痛，舌质红，苔薄黄，脉数。

西医诊断：系统性红斑狼疮。

中医诊断：阴阳毒（热毒炽盛，风湿热痹）。

治法：清热凉血消斑，祛风化湿通络。

处方：犀角地黄汤合白虎加桂枝汤加减。

青蒿 30g，生地黄 10g，牡丹皮 9g，赤芍 12g，金银花 10g，凌霄花 10g，桂枝 9g，生知母 10g，生石膏 20g，薏苡仁 15g，桑枝 30g，乌梢蛇

9g，生甘草 9g。14 剂，水煎服，日 1 剂，分 2 次服用。

二诊（2022 年 4 月 16 日）：面部红斑及双手冻疮样皮疹较前减退，无晨僵，关节疼痛缓解，舌质红，苔薄，脉数。治同前法，略增清热之力。于上方去乌梢蛇，加忍冬藤 15g、玄参 9g。14 剂，煎服法同前。

三诊（2022 年 4 月 30 日）：面部红斑基本消退，双手冻疮样皮疹较前明显改善，无关节疼痛症状，美卓乐片已减至 12mg，qd，治宗前法，续服上方以巩固疗效。

按：面颊部红斑及冻疮样皮疹都是 SLE 典型的皮肤改变，本例患者以双手冻疮样皮疹为首发症状，因不痛不痒，对外观影响不大，故并未在意，直至 2 年以后出现面部红斑影响美观才引起患者的重视，并伴有关节疼痛症状的出现，查：ANA 1∶320，抗 nRNP 阳性（++），抗 Sm 阳性（+++），抗 SSA 弱阳性，补体 C3、C4 下降，符合 SLE 的诊断，所幸的是虽然病程已有 2 年，但没有累及内脏系统，所以治疗上只予中小剂量的激素联合沙利度胺治疗，因单纯运用西药治疗，故面部红斑消退较慢，患者诉求联合中医药治疗。该患者本次以面颊部红斑，双手关节伸面冻疮样皮疹，伴双手关节疼痛而来诊，四诊合参，其属于"二型九证"辨治法中的热毒炽盛证合风湿热痹证，故治疗以犀角地黄汤合白虎加桂枝汤加减治疗为主。方中青蒿、金银花清热解毒；赤芍、牡丹皮、生地黄、凌霄花清热凉血消斑；桂枝、生知母、石膏取白虎加桂枝汤之意，以祛风化湿，清热通络；薏苡仁、桑枝、乌梢蛇三药相合，以增强祛风通络除痹之功，其中乌梢蛇为虫类药，善于搜风通络，对于一些结缔组织病伴有关节症状的患者，范永升喜用乌梢蛇进行治疗；生甘草解毒调和。全方配伍精练，共奏清热凉血消斑、祛风通络止痛之功，标本同治而奏效。

SLE 患者，起初因只是皮疹而未引起重视，同时也未治疗，2 年以后继而出现面部红斑，因影响美观才引起患者重视，所幸的是并未累及内脏系统，可见 SLE 有时起病也比较隐匿，进展也比较慢，这也为治疗赢得了时机。本例患者属"二型九证"辨治法中的热毒炽盛证合风湿热痹证，故治疗以犀角地黄汤联合白虎加桂枝汤加减治疗为主，以犀角地黄汤去犀角加凌霄花清热凉血，以白虎汤加桂枝、桑枝、乌梢蛇清热通络，由于辨证精准，故取得较好的临床疗效。通过这则病案可以看出SLE临床表现"千人千面"的复杂性，其往往也不会以"二型九证"中的某一证候出现，而会其他证候相兼出现，在临床上不可不细辨。

案例9：系统性红斑狼疮之气血亏虚，热入营血

患者杨某，女，37岁。

初诊时间：2018年9月7日。

主诉：面部红斑、关节痛2年余，皮肤瘀点瘀斑3天。

现病史：患者2年前无明显诱因出现面部红斑，伴有关节疼痛，无晨僵，至杭州市三医院就诊，予住院治疗（具体检查结果不详），诊断为系统性红斑狼疮，予美卓乐（24mg，qd）抗炎免疫抑制治疗，羟氯喹片（0.1g，bid）免疫调节治疗，病情好转后出院，出院后病情一直稳定，并将美卓乐片减为（4mg，qd）长期维持治疗，半年前自行停用激素及羟氯喹片。3天前发现四肢及躯干皮肤散在瘀斑瘀点，刷牙时伴牙龈出血，遂来就诊，查血常规示血小板$17×10^9$/L。

刻诊：四肢躯干散在瘀斑瘀点，大便偏干，胃纳无殊，有疲劳感，舌质红，苔薄白，脉细数无力。

西医诊断：系统性红斑狼疮。

中医诊断：阴阳毒（气血亏虚，热入营血）。

治法：益气养血，清营凉血。

处方：当归补血汤合犀角地黄汤加减。

生黄芪30g，生当归10g，太子参10g，茯苓15g，麸炒白术12g，牡丹皮10g，赤芍12g，生地黄12g，生茜草10g，青蒿30g，炙甘草9g，仙鹤草20g，鸡血藤15g。14剂，水煎服，日1剂，分2次服用。同时西药予甲强龙针（40mg，qd），羟氯喹片（0.1g，bid）治疗。

二诊（2018年9月21日）：四肢躯干散在瘀斑瘀点较前消退，牙龈出血改善，乏力改善，复查血常规示血小板$38×10^9$/L。舌质红，苔薄，脉细数。

治同前法，融精血同源之意，于上方加黄精 10g、熟地黄 12g，太子参由 10g 加至 15g。14 剂，煎服法同前。

三诊（2018 年 10 月 5 日）：诸症均明显好转，四肢躯干散在瘀斑瘀点基本消退，刷牙时牙龈未再出血，乏力明显改善，复查血常规示血小板 57×10^9/L，甲强龙针已减至（30mg，qd），舌质红，苔薄，脉细数。治宗前法，续服上方以巩固疗效。

按：本例是以面部红斑与关节疼痛为首发表现的 SLE 患者，经激素联合羟氯喹片治疗后病情好转并持续稳定，一度将激素减为美卓乐片（4mg，qd）治疗。但半年前患者未按医嘱服药，而是自行将激素及羟氯喹片停用，导致疾病再发，再发后以血液系统受累为主，临床表现为皮肤紫癜，本次就诊以四肢及躯干皮肤散在瘀斑瘀点为主要表现，自诉刷牙时伴牙龈出血，四诊合参，其属于"二型九证"辨治法中的气血亏虚证，同时兼有热入营血的表现，故治疗以当归补血汤合犀角地黄汤加减治疗为主。方中生黄芪、生当归、太子参、鸡血藤、茯苓、麸炒白术补气生血；青蒿、赤芍、牡丹皮、生地黄清热凉血、祛瘀消斑；生茜草、仙鹤草凉血止血；炙甘草健脾益气、解毒调和。全方配伍精练，共奏益气养血、清营凉血之功，药证相应，故能起效。

这是一例初发以面部红斑和关节症状为主要表现的 SLE 患者，并无内脏及其他系统受累表现，故临床上治疗往往能获得比较好的预后。但患者后期忽视了本病的严重性和反复性，自行停用所有药物，导致本病复发。复发时症状较前重，出现血液系统受累，血小板明显减少，并出现血小板减少性紫癜，故治疗时首先是将激素重新用上，并较初发时剂量有所增加。再发时以血小板减少及四肢、躯干皮肤散在瘀斑瘀点为主症，属"二型九证"辨治法中的气血亏虚证，并伴有热入营血的表现。本证为虚实夹杂，总以气血亏虚为本，热毒之邪入营血为标，故范永升以当归补血汤合犀角地黄汤益气养血，清营凉血。通过这则病案可以看出，SLE 是一种慢性反复发作性自身免疫病，患者的服药必须在医生的指导下进行，不可自行盲目减停药物，以免引起狼疮的复发，同时临床上也要做好对患者的宣教工作。

案例 10：系统性红斑狼疮并间质性肺疾病之血虚寒凝，肺气失宣

患者詹某，女，50 岁。

初诊时间：2022 年 4 月 29 日。

主诉：反复双手遇冷发白发紫伴咳嗽 20 余年，加重 2 周。

现病史：20 年前患者无明显诱因出现咳嗽，伴发热气急，曾在外院住院治疗，查 ANA（抗核抗体）阳性，抗 Sm 抗体阳性，抗 SSA、SSB 抗体阳性，抗 nRNP 抗体阳性，补体 C3、C4 降低，肺部 CT 示两下肺间质性改变，当时考虑系统性红斑狼疮、间质性肺疾病，予甲强龙针（40mg，qd）抗感染治疗好转出院，出院后患者不规律用药。2 周前无明显诱因出现右手手指肿胀、遇冷发白发紫，伴麻木针刺感，无明显疼痛等，伴有掌指关节、腕关节活动受限，冷热刺激时疼痛明显。复查肺 CT 示两肺间质性炎症改变。

刻诊：右手遇冷发白发紫，掌指关节、腕关节活动受限，偶感胸闷，时有干咳，大便溏，胃纳无殊，略畏寒，舌质淡，苔薄白，脉沉细。

西医诊断：系统性红斑狼疮，间质性肺疾病。

中医诊断：阴阳毒（血虚寒凝，肺气失宣）。

治法：温阳散寒，养血通脉，宣肺止咳。

处方：当归四逆汤、黄芪桂枝五物汤合小青龙汤加减。

生当归 12g，生川芎 18g，鸡血藤 15g，细辛 3g，蜜麻黄 5g，黑顺片 6g（先煎），乌梅 12g，通草 9g，生桂枝 12g，炒白芍 15g，生甘草 9g，生黄芪 30g，干姜 9g，大枣 10g。14 剂，水煎服，日 1 剂，分 2 次服用。同时西药予美卓乐片（24mg，qd），羟氯喹片（0.1g，bid）治疗。

二诊（2022 年 5 月 13 日）：患者右手雷诺现象、关节疼痛较前好转，汗多，感麻木肿胀，掌指关节、腕关节活动较前有所好转，无皮损坏疽，胸闷咳嗽较前改善，胃纳可，大便日行 1 次，不溏。舌质淡，苔薄，脉沉。治法同前，方去乌梅，炒白芍加量至 30g、黄芪加量至 45g、细辛加量至 5g、麻黄加量至 9g 以增温通经络之力。14 剂，煎服法同前。

三诊（2022 年 5 月 27 日）：诸症均明显好转，雷诺现象发作频次较前明

显减少,美卓乐片已减至(20mg,qd),舌质淡,苔薄,脉沉。治宗前法,续服上方以巩固疗效。

按:本例是以双手遇冷发白发紫伴咳嗽为主要表现的 SLE 患者,查 ANA 阳性,抗 Sm 抗体阳性,抗 SSA、SSB 抗体阳性,抗 nRNP 抗体阳性,补体 C3、C4 降低,两下肺间质性改变。存在特异性抗体,同时 C3、C4 下降,因此,SLE 的诊断是成立的。患者病史长达 20 年,前期经激素等药物治疗后好转,但患者依从性不佳,长期不规律服药导致疾病再次活动。本次就诊以右手遇冷发白发紫,伴麻木针刺感,掌指关节、腕关节活动受限,偶感胸闷、干咳为主要表现,四诊合参,其属于血虚寒凝,同时兼有肺气不宣的表现,故以当归四逆汤、黄芪桂枝五物汤合小青龙汤加减治疗为主。方中黑顺片、细辛、生桂枝、干姜温经散寒通络;生黄芪、当归、生川芎、鸡血藤、通草益气养血、通络止痛;蜜麻黄、干姜、细辛等温肺化饮;蜜麻黄、乌梅一宣一散,宣肃肺气,止咳平喘;生甘草、大枣养血调和。全方配伍温通为主,共奏温阳通络、益气养血、宣肺止咳之功,配伍精当,方证相和,故能起效。

此例 SLE 患者病史长达 20 年,症状虽不是 SLE 最为典型的表现,但结合辅助检查,特异性抗体抗 Sm 抗体阳性、补体下降等,因此,SLE 的诊断是明确的。其间由于不规律服药,在春季疾病再发,出现雷诺现象、关节疼痛以及咳嗽的表现,证属血虚寒凝,肺气不宣。《素问·举痛论》云:"经脉流行不止,环周不休,寒气入经而稽迟,泣而不行,客于脉外则血少,客于脉中则气不通,故卒然而痛。"其病机为寒凝血瘀,不通则痛。其不能归到"二型九证"的范畴,这在一定程度上说明 SLE "千人千面",证候复杂多变。SLE 一些临床不常见的证候类型,范永升治疗起来往往也是得心应手,对于这例患者的证候表现,以当归四逆汤合黄芪桂枝五物汤加减治疗为主,其中当归四逆汤出自《伤寒论·辨厥阴病脉证并治》"手足厥寒,脉细欲绝者,当归四逆汤主之",而黄芪桂枝五物汤出自《金匮要略》,用于治疗血痹病,两方合用,益气温经通脉,正是合拍。同时加上小青龙汤加减温肺化饮、宣肺止咳,三方联合协同治疗后患者病情得到明显改善。

案例 11：干燥综合征并间质性肺疾病之气阴两虚，肺气失宣

患者周某，女，51 岁。

初诊时间：2014 年 8 月 22 日。

主诉：口干眼干伴干咳 10 年。

现病史：10 多年前患者无明显诱因出现口干眼干，伴干咳，吞咽干性食物需用水送服，每日需滴眼药水 3 次以上，多颗龋齿，在多家医院就诊，眼科检查提示干眼症，查 ANA（抗核抗体）阳性、抗 SSA 抗体阳性，唇腺活检示淋巴细胞浸润大于 2 灶，肺部 CT 检查示间质性肺疾病，诊断为干燥综合征、间质性肺疾病。治疗予美卓乐片（40mg，qd），羟氯喹片（0.1g，bid），乙酰半胱氨酸泡腾片（1 粒，bid）泡服。病情逐渐好转，美卓乐片减至目前（2.5mg，qd）。近日口干、眼干症状较前加重，干咳频次较前增加。复查肺 CT 示两肺间质性炎症改变，较前相仿。

刻诊：口干眼干，时有干咳，无痰，乏力，二便、胃纳无殊，睡眠欠佳，有潮热汗出，舌质暗红，苔薄白，脉细数。

西医诊断：干燥综合征，间质性肺疾病。

中医诊断：燥痹（气阴两虚，肺气失宣）。

治法：益气养阴，宣肺止咳。

处方：参麦饮合三拗汤加减。

青蒿 30g，麦冬 12g，太子参 12g，五味子 6g，枸杞子 15g，炙麻黄 5g，桔梗 9g，芦根 30g，炒白术 12g，姜半夏 9g，北秫米 30g，银柴胡 9g，稽豆衣 12g，夜交藤 30g，生甘草 10g。14 剂，水煎服，日 1 剂，分 2 次服用。美卓乐片（6mg，qd）。

二诊（2014 年 9 月 5 日）：患者口干眼干较前改善，干咳次数较前减少，睡眠较前好转，潮热出汗基本缓解，仍有乏力，舌质暗红，苔薄白，脉细数。前方有效，治法同前。上方去稽豆衣，太子参加量至 18g，加黄芪 15g 以增益气之功。14 剂，煎服法同前。

三诊（2014 年 9 月 19 日）：诸症均明显好转，口干眼干明显缓解，干咳

明显改善。美卓乐片减至（4mg，qd）。舌质暗红，苔薄白，脉细数。治宗前法，续服上方以巩固疗效，继续门诊随诊。

按： 本例是以口干眼干伴干咳为主要表现的干燥综合征患者，病史 10 年，继往查 ANA 阳性，抗 SSA 抗体阳性，唇腺活检 2 灶淋巴细胞浸润，肺 CT 示间质性炎症改变。因此，干燥综合征的诊断是明确的。因有肺脏受累，所以初始治疗时糖皮质激素给予了足量，并联合羟氯喹治疗。通过长期规范治疗，患者病情改善，一度美卓乐片减到（2.5mg，qd）。但在小剂量维持阶段，患者的症状开始反复，出现口干眼干、干咳症状加重，并伴有眠差、潮热、乏力等。本次就诊，四诊合参，其属于肺肾气阴两虚证，故范永升以参麦饮合三拗汤加减治疗为主。方中麦冬、太子参、五味子、枸杞子滋肾益肺、益气养阴；炙麻黄、桔梗、芦根宣肺止咳；青蒿、银柴胡、穞豆衣清虚热而止汗；炒白术健脾益肺，寓培土生金之意；半夏、秫米合而为《黄帝内经》之半夏秫米汤，具和胃化浊、安神之功，再加夜交藤以改善患者睡眠；生甘草调和诸药。全方配伍以滋肾益肺、益气养阴为核心，兼有宣肺清热安神之效，全方配伍主次有序，方证对应，故能起到比较好的疗效。

这是一例以口干眼干为主要表现的干燥综合征患者，口干眼干也是干燥综合征最常见的临床症状之一。肺脏是干燥综合征较为常见的受累器官，本例患者的干咳就是因间质性肺疾病引起的症状。由于有内脏受累，患者前期经过足量激素联合羟氯喹治疗后病情好转，后在小剂量维持期病情出现复发而慕名找到范永升就诊。就诊时以口干眼干、时有干咳、睡眠欠佳、有潮热汗出、舌质暗红、苔薄白、脉细数为主要表现，证属肺肾气阴两虚证，气阴不足是干燥综合征的常见证型，范永升以参麦饮合三拗汤加减治疗，其中三拗汤经常用于结缔组织病合并间质性肺疾病以宣利肺气。同时范永升根据临床实际，兼以清虚热而止汗、和胃安神治疗次症，通过如此周详的辨证施治，获得了满意的疗效。

案例 12：干燥综合征并周围神经病之肝郁阴虚动风

患者孙某，女，64 岁。

初诊时间：2019 年 12 月 27 日。

主诉：口干眼干伴口角抽动 7 年。

现病史：患者 7 年前无明显诱因出现口干、眼干，眼部异物感，畏光，并伴有口角不自主抽动，曾先后在多家医院就诊，眼科明确有干眼症，余无明显异常发现。5 年前曾在某省级医院查 ANA（抗核抗体）阳性，抗 SSA 抗体阳性，唾液腺 ECT 提示腮腺、颌下腺泌锝功能降低，头颅 MRI 提示无明显异常，肺部 CT 示两肺弥漫云雾状改变，考虑间质性肺疾病，自诉无明显咳嗽咳痰，无胸闷气急，诊断为干燥综合征、间质性肺疾病，予美卓乐片、羟氯喹片及中药等治疗后好转。之后美卓乐片逐渐减为（4mg，qd），羟氯喹片（0.1g，bid）。目前仍感口干眼干，口角不自主抽动，无明显咳嗽咳痰，复查肺部 CT 提示间质性肺疾病较前好转。

刻诊：口干眼干，口角不自主抽动，胁肋不舒，易生气，偶感手足心热，舌质暗红，苔薄白，脉弦细数。

西医诊断：干燥综合征，周围神经病，间质性肺疾病。

中医诊断：燥痹（肝郁阴虚动风）。

治法：滋阴疏肝，平息内风。

处方：一贯煎合牵正散加减。

麦冬 15g，生地黄 12g，枸杞子 12g，生当归 10g，炒川楝子 10g，制关白附 3g，蜜麸僵蚕 9g，全蝎 3g，麸白芍 20g，钩藤 12g，木瓜 10g，炙甘草 9g，桔梗 5g，芦根 20g。14 剂，水煎服，日 1 剂，分 2 次服用。

二诊（2020 年 1 月 10 日）：患者口干眼干较前改善，口角仍有抽动，但自诉抽动幅度较前减轻，舌质暗红，苔薄白，脉弦细数。患者服用前药取得一定疗效，治宗前法，并于上方去桔梗，麸白芍加量至 30g。14 剂，煎服法同前。

三诊（2020 年 1 月 24 日）：诸症均明显好转，口干眼干明显缓解，口角抽动幅度与频次均较前减少，胁肋部不舒及手足心热症状明显改善，舌质暗红，苔薄白，脉弦细。患者服本方有效，治宗前法，续服上方以巩固疗效。

按：本例是以口干眼干伴口角抽动为主要表现的干燥综合征患者，病史7年，继往查ANA阳性，抗SSA抗体阳性，唾液腺ECT提示腮腺、颌下腺泌锝功能降低，眼科提示干眼症，肺CT示间质性肺疾病，但患者无明显胸闷、咳嗽、气急症状。因有肺脏受累，所以治疗时便以美卓乐片联合羟氯喹治疗。通过规范治疗用药病情改善，美卓乐片减到（4mg，qd）。病情虽缓解，但患者仍有口干眼干症状，口角抽动无明显改善等。本次就诊，四诊合参，其属于肝郁阴虚动风，故范永升以一贯煎合牵正散加减治疗为主。方中麦冬、生地黄、枸杞子、生当归、木瓜、麸白芍、炒川楝子滋阴养肝、柔肝疏肝；钩藤、制关白附、蜜麸僵蚕、全蝎平肝息风止痉；桔梗、芦根为肺间质改变而设，具有宣肺生津之功；炙甘草解毒调和。全方配伍共奏滋阴疏肝、平息内风之功。

干燥综合征的主要临床表现为口干眼干，本例患者除口干眼干外，兼有不自主的口角抽动，头颅MRI提示无明显异常，因此不考虑为中枢神经系统所引发的症状。结合患者的胁肋不舒，易生气，偶感手足心热，舌质暗红，苔薄白，脉弦细数等脉证情况，辨为肝郁阴虚动风，故范永升以一贯煎合牵正散滋阴疏肝、平息内风治疗为主，方证相应，故能起效。范永升在临床上常应用一贯煎加减治疗干燥综合征，他认为：其一，燥者宜润，一贯煎中北沙参、麦冬、枸杞等均为甘凉平润之品，特别适合干燥综合征患者服用；其二，干燥综合征患者多有肝郁表现。一贯煎功在滋阴疏肝，可治疗肝肾阴虚伴肝气郁滞证。方中生地黄滋阴养血、补益肝肾为君，内寓滋水涵木之意。当归养血活血，枸杞滋养肝肾之阴，并能明目；北沙参、麦冬滋养肺胃，养阴生津。佐以少量川楝子疏肝泄热、理气止痛，复其条达之性。本方的特点在于补肝与疏肝相结合，以补为主，使肝体得养，而无滋阴碍胃壅遏气机之虞，且无伤阴血之弊，故范永升常以此方加减运用于干燥综合征的患者。

【参考文献】

［1］孙聪，范永升.范永升教授祛湿通络法论治类风湿关节炎经验［J］.中华灾害救援医学，2020，8（4）：225-227.

［2］陈晓迪 . 范永升教授治疗类风湿关节炎学术经验［J］. 浙江中医药大学学报，2011，35（2）：287-288.

［3］王新昌 . 浙江中医临床名家·范永升［M］. 北京：科学出版社，2019：45-56.

［4］包洁，李思敏，汪琴静，等 . 中医药治疗类风湿关节炎用药规律的文献研究［J］. 中国中医急症，2014，24（8）：1447-1450.

［5］陈雷鸣，包洁，谢志军，等 . 运用虫类药治疗类风湿关节炎的用药规律研究［J］. 中华中医药学刊，2014，32（3）：593-595.

商宪敏

一、医家简介

商宪敏，女，1940年生，北京中医药大学东直门医院教授、主任医师、享受国务院政府特殊津贴专家、第三批全国老中医药专家学术经验继承工作指导老师、首都国医名师、北京中医药大学著名中医药专家学术经验继承博士后导师。从医近60年，为中医风湿病、肾病学的先行者和耕耘者之一。曾任北京中医药大学东直门医院大内科主任，擅长风湿病、肾病、老年病及疑难杂症的诊治，尤其对类风湿关节炎、干燥综合征、强直性脊柱炎、痛风、骨性关节病、慢性肾衰竭等疗效显著。

1991～1993年作为北京中医药大学中医专家副领队赴德国工作，创办欧洲第一所中医院——魁茨汀中医院，以显著的疗效获得国外医患赞誉，患者慕名求医，在当地以至欧洲影响深远，为中医走向世界做出贡献。

商宪敏培养了众多的本科生、研究生、进修生、留学生、学术传承人、传承博士后等各层次的中医人才，为中医的发展传承做出了贡献。2012年国家中医药管理局确立了商宪敏全国名老中医药专家传承工作室建设项目，工作室获"岐黄中医药基金"传承发展奖，商宪敏获优秀指导老师奖。

商宪敏注重科研，曾获国家中医药管理局科技进步奖。撰写论文数十篇、著作多部，主编的英文版 *CLINICAL EXPERIENCES*（《中医临床经验》），曾在美国被选为中医院校教材。

二、学术观点

（一）"三辨两对法"治疗类风湿关节炎

类风湿关节炎（rheumatoid arthritis，RA）是一种慢性炎症性自身免疫性疾病，以对称性地累及外周关节造成持续性滑膜炎为特征，临床主要表现为关节疼痛、肿胀、僵直和变形，可导致关节软骨破坏和骨质侵蚀，最终影响关节的完整性，严重的可致残疾，导致功能丧失。商宪敏自20世纪70年代投身于风湿病的研究，坚持以中西医结合的视角认识疾病，治疗上充分发挥中医优势，重视现代中药药理学研究，临证勤于思辨，遣方用药精巧灵活，并形成了自身独特的诊疗思路，创新性地提出了以"三辨两对"的治疗思路为立法基础，临床疗效颇佳，可明显改善患者的生活质量，深受广大患者的认可与信任。现将商宪敏治疗风湿免疫病的经验整理如下。

类风湿关节炎是一种常见的自身免疫性疾病。其突出的临床表现为反复发作的对称性的多发性小关节炎，手、腕、足等关节最常受累。类风湿关节炎主要的病理改变是滑膜炎，正常状况下，关节腔内面有一层滑膜，分泌关节滑液以润滑和保护关节。病理状态下，滑膜发生炎症反应，关节因炎症细胞的聚积而有红、肿、热、痛的现象。这种炎症反应严重时可侵犯整个关节，破坏软骨甚至骨骼。若缺乏恰当的治疗，关节将变形、僵直甚至活动受限而致残。作为一种自身免疫性疾病，类风湿关节炎不仅仅累及关节滑膜，还是累及浆膜、心、肺及眼等结缔组织的广泛性炎症性疾病。因此，患者除了以上关节炎表现外，还会出现其他全身性表现，如身体发热、疲乏无力、体重减轻、心包炎、胸膜炎、皮下结节、眼病、周围神经病变等多脏器多部位的受损。类风湿关节炎的临床表现随发作方式、受累部位、病变程度和进展速度的不同而有其复杂性。发病早期有低热、倦怠、全身肌肉酸痛、纳呆、消瘦、贫血等前驱症状。几周或几个月后出现关节疼痛、肿胀和晨僵。随后，受累关节肿大日渐显著，皮肤红、热、疼痛加重。通常受累关节呈对称性、多发性，少则1～2个，多则30～40个，关节痛常因天气变化、劳累或者机体其他部位的感染及炎症诱发加重。由于目前对该病尚不能根治，故治疗目的以减轻消除病痛、稳定病情、延缓进展、减少致残为主，即西医所谓临床缓解的达标治疗，尽量减少、减轻症状，若反复发作则成迁延难愈之症。

历经多年临床实践，商宪敏总结出"三辨两对"法论治类风湿关节炎、干燥综合征等风湿免疫病，取得较好的疗效。

1. 辨证论治

（1）八纲辨证

商宪敏治疗风湿免疫病提倡八纲辨证为主，脏腑辨证为辅。八纲辨证首先明虚实、辨寒热，辨明有无正虚、虚在何处、影响何脏；辨明有无邪扰、其邪为何、由何而来，同时结合病性、局部症状、特点，辨清感邪之别，邪之多少，邪入深浅及邪之从化，并结合疾病特点、疾病分期，灵活选方用药。

（2）病因辨证

商宪敏早年间曾提出"治痹十法"，发表于《北京中医药大学学报》，多年后增补为"治痹十二法"。商宪敏认为痹证是人之气血为病邪阻闭而引起的疾病，以人体肌表经络遭受外邪侵袭后，使气血运行不畅而致肢体、关节、肌肉、筋骨等处的疼痛、酸楚、重着、麻木和关节肿大、屈伸不利为特点。痹证按病因分为风痹、寒痹、湿痹和热痹，按病症特点分为行痹、痛痹和着痹。感受外邪以风邪为主的是行痹，以寒邪为主的是痛痹，以湿邪为主的是着痹。因是风寒湿三气杂而成痹，故三者很难截然分开。由于患者体质、性别、年龄、居住环境、气候及地域、季节等条件多种多样，感受外邪各异，且邪之偏盛不一，商宪敏总结了类风湿关节炎致病与正邪的关系，并在此基础上，将对因治疗总结为"治痹十二法"。

（3）分型辨证

中医"尪痹"病名最早由焦树德于20世纪80年代初提出，指具有关节变形肿大、僵硬、筋缩肉卷、难以屈伸、骨质受损症状的痹证（病）。目前，"尪痹"作为中医内科的独立病名，已经被广大中医界学者接受和认可。焦树德认为类风湿关节炎属尪痹，病因以肾虚寒盛为主，故提出补肾祛寒是治疗类风湿关节炎的主要法则，再结合散风、清热、化湿、活血、壮筋骨、利关节等法，以标本兼顾。近半个世纪来，随着国家经济发展、科技进步、医疗水平的快速提高，我国国民生活日渐富裕，生活方式变化，饮食结构改变等诸多因素的变迁，加之生态环境改变、全球气候变暖等自然环境的改变，促使人体感受外邪之后所产生的病理生理学改变也随之而变。简而言之，外感寒邪的概率减少，感受寒的程度变轻了，相对，受风热湿邪的侵袭伤害增多了。同时，人之正气在整体上增强了，但饮食所伤在逐日上升，所以类风湿关节炎的内因也在变化，不仅是肾虚，脾亦虚。商宪敏在学习、传承焦树德治痹经验基础上总结自己的认识和经验，将类风湿关节炎按六型辨证论治，即风寒湿痹、风湿热痹、寒热错杂、痰瘀凝滞、肝肾亏虚及脾肾两虚型。

①风寒湿痹型

症状：此型多见于亚急性及慢性期。患者关节肌肉疼痛、肿胀、僵硬，着凉受寒或阴雨天加重，得温遇暖或活动以后减轻。其风邪盛者，以游走窜痛为著；寒邪盛者，疼痛明显，遇寒尤甚；湿邪盛者，肿胀重着突出，痛处不移。舌体可胖大，舌质淡红，舌苔薄白、白滑或白腻，脉象弦紧或弦滑。

治法：祛风散寒，除湿通络。

方药：麻黄附子细辛汤合桂枝汤加减。药用麻黄、附子、细辛、桂枝、赤芍、甘草、威灵仙、防风、透骨草等。

本型首先应辨清致痹之风、寒、湿三邪孰多孰少，孰轻孰重。其风盛者加徐长卿、青风藤，并辅以活血通络之品，以利疏散外风，此乃"治风先治血，血行风自灭"。寒盛者加肉桂、淫羊藿。痛甚时调整附子等药物，大剂量时容易中毒，应根据患者体质、机体状态，季节变化及环境条件选用适当剂量。如阳虚气弱者，用量可稍大，而阴虚血亏者，用量宜小，严寒季节，用量可稍大，药量在10g以上时，需要先煎30～60分钟，或与蜜，或与甘草配伍同煎，以缓解药物毒性。湿盛者，加薏苡仁、萆薢、苍术，并可配伍健脾药，意在"脾运湿邪自去"。

②风湿热痹型

症状：此型多见于急性期及近期复发者。关节肌肉红肿、胀痛，局部灼热，肢体屈伸不利，得冷则舒，遇热加重，常伴发热、烦闷口渴、小便黄赤、大便秘结。舌质红，舌苔黄、黄腻，脉象滑数或浮数。

治法：清热散风，利湿通络。

方药：白虎汤合宣痹汤加减。药用生石膏、知母、汉防己、连翘、薏苡仁、晚蚕沙、秦艽、豨莶草等。

本型多由热邪或风热、风湿热邪致痹，应首辨热邪之轻重，邪入之深浅。其邪热在表者，每伴发热恶风、头痛、咳嗽、咽痛、口渴等风热表证，宜加蝉蜕、忍冬藤以清热宣透；邪热在气分者，发热、汗出、心烦、口渴欲饮、舌质红，宜重用生石膏，加山栀、虎杖、玄参；湿热壅盛，毒邪入血者，关节肌肉红肿热痛尤剧，常有壮热、口渴、烦躁、舌质红绛，宜加青蒿透邪清热化湿；加水牛角、生地黄、牡丹皮清热凉血。

③寒热错杂型

症状：此型多见于亚急性或慢性活动期患者，病程较长，病情长期不能缓解及慢性期病情反复。关节肌肉肿痛，病灶局部或有灼痛，常常畏寒怕冷，但加衣被后又觉怕热；时有身热，手足心热，而全身热象并不明显，肢体裸露片刻又感怕冷。舌质或红或淡，舌苔或白或黄白相兼，脉象弦滑略数或沉细滑略数。

治法：祛寒清热，散风除湿，通经活络。

方药：桂枝芍药知母汤加减。药用桂枝、芍药、知母、生石膏、附子、防风、威灵仙、甘草等。

本型患者多属本虚标实、本寒标热或由风寒湿痹化热而成，临证应仔细审辨虚实、寒热之主次、轻重及病机转化。其寒盛者加淫羊藿、细辛、桂枝；热盛者加连翘、秦艽、汉防己；气虚者加黄芪、白术；阴虚者加熟地黄、玄参、女贞子。

④痰瘀凝滞型

症状：此型多见于慢性中、晚期或伴急性复发患者。关节肌肉肿痛反复发作，呈刺痛、重着、麻木，痛剧而固定不移，关节僵硬、变形，活动受限，病变关节皮色暗滞，关节周围或肢体伸侧出现皮下结节，或见关节周围囊肿或关节肿大畸形而成瘰块。舌体多胖大，舌质紫暗，有瘀点瘀斑，舌苔薄白或白或白腻，脉象沉细涩或沉弦滑。

治法：活血祛瘀，化痰通络。

方药：身痛逐瘀汤合二陈汤加减。药用秦艽、川芎、牛膝、红花、鸡血藤、香附、茯苓、半夏、陈皮、威灵仙、白僵蚕等。

本型患者有偏寒、偏热之分，偏寒者加白芥子、白附子、制南星、姜黄；偏热者加胆南星、贝母、地龙。若以关节肿胀、畸形为主要表现，瘀血阻滞之征明显者，酌加桃仁、赤芍、乳香、没药等品以增强活血祛瘀之功；有四肢关节结节者，酌加白芥子、玄参、浙贝母、牡蛎等品软坚散结。

⑤肝肾亏虚型

症状：此型多见于缓解期患者，病情呈缓慢进展或静止，相对处于稳定状态。关节肌肉肿胀、僵硬减轻或消除，疼痛显著减轻，关节活动受限好转。但因病程日久，关节畸形，筋脉拘急，肢体屈伸不利，形体消瘦，腰膝酸软，潮热盗汗，或伴低热，或畏寒喜暖，过劳、遇寒则加重，男子阳痿、遗精，女子经少、闭经。舌质淡红或红，舌苔薄白而润，或薄黄少津，脉象沉尺弱，或沉细数。

治法：补益肝肾，强壮筋骨，佐以祛风散寒，除湿通络。

方药：右归丸合独活寄生汤加减。药用地黄、芍药、枸杞子、杜仲、牛膝、桑寄生、秦艽、细辛、骨碎补、威灵仙等。

本型患者有偏阴虚、偏阳虚之别。偏肝肾阴虚者，加女贞子、山茱萸；偏肾阳虚者，加附子、肉桂、巴戟天。

⑥脾肾两虚型

症状：此型多见于缓解期患者，病情虽相对稳定，但易复发。关节肌肉肿痛、僵硬渐轻或消除，由于久病缠绵，关节变形，肢体功能障碍而致肌肉失用、萎缩，形体消瘦，腰膝酸软，神疲乏力，面色无华，畏寒肢冷，纳少脘闷，腹胀便溏，常易感冒。舌体胖大，舌质淡暗，舌苔白或水滑，脉象沉滑尺弱或沉弱无力。

治法：补脾益肾，强身壮骨，佐以散风祛湿，温经通络。

方药：十全大补汤合薏苡仁汤加减。药用黄芪、白术、薏苡仁、桑寄生、女贞子、地黄、当归、川芎、麻黄、桂枝、芍药、甘草、防风、附子等。

本型脾虚甚者，加党参、山药、扁豆；肾虚甚者，加菟丝子、补骨脂、淫羊藿；肌肉萎缩者，重用黄芪、白术；脘腹胀闷明显者，加九香虫、乌药、晚蚕沙。

以上六型，可单独出现，亦可 2～3 个并发出现，其中前 3 个证型，以祛邪治标为主，后 2 个证型，以扶正治本为要，痰瘀凝滞型每见于疾病转归中，无论治标治本均宜兼顾治痰治瘀。在辨证施治中，要有主有从，抓住重点，有机配合，灵活运用。

2. 辨病论治

疾病是在病因作用和正虚邪实的条件下，出现的具有一定发展规律的正邪交争、阴阳失调的全部演变过程，具体表现为若干特定症状和各阶段相适应的证候。疾病这一概念反映的是某一种疾病的全过程的总体属性、特征和规律。在西医学体系中，风湿免疫病也是一个非常年轻的学科，很多的难治性、非典型性 RA 随着近些年分子生物学等蓬勃发展起来，走入人们的视野。RA 有了世界公认或国内公认的诊断标准，西医学对 RA 的认识是建立在机体各脏器形态与功能及实验研究的基础上的，因此对于辨明疾病的病理组织变化、生理功能紊乱及相应的生化或分子水平的改变基础比中医更为明确。且西医与自然科学紧密联系，不断吸取飞速发展的先进技术与设备作为辅助诊疗手段，对病灶的研究已深达精确的分子、量子水平，西医学对疾病的命名从病因、解剖、病理、功能几个方面入手，其命名与分类更加完善，从另一个角度深化了对疾病的认识，如对 RA 与骨关节病的认识不仅限于痹证的范畴，从疾病的发病早期认识到了其本质的不同，达到了早期诊断的目的。故商宪敏对于辨病论治的认识并不仅仅局限于中医学的病，也将西医学的病划入其范畴之内。通过运用中医理论的分析，我们同样可以归纳 RA 在中医学范畴之内的基本病机。无论是辨中医的病还是西医的病，都是以指导治疗原则和选方用药为目的，我们在临床的诊治过程中，可以将两者结合起来，以求增效减毒，使疗效达到最佳，因此辨病用药是中西医相互补充的一个融合点。

（1）急性期

RA 活动期以关节的急性炎症表现为主，晨僵、疼痛肿胀即功能障碍显著，伴随全身症状如发热、血沉增快、C反应蛋白及类风湿因子滴度升高。西医学认为，多种病原体侵入机体，可导致体内一系列病理改变，破坏内环境的自稳性，出现机体免疫功能异常，产生自身免疫反应，其峻烈的侵蚀性、破坏性及致病迅猛程度，与毒邪伤人特征相似。类风湿关节炎急性期以热证居多，热毒邪盛痹阻经络，可见发热、关节红肿热痛或关节不红，触之局部灼热，此时若仅以祛风除湿之药治疗，往往效罔。因此，急性期以重用清热解毒为主，或稍佐扶正药，效果颇佳。商宪敏喜用土茯苓、金银花、连翘、野菊花、白花蛇舌草、忍冬藤等清热解毒。

（2）稳定期

关节炎症不明显，疾病处于相对静止状态。除有外邪余毒未清，或复感外邪侵袭体弱者，多数患者机体气血运行不畅，常与痰瘀相关。气不行津则聚津成湿，湿聚成痰；阳气虚则无以温化，聚湿成痰；热邪灼阴，炼液成痰，痰停血滞，痰瘀互结，阻滞关节经络而关节肿胀、疼痛、皮下结节、活动不利等。本期患者往往出现正气不足，阴虚津伤表现，如脾气虚可见神疲乏力，纳少，迟消，便溏泄泻，肢体沉重麻木；肝肾阴虚可见腰膝酸软，头晕耳鸣，筋脉挛急；肺胃津伤可见口咽干燥，午后潮热，大便干结。

本期治宜标本兼顾，标本同治。急则治标，缓则治本。治标者继续祛邪，以祛除余毒、湿热、痰湿为主，常用药：薏苡仁、青蒿、秦艽、青风藤、防风、防己、生地黄、玄参等；治本者适度补益，固本培元，多以益气养阴为主，常用药：黄芪、白术、女贞子、白芍、石斛、麦冬、百合。

（3）病至晚期

由于类风湿关节炎缠绵难愈，长期的病痛折磨，患者正气伐损，不仅倦怠懒言、腰酸肢软加重、关节肢体变形、关节功能受损，且多有关节外损害，如胸闷痛、心包炎、肺部结节、间质性肺炎、肺间质纤维化、肾脏淀粉样变、周围神经病变等。中医治疗应以扶正固本为主，兼顾祛邪治标。治本以补肾健脾为主，治标当依辨证或通阳行气，或化痰散结，或活血化瘀。

常用补肾强骨药：熟地黄、女贞子、枸杞子、山萸肉、骨碎补、补骨脂、桑寄生、狗脊、续断、淫羊藿、附子、肉桂等。常用健脾益气药：黄芪、白术、红芪、红景天、山药、甘草等。

（4）病证关系

病即指疾病，疾病是各种原因（如外界环境改变和/或机体体内环境紊乱）引起躯体某器官或某系统发生功能性或器质性病变，而致患者出现各种不同的症状及相应的体征。任何疾病都具有自身的发生、发展及预后的规律。

证即指证候，证候是疾病在发生发展过程中某一阶段的症状及体征，是疾病病因、病位、病性及正邪双方力量对比等方面的病理概况。辨证论治是将临床表现归结为证（证候）进行诊治，是与中药治疗横向联系，辨病论治是将临床表现归结为病（疾病）进行诊治，是与中药治疗纵向联系。我们将辨证的横向思维与辨病的纵向思维联系结合，互通互用，即按中医辨证的横向思维又结合中药的现代药理学研究，促使两者融合，互相取长补短，增效减毒，则可进一步提高药效。

例如痰湿阻滞关节经络，不通则痛者，患者往往出现脾气亏虚、胃阴不足的相关症状，急则治其标，缓则治其本。故治疗目的应关注为祛除痰饮，改善津液代谢，标本同治。痰湿阻络及气与津液的亏虚，均能引起血液运行的障碍，导致血液在体内某些部位停积而成血滞血瘀或痰瘀互结。因此，在治疗中运行津液与活血化瘀同等重要。影响津液正常代谢的原因有二：其一为阳气虚弱，无以温化，聚湿成痰，其二是热邪灼伤阴液，炼液成痰。若是阳虚，则当补阳化湿、通络止痛；若是阴虚，则选清热利湿之品配合养阴药物，使利湿而不伤阴。

3. 辨体质治疗

患者个体体质强弱与特点在发病上往往占有决定性地位。体质特性与遗传基因相关，体质对祛邪与扶正及巩固与预防的治疗均有影响。体质，即体与质，体，身体、形体；质，性质、本质、质地。体质是由先天遗传和后天获得所决定的，是个体在形态结构和功能活动相对稳定的特征，其与心理性格具有相关性。体质的形成受先天、年龄、性别、自然环境、社会人文、精神状态、起居饮食及疾病等诸多因素影响。人体体质不同，在生理状态下对外界刺激的反应和适应上就有差异。在疾病的发病过程中对某些致病因子的易感性和疾病的发展变化的倾向性亦有差别，所以辨体质有助于分析疾病的发生和演变，为诊治疾病提供依据，也为疾病的巩固与预防提供信息。患者个体体质强弱及特点在发病上占有重要地位，有时甚至是决定性地位。

体质分类尚未统一，有五行分类、三阴三阳分类、正邪分类及现代体质九分法等，复杂而繁多，但总不离正与邪。简言之可分为正常体质与异常体质两大类，异常体质可按邪正盛衰分为虚性、实性及复合性体质。虚性体质常见气虚、血虚、阴虚及阳虚体质；实性体质常见阴寒、阳热、痰湿、瘀血及气郁体质；复合体质，指兼具上述两种以上不正常体质的类型，如气虚与痰湿体质混见，阳虚与阴寒体质混见。

商宪敏在辨体质中，发现类风湿关节炎患者多属气虚、阳虚及痰湿体质，尤其是脾肾气虚、脾肾阳虚者多，其与实性体质中痰湿体质密切相关。脾肾气虚、阳虚是类风湿关节炎患者患病的易感因素，是其内因，又是影响肺气虚，卫外不固，易感外邪的相关病因，所以补肾健脾法在类风湿关节炎治疗中占有不可缺失的重要地位。尤其对后期巩固和预防复发。

肾为先天之本，藏精、生髓、主骨、主水，肾为作强之官，肝肾同源，共养筋骨，肾虚则髓少骨空，筋骨失养；脾为后天之本，主运化，主肌肉，主四肢，脾虚神疲形瘦，水湿痰浊内生；生理上先后天相互资生，相互促进，病理上亦常相互影响，脾之运化靠肾之先天生后天，后天养先天。如何补益脾肾，历代医家各有阐述，赵献可"补脾不若补肾"，李东垣"补肾不若补脾"。商宪敏在临床上健脾补肾，益气固表，多从脾治；补肾壮骨，温阳蠲痹，多从肾治。

《说文解字》中"痹，湿病也"，指出痹证的发生是由于湿邪为患，留窜骨节经络，闭阻气血，而致关节肿胀疼痛。湿邪又有内外之分，外湿存在于自然界之中，感天地之湿而发。脾脏喜燥恶湿，外感湿邪则易伤阳气，脾受湿困而脾阳不振。脾胃升降失衡，运化失司，无力布散水谷精微，使人气血经脉凝滞，水湿内盛，内郁生痰，引动内湿而发为痹痛。内生的湿浊是由于脾的运化功能和输布功能渐退或障碍导致人体内津液的异常停留。《素问·经脉别论》言"饮入于胃，游溢精气，上输于脾，脾气散精，上归于肺，通调水道……"，《素问·至真要大论》曰"诸湿肿满，皆属于脾"，这都是强调脾在水液代谢中的重要作用，若素体脾阳不振，或恣食生冷，过食肥甘，内伤脾胃，使其纳运失衡，津液输布代谢失常，致水液不化，痰湿内停而发病。RA的发病与痰湿体质密切相关，历代医家多认为痹证的发病以外感湿邪为主，忽视了内生痰湿，商宪敏认为内湿的产生是加重脾胃虚损的病理基础，导致湿邪停积，阻滞气血，痹阻筋脉而疼痛，脾虚内生痰湿是RA的重要内因之一。因此，治疗中若单用祛风湿药难以深入病所根治，应善用健脾祛痰化湿之药。商宪敏在治疗此类患者时，善用陈皮、半夏、薏苡仁、茯苓、白芥子、僵蚕等，并将陈皮与半夏、薏苡仁与茯苓作为痰湿型RA的核心药对。

4. 对症治疗

症即指症状，是指疾病过程中机体内一系列功能、代谢和形态结构异常变化所引起患者主观上的异常感觉或某些客观病态改变，如疼痛、咳嗽、水肿、体重改变、排便排尿异常等；广义的症状也包括一些体征，如血压、心脏杂音、肝大等。对症即是针对疾病在某时期某证候或某个特殊时段突出的病症所进行的一种针对症状的治疗。

如患者关节痛局部辨证配伍用药。根据感邪不同的偏盛情况随症加减：如风盛者加防风、徐长卿；寒盛者加附子、川乌、细辛；湿盛者加薏苡仁、萆薢、土茯苓。根据部位不同加减：痛在肩部、肘部等上肢关节者加羌活、片姜黄、川芎等；痛在膝关节、踝关节及下肢者加独活、防己、牛膝等；痛在腰背部者加骨碎补、桑寄生、川续断等；关节屈伸不利者加木瓜、伸筋草等；关节变形者加土鳖虫、僵蚕、地龙、白芥子等。长期用药，需顾护脾胃，处方中经常选用健脾益气之品，如山药、白术、扁豆、茯苓、薏苡仁；消食开胃之品如焦三仙、鸡内金；未病先防和胃之品如百合、甘草、生谷芽、生麦芽、神曲等。

类风湿关节炎临证时，商宪敏一般主要是从疼痛、皮下结节、睡眠及情志等几个方面进行全面调整。

（1）疼痛

就类风湿关节炎的治疗而言，医生和患者最常关注的症状就是关节疼痛。由于关节疼痛的特点、部位、时间、程度等不同均可影响临床辨证、辨病，治法、选方、用药有别，商宪敏主张临证根据病因、病性分类择药治疗。

①寒性疼痛：关节肌肉皮肤疼痛剧烈，痛处固定，局部冷而不温，得温痛减，遇寒痛增，或夜间痛甚，常伴四肢拘急，屈伸不利。用药多选川乌、草乌、细辛、徐长卿、威灵仙。其中制川乌、制草乌均有较好的温散定痛作用，但川乌药效缓而持久，草乌药效速尔短暂，故两者并用，可达速效且持久止痛作用。且药物多需搭配使用，桂枝的通络疏邪；麻黄、乌头、附子的通经止痛。痛者寒气多，药取辛温亦最合拍，无论风寒湿热，新病久病，均可相宜而用，但须了解治痹不能专于走散，故佐以白术、芍药、甘草等。走中寓守，散中有敛，最合治痹法度。至于羌活、防风、威灵仙等药，祛风胜湿，似很理想，并不可多用。

②热性疼痛：关节肌肉皮肤疼痛较重，甚者剧烈，局部红热灼痛或触之痛，常伴痛处肿胀。治疗选药：制马钱子、汉防己、秦艽、穿山龙、地龙。其中马钱子，又名番木鳖，本品味苦，性寒，有大毒。功效软坚散结，消肿，通络止痛。用于风湿痹痛有较强的镇痛作用。口服本药必须炮制并严格掌握使用方法及剂量，其炮制方法有油炸法、沙炒法及机制法、煎汤法，炮制后方可研末入丸、散制剂或冲服。门诊处方需明确为制马钱子粉，分两次冲服，初次剂量宜小，粉剂冲服不宜超过0.3g，多次使用后可逐渐增量，但切忌大剂量使用。一般用量制马钱子粉每日0.6g，分两次冲服。

③痰湿疼痛：关节肌肉皮肤肿胀疼痛，痛处固定沉重，缠绵难愈，肢节挛急，屈伸不利，或可触及皮下结节。治疗多用制南星、僵蚕、地龙、木瓜。

④血瘀疼痛：关节肌肉皮肤刺痛，痛处不移，夜间痛剧，痛处可见皮色紫黯，肌肤甲错，或可触及皮下结节。治疗多选用姜黄、赤芍、丹参、延胡索、川芎、红花、鸡血藤等。

⑤顽痛：久治不愈，疼痛难除，且常因气候交替、情志变化、劳逸无常、反复感外邪等加重。治疗多选用虫类中药搜剔经络骨骼中之风痰瘀，并佐以行气活血之品，如全蝎、蜈蚣、地龙、延胡索、川芎等。

（2）痛而难寐

类风湿关节炎致关节痛患者经常夜间疼痛加剧而难以入睡或寐亦不宁，或彻夜难眠，常伴发心悸、心慌，可于辨证处方中加延胡索、徐长卿、苦参。

（3）类风湿结节

类风湿结节是类风湿关节炎的关节外表现之一，15% ～ 25% 的类风湿关节炎患者有类风湿结节。多见于疾病活动期，是病情严重或关节症状突出的表现。结节易发生在关节隆起突出部位以及经常受压部位，如肘关节鹰嘴突、腕关节及踝关节处，结节大小不一，小者如粟，大者如枣，多呈圆形或椭圆形，数量不一，触之坚韧，按之或痛或不痛。结节亦可见于心、肺、胸膜等实质组织，并可引起相应脏器受累的症状。中医学认为皮下结节是湿痰血瘀互结的结果，是邪气盛的反应，治疗重在化痰软坚、活血散结，其湿热痰结者，可选用：夏枯草、浙贝母、连翘、玄参、地龙、昆布、牡蛎、牡丹皮、苏木；湿浊痰结者，可选用僵蚕、天南星、橘红、茯苓、川芎、红花、牡蛎；寒湿痰结者，多选用白芥子、天南星、半夏、姜黄、莪术、红花、川芎。

现代中医中药实验研究及临床实践中发现，中药治疗类风湿关节炎除有扶正祛邪、补虚固本、补益脾肾、调理气血、平衡阴阳之外，还具有活血、抗炎、止痛、提高机体免疫等作用。据患者病因及相关临证经验，散寒祛风、散寒止痛、祛湿通络、行血化瘀、补益肝肾等方法是中医中药治疗类风湿关节炎的传统治疗方法，也有据病情以清热祛湿、解毒止痛、凉血化瘀为法辨证施治。通过四诊合参、精确辨证，才能理清患者机体邪正关系及其对疾病的发生、发展、转归和预后的判断，这也是中医的精华所在。近几年，中医中药在对症治疗类风湿关节炎方面越来越受到欢迎与重视，中医中药历经几千年的传承与发展、长期经验积累，以其独特的理论体系为指导，可针对患者的体质差异及病症特点进行个体化治疗，三因制宜，在诊治过程中体现出简、便、廉、验，不良反应小，疗效确切等优势。中医学认为该病主要由人体正气受损或脏腑气血功能失调，外界寒、湿、热、风、毒等邪气乘虚而入引起，造成经脉气血不通不荣的一种疾病，该病在不同阶段会出现不同的表现。本病本虚标实，虚实夹杂，实者感外邪为主；虚者素体脾肾气血不足，机体免疫力低下，易受外邪侵袭而为病。

5. 对药理治疗

现代药理运用色谱显示分析技术、指纹图谱技术、基因技术等高科技手段对中药的研究可谓精深细微，许多中药的主要化学成分已基本弄清。而中药的药理研究结果与中医的整体系统思维之间是否存在某种联系，两套系统的连接条件，一直是很多研究者深入思考的问题。下面以黄芪为例，具体阐述商宪敏如何在临床中巧妙地解决这个问题。

（1）黄芪

黄芪是临床应用非常广泛的药物，历代医家对黄芪的应用可谓达到炉火纯青、出神入化的境界，对它的药用价值多有论述。今天，人们运用多种现代科技手段研究黄芪的药理及其功效。黄芪的主要化学成分包括多糖、皂苷类、黄酮类及氨基酸、微量元素、甾醇类物质等；黄芪的药理作用包括抗肿瘤、保护心脑血管、提高免疫功能、保护肺功能、保护肾组织、保护肝损伤、保护肠功能、调节血压、抗衰老、防治骨质疏松症、抗氧化应激保护、腹膜保护、抗辐射、保护视网膜神经节细胞、胰岛素增敏及防治糖尿病血管并发症等方面。例如药理作用中提到，黄芪具有调节血压、改善血管损害作用，提到黄芪对高血压大鼠有一定降压作用，可改善血管重构，其机制可能与其调节红细胞沉降率（ERS）保护性和促凋亡因子有关。

传统中医理论中，黄芪功效一般有四：益气升阳，固表止汗，利水消肿，托毒生肌。用治内伤劳倦，脾虚泄泻，肺虚咳嗽，脱肛，子宫下垂，吐血，便血，崩漏，自汗，盗汗，水肿，血痹，痈疽难溃或久溃不敛及一切气虚血亏之证。黄芪的效能涉及五脏六腑、气血津液的方方面面，这正是中医药学整体观念的特征。历代名医大都是巧用黄芪的高手。商宪敏临床上对于血压高、辨证后考虑可以应用黄芪的患者，往往处方生黄芪、炙黄芪各 30g 以协同降压；而对于平素血压偏低的患者，生黄芪、炙黄芪各 6～8g 以协同升压。

现代药理药化对包括黄芪在内中药的研究，运用的是还原分析的方法，取得了很大成就，但是其弱点显而易见。故应采用基于还原论与系统整合的研究思路，即运用还原论认识事物的思维分析方法，阐述系统各个部分的基础，"自下而上"进行系统整合和集成。在中医复杂性研究中，既要把握好整体性，又要处理好细节，即在整体观的指导下，结合并贯通"向上"和"向下"的两条路径，把还原论方法与整体论、系统论方法结合起来，在整体观下分析和综合，在分析和综合的运动中实现整体上认识和解决复杂性问题，形成还原论和整体论、系统论有机结合的"融合论"。

（2）金银花（忍冬藤）- 连翘

金银花与忍冬藤及叶是来自同一植物的不同部位，其基原植物均为忍冬科植物忍冬。金银花是忍冬的干燥花蕾或待初开的花，而忍冬藤是秋、冬两季采割，晒干的忍冬干燥根茎枝。金银花味甘，性寒；归肝、胃、心经。功效芳香疏散，善散肺热、清解心胃之热毒。金银花与忍冬藤均有"清热解毒"的功效，但两者也存在差异，前者"疏散风热"，后者"疏风通络"。金银花具有抗菌、抗病毒、解热抗炎、保肝利胆、降血糖、降血脂的作用，而忍冬藤与其他药物合用多用于治疗关节痛等病症。

连翘，味苦，性微寒；归肺、心、小肠经。功效清热解毒，消肿散结，疏散风热。《珍珠囊》曰"连翘之用有三"：泻心经客热、祛上焦诸热、为疮家圣药。现代药理学研究发现，连翘提取物及其主要成分都有较好的广谱抗菌、抗内毒素作用，对流感病毒及某些真菌有抑制作用，还有抗炎解热、强心利尿及神经保护作用。

对金银花、连翘单味药和配伍使用在解热抗炎作用方面的研究中，吴嘉瑞等采用网络药理学的方法对金银花 - 连翘药对的作用机制进行研究，其所涉及的疾病主要为炎症性疾病等，这说明两者配伍使用，清热解毒、疏散风热的功效作用相符合，而两者 1∶1 配伍使用的抗炎作用最强。据此，商宪敏在临床上喜以金银花 30g，连翘 30g 配伍使用。因金银花价格昂贵，合并关节疼痛的患者，商宪敏多将金银花换为忍冬藤，这样价格更亲民易于接受，同时增加通络止痛的作用。

（3）芍药甘草汤

甘草：现代药理学研究表明，甘草含有三萜皂苷，如甘草酸，是甘草次酸的二葡萄糖醛酸苷，为其甜味素成分，它有类似肾上腺皮质激素样作用，还有抑制胃酸、缓解肠胃痉挛的作用。甘草黄酮、甘草浸膏及甘草次酸可镇咳、祛痰，另外，它还有抗炎、抗过敏作用；甘草甜素有类似葡萄糖醛酸的解毒作用。

芍药：临床上商宪敏在 RA 中多用白芍。白芍中的芍药苷和芍药内酯苷是其公认的药效物质，药理作用广泛，具有抗炎镇痛、抗抑郁、抗癌、抗血栓、降血脂、降糖、保肝、改善心肌肥厚、改善骨关节炎、改善斜视性弱视、改善缺血再灌注的影响、通便、减毒增效的作用。目前市面上的白芍总苷胶囊就是白芍提取物，广泛应用于类风湿关节炎及其他风湿性免疫病。白芍总苷具有抗炎效果，主要通过抑制基质金属蛋白酶（MMPs）的表达及 PGE_2 等炎性因子的产生而达到减少炎性介质表达的目的。王欢等研究发现，白芍总苷对成纤维样滑膜细胞的增殖活性有影响，可通过抑制免疫及炎症反应减轻患者症状。

现代药理学研究还针对芍药甘草汤中两药的剂量配比做了深入研究，显示白芍：甘草以 1∶1、3∶1 配伍药效组分溶出量最高，这与《伤寒论》及现代临床配比使用也是相一致的。芍药甘草汤的药理研究显示，随着剂量不同其具有双向调节作用。即一方面可松弛痉挛，缓解疼痛，起镇静抑制作用；另一方面又可起促进作用。表现在该方低浓度时可使胃肠呈兴奋状态，高浓度时却抑制胃肠蠕动。商宪敏将这种双向调节作用的特点运用到多种疾病的治疗中，收效颇丰。最初的处方思路也是源于药理试验的结果，所以中医综合思辨理论也要借助现代研究的成功不断提升。

中医药博大精深，不仅在于它的辨证论治，而且组方用药也千变万化。古今名医家遣方用药看似平淡无奇，实则蕴涵着丰富的经验和深刻的规律，虽然历经各朝代医家的传承和发掘，仍有许多经方、验方中的规律我们没有完全理解和掌握。商宪敏临证往往综合患者的多方面临床表现，综合考量后给予处方，且用药轻灵，处方药味一般不超过二十味，反复斟酌剂量、配伍等细微之处，可以说一张处方的背后是几十年临床经验和西医学研究的缩影。

综上，商宪敏诊治类风湿关节炎，总结出"三辨两对"的辨治思路与用药经验，即辨证论治、辨病论治、辨体质论治、对症治疗、对药理治疗，对于复杂的免疫性疾病，采用此法治疗，可以标本兼顾，中西贯通，优势互补，临床疗效确切，值得学习推广。

（二）养阴益气法为主治疗干燥综合征

原发性干燥综合征是一种主要累及外分泌腺的慢性系统性自身免疫病，主要累及唾液腺和泪腺，还可累及血液、肺脏、肾脏、神经等，患者血清中存在多种自身抗体。该病在我国人群中的患病率为 0.33% ～ 0.77%，其发病机制尚未明确，西医以局部替代治疗和免疫治疗控制症状为主，但疗效不稳定。该病属中医"燥证""燥痹"等范畴。学界普遍认为其病机为阴虚津亏、津液不布，治法以滋阴生津、清热解毒为主，商宪敏对于本病的治疗有独到见解，认为阴液化源不足为其根本病机，责之肺肾脾胃津液不足，精气耗伤，治疗时辨证结合辨病，补益肺脾肾，益气养阴，存胃阴以开脏腑阴津之源，循因守证以灵活施药，标本兼顾，效果颇佳。商宪敏治疗痹证疗效显著，在运用中药辨证治疗干燥综合征方面积累了丰富的临床经验，现介绍如下。《素问·阴阳应象大论》云："燥胜则干。"刘完素《素问病机气宜保命集》记载："诸涩枯涸，干劲皴揭，皆属于燥。"商宪敏认为干燥综合征属火燥，阴虚致燥为其根本病机，以肝肾阴亏为主，兼见肺、脾、胃等脏腑病变。发病原因包括素体阴虚，或失血、亡精，阴经亏耗，或情志不舒，气郁化火，阴液暗耗，或烦劳过度，耗伤气血，气虚运化无力，津液失于敷布，或燥邪侵袭，耗伤阴津，燥证由生。

根据病因病机，本病主要分阴虚型、气虚型、阴阳两虚型、气滞血瘀型、燥毒内伤型 5 型。通过多年临床实践,商宪敏认为以口干为主症的干燥综合征患者中多阴虚、气虚两型并见,以阴虚为内燥之根本,气虚亦是干燥综合征的重要病机,李东垣提出"气少则津液不行",即气虚则水津不得上承诸窍。故在临床治疗中,商宪敏总结出以养阴益气法为主治疗该病,方以生脉散加味,药用生百合、石斛、太子参、麦冬、五味子、黄芪、女贞子。方中生百合养阴清热,宁心安神,润肺止咳。石斛滋胃肾之阴,既能滋阴润燥,又能防燥热伤阴。五味子可敛肺止汗,生津止渴,补虚劳,益气强阴。黄芪补气固表,取补气生津之意。女贞子可滋补肝肾,明目乌发,药性平和,药效缓缓而发,正针对本病病程缠绵、阴虚日久、邪毒渐深的特点。

随症加减:兼燥火内热者,加知母、黄柏、牡丹皮;骨蒸潮热者,加地骨皮、银柴胡、白薇;口干咽燥者,加芦根、白芍、生甘草;喉中凝唾者,加玄参、川贝母、青果、桔梗等;伴有关节疼痛者,加秦艽、防己、金银藤、萆薢等;低热缠绵者,加地骨皮、青蒿、龟甲、白薇、秦艽;目疾重者,加青葙子、谷精草、菊花等。

三、临床特色

(一)传统中医理论与现代药理学研究相结合

类风湿关节炎多见于素体阳盛或湿热毒邪灼伤血分者,均可致血分蓄热;血热则可使邪从阳化热,加重湿热毒瘀的病机演变,故应当即改用清热解毒之重剂,截断湿热化毒的可能,同时保存虚弱之阴分以期疾病向愈。对于清热解毒药物,商宪敏多结合患者具体症状,结合每味中药的现代药理学研究结果,选择应用,往往一味药物兼顾多种考虑,即药物选择之精、角度之新、对现代中药药理研究之透彻,均来自多年来孜孜不倦的阅读习惯。

清热解毒药物商宪敏多选用金银花、连翘、半枝莲、忍冬藤、虎杖、白花蛇舌草等。如金银花与连翘配伍,其清热解毒、疏散风热、散结消肿作用更佳,对活动期类风湿关节炎邪热在表在里均可应用。现代药理学研究提示，其具有广谱的抗菌、抗病毒、抗真菌及增高血中白细胞的作用，能解热、抗炎、抗过敏，且能增强机体免疫功能。其他几味清热解毒药物也多具有免疫调节的作用。西医学研究已经证实，RA活动期，关节疼痛的病因是滑膜炎、免疫反应的炎症，西药治疗上也是可以给予控制炎症、调节免疫反应的药物。故从西医学的角度来讲，RA活动期，重用清热解毒类中药效果明显，也同时说明湿热毒瘀病机演变是RA急性期治疗的关键。

（二）清热解毒法截断治疗免疫性疾病

在治疗风湿免疫病时，商宪敏主张辨证与辨病相结合，参照西医学的诊断治疗，但是具体治疗时又不同于其他痹证。如：风湿性多肌痛临床表现是以发热、肌肉酸痛、疲乏为主，其病变主要在气血，较少累及脏腑，故其治疗多从营卫气血入手；而类风湿关节炎是以内伤虚损为主要致病内因，其主要表现为关节疼痛、肿胀、晨僵等，多可见到小关节的变形，甚者有些患者可以出现口干、眼干等干燥综合征的表现，治疗应多从脏腑辨证论治，兼顾多方面考虑方可取效。体质学说认为，免疫功能紊乱或下降是虚性体质的重要影响因素。《素问·痹论》曰："荣卫之气，亦令人痹乎……逆其气则病，从其气则愈，不与风寒湿气合，故不为痹。"近年来体质学研究结果显示，类风湿关节炎与中医体质类型有一定的关系，易感体质以阳虚质最多，气郁质次之。商宪敏临证，仔细观察关节炎的病情变化，提出了"截断理论"。风湿免疫病往往侵犯多个脏腑组织，如类风湿关节炎若出现口干、眼干等症状，舌质多红而少津，需要考虑是否有向干燥综合征发展的可能，需要及时截断，阻止其继续发展演变。从中医体质学的角度看，应及早干预患者的体质状态，以期做到免疫性疾病的早期防治，实现"治未病"的中医思想。

与诸多风湿病临床大家以往的认识不同，商宪敏尤其重视湿热病邪在疾病中的作用，认为湿热痹阻证及寒热错杂证为类风湿关节炎临床多见类型，也是难治类型。类风湿关节炎的治疗，除早期、急性期患者多以祛邪通痹为主，一般施以扶正祛邪。鉴于患者体质各异，病程长短不一，感邪主从有别，邪入深浅不同，以及病变从化、转归等特点，临床表现虽然都有关节、筋骨、肌肉肿痛、僵硬乃至关节变形等相同之处，但病变性质、病势缓急、病情轻重各不相同，临证治疗应根据辨证确定治则治法。商宪敏治疗痹证，尤其注重湿热毒邪病机传变，提倡清热解毒法截断治疗活动期风湿性关节炎。类风湿关节炎风寒湿痹日久不愈，则"风变为火，寒变为热"，也就是内生郁热之邪，热又可伤阴，久之易出现化热之象，如关节肿大、红肿疼痛、舌苔薄黄等里热之象，即转变成外有风寒湿、内有郁热或虚热的寒热错杂证；类风湿关节炎病程日久，久病成瘀，脉络不通，郁久化热，复感风寒之邪，则形成内有瘀血、郁热，外有风寒湿邪侵袭的寒热错杂之证，可见痛有定处、关节皮下结节或瘀斑等。

湿热痹阻型类风湿关节炎多见口干而渴、心烦、尿黄、大便难、舌苔黄或黄腻、少津等。多见于风寒湿痹，夹有化热之象。方选桂枝芍药知母汤加减，或用加减木防己汤。吴鞠通对热痹的发病在《温病条辨·中焦篇》自注说"痹之因于寒者固多，痹之兼乎热者亦复不少"，孙思邈提出"热毒流于四肢，历节肿痛"以犀角汤治疗，确立了湿热痹阻治疗的原则——清热解毒、除湿蠲痹。商宪敏认为对于湿热酿毒、毒入营血者，可选用犀角地黄汤加土茯苓、忍冬藤、生薏苡仁、海桐皮、地龙等。现在多用水牛角代替犀角，水牛角与生地黄、赤芍配伍清热泻火、凉血散血、解毒消斑，治热痹颇有功效。结合现代药理学研究结果，这类药物同时有调节免疫的作用。

寒热错杂型多见于亚急性或慢性活动期类风湿关节炎患者，病程较长，病情长期不能缓解及慢性期病情反复。关节肌肉肿痛，病灶局部或有灼痛，常常畏寒怕冷，但加衣被后又觉怕热；时有身热，手足心热，而全身热象并不明显，肢体裸露片刻又感怕冷。舌质或红或淡，舌苔或白或黄白相兼，脉象弦滑略数或沉细滑略数。多选用桂枝芍药知母汤加减治疗。这类患者多属本虚标实、本寒标热或由风寒湿痹化热而成，临证应仔细审辨虚实、寒热之主次、轻重及病机转化。其寒盛者加淫羊藿、细辛、桂枝；热盛者加连翘、黄柏、汉防己；气虚者加黄芪、白术；阴虚者加熟地黄、玄参、女贞子。对于寒湿无热化趋势，可予白虎加苍术汤，商宪敏多以散外寒、清里热之细辛、石膏合用，屡建卓效。

四、验案精选

案例1：类风湿关节炎案（寒湿痹阻证）

杨某，女，47岁，农民。2019年8月16日初诊。

主诉：关节肿痛10余年。

现病史：患者曾在湖北某医院诊断为类风湿关节炎，病情经治有好转。自2018年年底以来疼痛加重，以肩、膝、双手指痛为主，怕冷，遇冷手指刺痛，常咽痛。高血压病史10年，合并左心室肥大、主动脉关闭不全，目前服用倍他乐克、卡托普利、复方丹参滴丸等药物。伯父有高血压病史，父亲有糖尿病病史。

刻下症：关节痛以肩、膝、双手指痛为主，怕冷，遇冷手指刺痛，无抽筋。右手第二、三、四指近端指间关节轻度梭形变，握力下降。常咽痛，近2天又发作，且口干，纳可寐佳，二便调。舌胖暗稍红，苔薄黄少津，边齿痕，脉沉。

西医诊断：类风湿关节炎。

中医诊断：痹证（尪痹，肾虚寒湿血瘀）。

治法：温经散寒，蠲痹通脉。

处方：草薢30g，桂枝10g，威灵仙15g，骨碎补10g，细辛3g，白芍30g，生甘草6g，金银花30g，玄参30g，当归10g，穿山龙15g，鸡血藤30g，14剂。

二诊（2019年8月30日）：2019年8月16日我院查抗环瓜氨酸肽抗体（CCP）145.5RU/mL，类风湿因子（RF）40.8 IU/mL。关节痛如故，时有加重。以右手指、左足及左膝痛为主，无抽筋，怕冷，腰酸痛，大便日1～2行，质稀。舌胖淡暗，苔薄白，边齿痕，脉沉。于上方基础上去玄参，加川芎10g，桑寄生30g，14剂。

三诊（2019年9月17日）：左膝痛减轻，右膝痛轻，双手指痛如故，左手指近端指间关节及掌指关节轻度变形，右手掌指关节欲变形，晨僵1小时。怕冷，冷则痛如针刺。电风扇吹哪里，哪里即痛。颈项及腰时酸痛，无抽筋，食欲可，大便已趋成形。右手握力为零，左手稍好。舌暗胖，苔薄白，边齿痕，双脉沉，右尤甚。

处方：威灵仙15g，桂枝10g，制附片6g，川芎10g，炙甘草6g，白芍30g，鸡血藤30g，当归10g，防风10g，防己10g，熟地黄15g，穿山龙15g，淫羊藿10g，补骨脂10g，葛根30g，怀牛膝15g，透骨草15g，细辛3g，30剂。

四诊（2019年10月15日）：双手指、左足外侧痛，腰无不适，怕冷甚。咽痛一周余，咳嗽，痰由黄转白、黏，易咳出，双手握力同前，大便日2行，不成形。舌胖淡苔似黄，边齿痕，右脉极沉，左脉沉。前方去葛根、牛膝、透骨草、防风、防己，加青风藤15g，生甘草6g，白蒺藜15g，金银花30g，黄芩10g，30剂。

五诊（2019年11月12日）：双手指痛未减，变天加重。遇冷手指变黑，双足冷，双手握力均差。时或咽痛，无口干，时咳嗽，干咳无痰，气管痒。大便日2行，多不成形。无明显胸闷心慌，口唇紫绀。舌暗胖红，苔薄黄，边齿痕，脉同前。

处方：威灵仙15g，桂枝10g，白芍30g，徐长卿12g，青风藤15g，川芎10g，青蒿15g，穿山龙15g，补骨脂10g，细辛3g，生甘草6g，骨碎补12g，淫羊藿10g，丹参30g，28剂。

六诊（2019年12月10日）：双手指及左足趾肿痛，时轻时重。易感冒较前好转，今年只感冒一次，持续时间较长，右手指稍热，右侧握力差，左侧接近正常。近10年，常近午餐时饥饿感明显，汗出、乏力，大便日2行，不成形。其父亲、弟弟患糖尿病。双脉沉缓，右沉甚，舌胖暗苔根似黄，边齿痕。于前方去补骨脂、淫羊藿，加生黄芪30g，黄连10g，豨莶草30g，葛根30g，28剂。

七诊（2020年1月7日）：疼痛减轻，晨僵基本消失。今日复查血沉5mm/h。CCP76.37RU/mL，病情明显缓解。昨日北京普降中雪，下雪前手关节痛，现已减轻。咽无不适，无抽筋，大便日2行，趋于成形。舌胖稍红，微黄，边齿痕，左脉沉滑，右脉沉弱。

处方：威灵仙15g，白芍30g，生甘草6g，桑寄生30g，豨莶草30g，青蒿15g，防风10g，防己10g，川芎10g，青风藤30g，熟地黄15g，骨碎补12g，苍术10g，女贞子15g，生白术10g，49剂。

按： 本案以风寒湿邪侵犯关节为主，属中医的痹证，为寒湿痹阻型，后期身体出现关节变形，萎废不用。其特点是风寒湿邪滞留关节，因风性善走多变，发病迅速，变化多端，故累及多个关节；寒性凝滞，阻滞气血运行，疼痛剧烈，遇冷更甚；湿性黏腻，缠绵难愈；风寒湿邪久滞则瘀，瘀则不通，不通则痛，久瘀生痰，留恋不去；病久致虚，虚则反复不已，致关节肿大、变形、僵硬；关节活动受限，屈伸不利则肌肉萎缩，丧失关节活动能力。本案患者患痹证10余年，实属顽疾，久病入络，病邪留滞脉络，经脉瘀阻，加之脾肾两虚，气血不足，而腰酸软乏力，舌胖暗，舌苔薄黄边有齿痕。风寒湿邪留恋，诸邪不除，寒盛阳气受遏，血脉瘀阻，手足厥冷，故有正虚寒厥之兆，故首诊以温经散寒，蠲痹通脉为主要治法，选用当归四逆汤为基础加减。四诊时见关节痛且咽痛、咳嗽，外感之象，舌苔黄，有化热之兆。9月17日方去牛膝、透骨草、防己等，加金银花、黄芩以加强清热解毒，化湿祛痰之功，兼加青风藤、白蒺藜祛风散寒，除湿止痛，标本兼顾。

患者为中年女性，农民，久居河南，就医不便，未曾系统规范治疗。此次就诊之前已出现关节变形、双手部握力下降或消失，故知病邪深重，为临证难治之症。此次来京治疗半年余，每月复诊一次，其间劳累、天气变化并多次外感后易诱发病情反复，这也是本病迁延不愈，难治之原因。患者经治以来，舌质淡暗红，苔薄白，边齿痕，脉极沉，一派寒湿之象，故初诊以来一直以温经通络、除湿散寒为主，活血祛瘀为辅，随症加减，半年之久，始获转机。初诊以当归四逆汤合四妙勇安汤加减，四妙勇安汤主治脱疽之热毒炽盛者，仅玄参、金银花、当归、甘草四味药，药少量大力专，且须连续服用。对于痹证的寒热辨证而言，亦是临床辨治的难点之一。风湿之新发者寒热易别，如风湿病久，则随患者疾病特点不一、个体反应之不同、体质差异有别而疾病从化各异。如有湿从寒化、热化之分。如此例则为湿从寒化而寒湿留于关节之证。本案患者三诊时诉怕风而痛，而舌象脉象一派正虚寒盛，证属寒湿痹阻，改用桂枝附子汤加味治疗。桂枝附子汤出自《金匮要略》，此方能振奋阳气，祛散风寒湿邪，主治风寒湿痹，尤偏于寒湿；而防己黄芪汤证偏于风湿在表；桂枝芍药知母汤偏于治疗风寒湿痹有邪从热化偏热之证。此为临床难治、误治之处，此三方证临证时需仔细鉴别。

另外，从辨病论治的角度，西医学认为类风湿关节炎活动期，CCP、血沉等指标升高，从现代中医药理学角度看，清热解毒类中药有控制炎症的作用，可以有利于炎症指标的恢复。故本患者出现咽痛、咳嗽等呼吸道感染症状时，关节痛也会随之加重，商宪敏习惯选用金银花、连翘、黄芩等清热解毒、利咽化痰之品，也可以起到截断病情的作用。

案例2：类风湿关节炎案（湿热痹阻证）

苗某，女，54岁，公务员。2021年1月15日初诊。

主诉：关节肿痛1年余。

现病史：2020年2月因双腕关节、手掌及手指关节痛就医。2020年6月11日在北京某三甲医院查抗环瓜氨酸肽抗体（CCP）101.6 RU/mL，APF（−），类风湿因子（RF）小于20IU/mL。2020年6月28日超声检查：左腕轻度滑膜炎，右腕未见异常。同年7月2日超声检查：双手第3屈指肌腱腱周积液，2020年9月3日超声检查：右腕骨侵蚀，双腕尺侧腕伸肌腱腱鞘滑膜炎，多发屈指肌腱腱周积液，确诊为类风湿关节炎。自2020年6月始服甲氨蝶呤治疗，每周1次10mg口服。2020年11月停用甲氨蝶呤及其他西药，遂改中医治疗。

刻下症：双腕肿痛，晨僵轻，双手握力无异常。精神、体力、饮食睡眠均好。咽无不适。无口干、眼干，无明显寒热感，大便1日1行，成形偶干。2020年初停经。其母有类风湿关节炎病史。舌质红，苔黄腻，边齿痕，脉滑稍数。

西医诊断：类风湿关节炎。

中医诊断：痹证（尫痹，风湿热痹）。

治法：益气养阴，清热蠲痹。

处方：搜风解毒汤加减。

土茯苓 30g，防风 10g，防己 10g，白芍 30g，秦艽 15g，豨莶草 30g，女贞子 15g，桂枝 6g，青蒿 15g，鸡血藤 30g，生地黄 10g，熟地黄 10g，生甘草 6g，川芎 10g，忍冬藤 30g，7 剂。

二诊（2021 年 1 月 22 日）：病情稳定，精神较前放松，药后关节痛无明显进退。无感冒不适。补诉既往服西药后手指掌有脱屑，且皮痒，目前依然如故。舌脉同前。1 月 15 日方加延胡索 10g，地肤子 15g，14 剂。

三诊（2021 年 2 月 5 日）：关节痛减轻，双手活动已自如，活动时痛轻，晨僵减轻，心情较前放松，纳可，大便日 1 行，不干。脉舌同前，但黄腻苔有渐退之兆。1 月 22 日方去延胡索，加生薏苡仁 15g，炒薏苡仁 15g 以加强健脾祛湿之功。疾病已有好转，继续前法调治。

四诊（2021 年 2 月 23 日）：关节痛减轻约一半，手指各关节窜痛消失，手掌脱屑已除。目前双手旋转至某个角度即痛，左手较右手更明显。纳寐可，咽部无不适，平日易汗，昼休夜作，大便 1～2 日 1 次，调。舌暗尖红，苔黄腻，边齿痕，脉同前。1 月 15 日方加生黄芪 15g，14 剂。

五诊（2021 年 3 月 9 日）：双腕外侧骨痛，手用力或按压局部可致痛，晨僵明显减轻。咽部无不适，纳佳，时或汗出，多为情绪紧张时汗出，昼少夜多。无口干，大便调。舌暗红，苔黄腻，边齿痕，脉滑稍数。2 月 23 日方加桑枝 30g 以增强通络止痛之功，14 剂。

2021 年 3 月 23 日随访患者：疼痛减轻，晨僵基本消失。3 月 10 日复查 CCP76.37 RU/mL，病情明显缓解。

按：类风湿关节炎是以慢性、对称性、多关节炎症为主要表现的系统性免疫性疾病。其侵犯的靶器官主要是关节滑膜，也可侵犯浆膜、肺、心、血管、神经及眼等组织器官，是临床常见的自身免疫性疾病，患者常因骨质破损而关节致残。该病女性多发，多数患者在中年后起病，以 40～60 岁间发病最多，病因至今尚无定论，多数学者认为类风湿关节炎是遗传易感因素、环境因素及个人骨骼肌肉系统、免疫系统状况等各种因素综合作用的结果。类风湿关节炎属于中医痹证范畴，痹证是指气血为病邪阻闭而引发的疾病，是人体肌表经络因外邪侵袭，气血运行不畅而致机体、关节、肌肉、筋骨等处疼痛、酸楚、重着、麻木和关节肿大、屈伸不利为特点的临床常见病。早在《黄帝内经》中对痹证已有论述，如《灵枢经》曰"粗理而肉不坚者，善病痹"。《素问》曰"正气存内，邪不可干""邪之所凑，其气必虚"，又曰"风寒湿三气杂至，合而为痹也。其风气胜者为行痹，寒气胜者为痛痹，湿气胜者为着痹也"。古今医家的论述及临床实践，指明痹证的病因不外内外两端，内因多与素体正虚，气虚阳弱、气阴不足、腠理不固或阳盛有余，内有蕴热、痰湿浊瘀等有关；外因多是风、寒、湿、热及热毒等诸邪入侵，外邪与正气相搏，邪失祛散，经脉壅闭，气血不畅，闭而成痹。久痹邪恋，则病由表及里，五脏失调，痰浊瘀血为患。故痹证初起，病邪在表，邪实为主，经久不愈，邪气滞留，正气日虚，邪由表入里而致正虚邪实。临床以本虚标实，虚实互杂者多见。因此，治疗痹证，当依临床所见，正气盛衰，体质特征，感邪差异，邪之轻重，邪入深浅，以及发病时节、地域环境等结合西医理化、影像、超声等诸多检查，辨证辨病施治，同时治疗过程中注意病证病情的变化、从化而确定治则立法选方用药。

本案患者临床表现仅双腕关节肿痛，多处手指关节窜痛及晨僵，其余如精神、体力、食寐、二便均无明显不适，但 CCP 升高明显，四次关节彩超所示为多关节滑膜炎、关节及肌腱腱周积液且右腕骨侵蚀征。据此确属中医痹证，由类风湿关节炎所致。患者虽无寒热之不适，唯舌质红，苔黄腻，边齿痕。知其素体阴虚气不足，感邪之后风湿热邪痹阻经络而致腕、手关节痛。风热痹阻而窜痛，湿热痹阻而肢肿、发僵。外邪未解，由表及里，湿热滞留血脉、阳明，故治以清热祛湿，散风通络为法。方宗《本草纲目》搜风解毒汤加减而成。其中土茯苓、青蒿、防风为君，清热祛湿、散风通络；配伍秦艽、防己、豨莶草，助君之清湿热、祛风湿、通络止痛；同时配伍川芎、白芍、甘草以增行气活血、缓急止痛之效，共为臣药。鸡血藤以助养血活血、通络止痛；女贞子、熟地黄、生地黄补肾滋阴、清热凉血共为佐药；桂枝辛温发散，甘温助阳，温中散寒，温经通脉，有益化湿，又避大量苦寒损胃伤阳。甘草甘平，归十二经，解毒缓急，调和诸药，共为使药。诸药配伍共奏清热祛湿、散风活络、通痹止痛之功。

服药7剂，一周后复诊，患者症及舌脉均无明显变化。但精神较前放松，又补诉既往服西药后，手指皮肤有脱屑、皮痒，目前依然如故，故原方加地肤子清利湿热、祛风止痒；加延胡索行气活血，以助止痛。2021年2月5日三诊时，关节痛、晨僵均有减轻，大便已不干，情绪更加放松。所以，二诊方去延胡索，加生薏苡仁、炒薏苡仁以增强健脾祛湿之功。2021年2月23日四诊，手指关节窜痛未作，手指及手掌脱屑已除，关节痛程度减半，又诉平日易汗出、昼休夜作，此时湿疹愈，提示湿热渐退，此类出汗属阴虚盗汗为多，舌质暗，仍是脉络瘀阻之象。而原方已有补肾滋阴之品，故仅增生黄芪以补气固表、行气化瘀。待2021年3月9日，第五次复诊，病情持续好转，已有缓解之兆，晨僵消失，汗出偶作，手指关节痛继续减轻。3月10日复查CCP76.37 RU/mL。

历经两个月治疗，谨守初诊治则治法以及方药，得以取得症状减轻乃至消除，抗体滴度明显回落的较好效果。其原因一是辨证准确，方法得当。辨证是中医诊病的核心。辨证不单要按照中医传统的方式，根据四诊收集的信息，综合分析。其二，结合辨病（即西医的疾病诊断）。其三，结合辨体质。辨体质来分析病因、病机、病位、病性，从而多维度、多靶点地认识和了解疾病，选择更准确的方和药进行治疗。

案例3：类风湿关节炎案（寒热错杂证）

赵某，女，21岁，大学生。2019年6月11日初诊。

主诉：关节肿痛6年余。

现病史：2013年于长春当地诊断为类风湿关节炎，近2～3年服用艾拉莫德和风湿祛痛胶囊。2019年6月7日于北京某三甲医院查类风湿因子（RF）32 IU/mL，血沉（ESR）35mm/h，X射线示：左足外翻。家族中无类风湿关节炎病史，2018年曾有 C[13] 呼气试验阳性病史。

刻下症：左肩、双肘痛甚，双手指指间关节及掌指关节轻度变形 2 年余。乏力神疲，晨僵明显，怕冷。纳可，神疲，常感冒。每发即咽痛，恶寒，咳嗽。近 3 天复作咳嗽，鼻咽部痛，有痰色黄，易咳出。口干思饮，思冷饮，饮后胃不适，眼亦干。月经准，量较前减少，色调，末次月经 5 月 17 日。舌暗胖，苔白黄腻边齿痕，脉细滑。

西医诊断：类风湿关节炎。

中医诊断：痹证（尪痹，寒热错杂）。

处方：桂枝石膏汤加减。

生石膏 30g（先煎），桂枝 10g，白芍 30g，生甘草 6g，生薏苡仁 30g，黄芩 10g，蚕沙 10g，鱼腥草 30g，防风 10g，防己 10g，萆薢 30g，石斛 12g，豨莶草 30g，生白术 15g，7 剂。

二诊（2019 年 6 月 18 日）：感冒未愈，咳嗽，痰黄稠，涕清稠互夹，咽干且痒，无痛，大便不成形，日行 1 次，晨起关节痛明显，双拇指及腕关节痛，踝关节亦痛。双上肢伸屈受限。舌根苔黄腻，脉细滑。突发"感冒"，急则治其标，先以辛凉透表、清散风热为法。

处方：鱼腥草 30g，黄芩 10g，浙贝母 10g，前胡 10g，忍冬藤 30g，柴胡 10g，防风 10g，防己 10g，乌梅 6g，豨莶草 30g，苍术 10g，青蒿 15g，地龙 10g，炒薏苡仁 30g，7 剂。

三诊（2019 年 7 月 16 日）：感冒已愈，关节痛减轻，复加重，纳可，咽干，思温饮，眼无不适，末次月经 7 月 13 日，量少，色红。舌暗红、胖，苔黄腻，边齿痕，有瘀点，脉细滑。治法：清热祛湿，散风通络，佐以益气养阴。拟以防己黄芪汤、芍药甘草汤合独活寄生汤加减。

处方：生黄芪 15g，生薏苡仁 30g，青蒿 15g，白芍 30g，生白术 15g，防风 10g，防己 10g，石斛 12g，女贞子 15g，苍术 10g，白术 10g，生甘草 6g，寄生 30g，骨碎补 10g，豨莶草 30g，红芪 10g，14 剂。

四诊（2019 年 9 月 10 日）：左足踝、足趾及双肘痛，晨起痛，腰无不适，咽部无不适。无明显寒热感，纳可。双手握力下降，近 2 个月体重增加 3～4kg，脉滑稍数，舌胖苔根薄黄，舌尖瘀点，边齿痕。处方：7 月 16 日方去石斛、女贞子、苍术，加川芎10g，鸡血藤30g，忍冬藤30g，14剂。

五诊（2019年10月8日）：左肩痛，左上肢抬举痛甚，右肘屈伸受限，双肘痛。纳可，双手握力仍差。睡眠差，入睡难，神疲乏力，大便调。末次月经9月8日。舌胖暗尖红，苔黄白腻，边齿痕，脉沉细稍数。

处方：生黄芪15g，女贞子15g，青蒿15g，秦艽15g，生甘草6g，豨莶草30g，白芍30g，土茯苓30g，炒酸枣仁30g，忍冬藤30g，胆南星6g，生地黄15g，熟地黄15g，苦参6g，14剂。

六诊（2019年11月8日）：药后3天关节痛减轻，现颈强痛，颈部左倾，后转痛受限，双肘痛，屈伸受限，睡眠差，入睡慢，易醒。左侧握力正常，右侧握力稍下降。大便日1行，黏，尿灼热，微痛，有泌尿系感染病史。末次月经10月11日。今日复查血常规基本正常，ESR12mm/h。脉同前，舌暗胖尖红，苔根薄黄，微腻，边齿痕。10月8日处方加葛根30g，伸筋草15g，14剂。

按：类风湿关节炎为病因不明的全身型自身免疫性疾病，发病率较高，女性发病率高于男性，以慢性、侵蚀性、对称性多关节滑膜炎为主要病理改变，发作期和缓解期可交替出现，主要临床表现为关节肿痛、关节晨僵以及关节外表现（如心肌炎、间质性肺炎、胸膜炎、肾淀粉样变等）。随着病情进展，可破坏软骨和骨质，增加致残率，影响患者生活质量。控制病情进展，减轻疼痛，阻止进一步骨破坏，保护关节功能为主要治疗目的。

活动期往往出现关节疼痛症状加重，治疗后病情控制可转为缓解期。但是呼吸道、消化系统等其他系统的感染往往诱发症状反复，迁延难愈。故中医治疗时，首先辨明寒热表里虚实，根据标本缓急确定治则治法，选择方药。由于天气变化、过度劳累、情志波动及感受外邪等常可诱发或加重病情，故临证多关注患者生活起居、家庭、工作等变化，多询问患者咽喉、口鼻、尿路等部位有无异常症状出现，以判断是否有病情反复发作的诱因。

本案首诊以寒热错杂、热多寒少为主要表现，故初以清热解毒，除湿蠲痹为主，三诊后出现病机转变，感冒已愈，故以四神煎加减，扶助正气，加用红芪以益气固本，健脾除湿，使疾病向愈。四诊患者舌尖瘀点，考虑久病入络成瘀，故加入川芎、鸡血藤，以增强益气活血，行气止痛的效果。同时忍冬藤为金银花的同源植物的不同部位入药，既可清热除湿，又具有藤类植物走窜之性，对于关节疼痛者更为恰当。患者正虚为本，脾肾不足，形体消瘦，双手握力下降，守住正虚之本，以益气补肾为治疗大法，至治疗3个月后，关节痛好转，血沉恢复正常，手部握力渐恢复。由此提示，类风湿关节炎迁延反复，治疗过程中需谨守病机，不要轻易改变治法，标本兼治，方可获效。

本案为年轻女性，年仅21岁，类风湿关节炎6年，关节变形2年余。因服西药艾拉莫德2～3年，病情未能控制而求助中医。从平素神疲乏力、怕冷、经常感冒、舌暗胖边齿痕、脉细，知其脾肾两虚，卫外不固，寒湿痹阻为主要病因。此次就医适逢夏初，外感风热，邪自口鼻而入，首先犯肺，而见咳嗽、鼻咽痛、痰黄；邪热伤津，而口干思冷饮，舌苔白黄且腻。四诊合参，提示寒湿化热，复感风热。治宜解表清热为首，佐以清化湿热，调和营卫，或兼益气养阴。方选桂枝石膏汤合宣痹汤加减。桂枝石膏汤出自《素问病机气宜保命集》，有清热解表、调和营卫之功效；宣痹汤出自《温病条辨》，能清热利湿、宣痹通络，主治湿热痹。从所选方药分析，药证相符。然而服药7剂，感冒未解，关节痛加重，又添咽痒、流涕、大便转为不成形，舌苔根已黄腻，说明标本、新旧、正邪求全的治疗欠妥，拟改独取辛凉透表、清热散风为先为主，再服7剂。三诊时，感冒已愈，关节痛亦减轻，但复又加重，且口干思温饮，舌胖暗红，舌苔黄腻，可见瘀点、齿痕，此为外邪已解，湿热、血瘀加重；治以清热祛湿，散风通络，佐益气养阴，重在祛邪扶正。方选防己黄芪汤、芍药甘草汤合独活寄生汤加减。此后一直守法守方，只依症状变化而对用药稍微增减，前后历经5个月终致湿热渐退，正气渐复，经脉渐通，病情缓解。复查血常规、血沉正常。此案说明对西药不能控制的类风湿关节炎患者，配合中药治疗，如果辨证准确也可很快有效且患者颇有获益的，也增强了患者战胜疾病的信心。

商宪敏治疗类风湿关节炎，常用祛风湿药有土茯苓、防风、防己、威灵仙、青风藤、青蒿、秦皮、豨莶草、薏苡仁等；活血通脉多选用地龙、姜黄、川芎、牛膝、鸡血藤、桂枝、细辛、淫羊藿；益气药多选生黄芪、红芪、白术、红景天、生甘草；养阴药多选女贞子、白芍、补骨脂；补肾药多选熟地黄、骨碎补、补骨脂、桑寄生、狗脊等。

案例 4：类风湿关节炎案（湿热痹阻证）

唐某，女，71 岁。2019 年 11 月 8 日初诊。

主诉：关节肿痛 10 年余。

现病史：10 年前关节痛、肿，四肢活动不利，曾在协和医院诊断为类风湿关节炎，予爱若华、雷公藤、白芍总苷治疗，病情缓解。关节痛加重 6 个月，曾用正清风痛宁等药。2019 年 10 月 22 日北京某三甲医院查：类风湿因子（RF）799 IU/mL，血沉（ESR）31mm/h。

刻下症：关节痛以双手指、右踝、右腕关节疼痛为主，怕热、易汗出，昼作夜休，乏力即汗。口干思热饮，眼无不适，纳可，进冷即泻。大便日 1 行，黏腻，偶咽痒，服清咽滴丸有效。双手握力为零。脉沉滑，舌胖稍红，苔白黄腻，边齿痕。

西医诊断：类风湿关节炎。

中医诊断：痹证（尪痹，气阴两虚，湿热痹阻）。

处方：防己黄芪汤合芍药甘草汤加减。

生黄芪 15g，苍术 10g，白术 10g，青蒿 15g，秦艽 15g，防风 10g，防己 10g，豨莶草 30g，白芍 30g，石斛 12g，生甘草 6g，炒薏苡仁 30g，萆薢 30g，地龙 10g，生牡蛎 30g，生龙骨 30g，葛根 30g，14 剂。

二诊（2019 年 11 月 22 日）：新增左手拇指及右腕小指侧肿痛，刻下症：不怕冷，暖气热，自觉热，纳食尚可，大便日 1 行，稀不成形。双手握力零，口干口苦。脉沉濡，舌胖大，尖红，苔薄白，边齿痕。"风从热化"，治以祛风清热，除湿蠲痹为主。

处方：白虎桂枝汤合芍药甘草汤加减。

生石膏 30g（先煎），桂枝 6g，苍术 10g，土茯苓 30g，防风 10g，防己 10g，青蒿 15g（后下），白芍 30g，生甘草 6g，豨莶草 30g，川芎 10g，地龙

10g，青风藤 30g，石斛 12g，7 剂。

三诊（2019 年 12 月 6 日）：诉关节肿痛减轻。刻下症：口干思饮，大便日行 1 次，黏不成形。双手握力为零。右踝关节仍肿，红轻，腰无不适。无抽筋，咽部无不适。右脉沉，左沉滑，舌胖尖红，苔薄白，边齿痕。治以祛风清热，除湿蠲痹。11 月 22 日方加秦艽 15g，萆薢 30g，14 剂。

四诊（2019 年 12 月 20 日）：关节痛减轻，双手握力零，咽无不适，仍口干，大便日 1 行，黏不成形。双脉沉滑，舌苔同前。12 月 6 日方去萆薢，加炒薏苡仁 30g，葛根 30g，14 剂。

五诊（2020 年 1 月 3 日）：双手握力有进步，手关节痛减轻，踝关节痛如故。咽无不适，神疲乏力，无抽筋。睡眠差，入睡难，口干依然，大便仍黏。脉沉滑，舌胖暗，苔薄黄微腻，边齿痕。2019 年 12 月 22 日于北京某三甲医院复查，CRP0.9mg/dL，ESR24mm/h。治以祛风清热，除湿蠲痹。

处方：生石膏 30g（先煎），桂枝 6g，苍术 10g，白术 10g，防风 10g，防己 10g，青蒿 15g，生百合 30g，女贞子 15g，石斛 12g，豨莶草 30g，威灵仙 12g，僵蚕 10g，莲子心 5g，红芪 10g，耳环石斛 3g，青风藤 30g，14 剂。

按：患者为老年女性，类风湿关节炎 10 余年病史，首诊以关节痛为主，怕热、易汗出，昼作夜休，乏力即汗。口干思热饮，考虑为表虚夹湿，给予防己黄芪汤，解表除湿。二诊出现舌红，口干口渴等阳明热象，改为白虎桂枝汤清阳明之热。效不更方，后根据此方加减治疗，治疗 4 个月后，血沉、C 反应蛋白下降，关节痛症状缓解。

痹证临证要详加观察，仔细思索，切中病机则要善于守方守法，坚持治疗，由于致痹病因复杂，临床表现亦多变化，故治疗反应也多种多样。治疗过程中，切忌操之过急、轻率易法更方。若能仔细审证，坚持治疗，常常可收到较为满意的疗效。

案例 5：类风湿关节炎并自身免疫性肝炎案（湿热痹阻证）

江某，男，49 岁。2018 年 3 月 6 日初诊。

主诉：双膝关节肿痛 2 年余。

现病史：2017 年出现关节痛，先后在协和医院、北京中医医院等治疗，均诊断为类风湿关节炎。后出现肝功能损害，明确诊断为自身免疫性肝炎。

刻下症：神疲乏力，口干舌干，喉咙干，常干咳思饮。偶腰酸不适，眼亦干，咳嗽未作，大便日 1 行，不成形。双膝痛，右重于左。脉滑数，舌胖红，苔黄腻。

西医诊断：类风湿关节炎。

中医诊断：痹证（尪痹，湿热痹阻）。

治法：清热除湿，蠲痹止痛。

处方：土茯苓 30g，茵陈 30g，生甘草 6g，柴胡 10g，女贞子 20g，白芍 30g，牡丹皮 15g，当归 12g，豨莶草 30g，丹参 30g，制鳖甲 15g，石斛 12g，鸡血藤 30g，忍冬藤 30g，炙黄芪 30g，秦艽 15g，阿胶 10g（烊化），14 剂。

二诊（2018 年 5 月 8 日）：时头晕、乏力神疲，口黏，膝痛。大便日 3 ～ 4 行，黏不成形。近半年体重下降 3kg，目前 57kg。无出血倾向。脉滑数，舌胖尖红，苔中薄黄微腻，边齿痕。3 月 6 日方去土茯苓、忍冬藤、秦艽，加太子参 15g，红芪 10g，14 剂。

三诊（2018 年 7 月 10 日）：复查尿常规示蛋白（＋）。纳食可，精神体力同前，偶牙龈出血。体重下降，半年来体重下降 3 ～ 4kg，现在 54kg。大便日行 4 次，稀便。右膝腘窝有鸡蛋大囊肿，无痛。2018 年 6 月 19 日血常规示：血红蛋白（Hb）131g/L，抗核抗体（ANA）1:320，细胞浆（＋），AMA-M2（＋），血沉 17mm/h，谷氨酰转肽酶 302IU/L。脉数，舌胖暗尖红，苔黄腻，边齿痕。

处方：生黄芪 20g，炙黄芪 20g，当归 12g，柴胡 10g，炙甘草 6g，制鳖甲 10g，白芍 30g，青蒿 15g，女贞子 15g，苍术 10g，白术 10g，萆薢 30g，熟地黄 15g，威灵仙 15g，太子参 15g，红芪 10g，三七粉 6g（分冲），14 剂。

四诊（2018 年 9 月 14 日）：今查尿常规阴性，大便日 2 ～ 3 行，不成形，较前次数减少。膝及足踝痛，始动痛，腰酸痛，无抽筋，颈项痛。精神体力尚好。常感头昏"迷糊"。2个月来牙龈出血一次。今体重56kg。纳一般，口臭增。脉沉滑数，舌红暗胖大，苔黄腻渐退，边齿痕。7月10日方去威灵仙，加丹参15g，白豆蔻6g，黄连6g，生牡蛎30g，14剂。

五诊（2018年10月23日）：纳可，大便日2行，不成形，双膝肿胀痛，上下台阶艰难，双肩及手指痛，口干，鼻子干，眼亦干。偶牙龈出血。脉滑数，舌胖，苔黄糙厚腻少津尖红，边齿痕。

处方：生百合30g，石斛12g，生黄芪30g，茵陈30g，忍冬藤30g，秦艽15g，女贞子15g，柴胡10g，生甘草6g，白芍30g，穿山龙15g，白豆蔻6g，制鳖甲10g，丹参30g，法半夏9g，北沙参10g，萆薢30g，14剂。

六诊（2018年12月25日）：自行停药1个多月，现纳可，晨起或头晕，口干，鼻子干，眼亦干，痰多，黏白，涕多。神疲乏力，大便日2行，不成形，手指及膝痛未加重，晨僵，无抽筋。体重现60kg。牙龈出血未作。脉滑数，舌暗红胖，苔黄厚糙腻渐退，边齿痕。

处方：生黄芪30g，苍术10g，生白术15g，茵陈30g，女贞子15g，石斛12g，南沙参10g，北沙参10g，厚朴10g，制鳖甲16g，茯苓30g，生甘草6g，柴胡10g，穿山龙15g，白芍30g，川芎10g，丹参30g，14剂。

七诊（2019年1月18日）：手足膝关节晨僵明显，食后胃堵，或欲呕，大便如常，不成形，每日2行。乏力神疲，鼻腔、喉头干，有痰，下肢无水肿。脉滑数，舌胖暗红，苔黄褐厚少津，边齿痕。

处方：太子参12g，苍术10g，白术10g，石斛12g，炙黄芪30g，女贞子15g，茵陈30g，白芍30g，制鳖甲12g，生白术15g，丹参30g，当归10g，法半夏9g，生甘草6g，黄芩10g，厚朴10g，柴胡10g，14剂。

八诊（2021年2月5日）：咽干，思饮，喜热饮，神疲，纳可，大便日2～3行，不成形。咳嗽，痰白多黏易咳出。晨起双膝痛，右重左轻。下肢无肿，偶刷牙出血。2021年1月4日检查：谷丙转氨酶42IU/L，谷草转氨酶80IU/L，碱性磷酸酶704IU/L，谷氨酰转肽酶279.3IU/L，直接胆红素15.78μmol/L，血糖6.57mmol/L，血沉83mm/h。尿常规：蛋白阴性。腹部彩超示：胆囊息肉样病变0.3cm×0.2cm，左肾囊肿。脉沉滑稍数，舌胖暗红，苔黄腻，边齿痕。

处方：生黄芪 30g，茵陈 30g，红景天 10g，女贞子 15g，石斛 10g，浙贝母 12g，炙龟甲 10g，生甘草 6g，苍术 10g，白术 10g，黄芩 10g，鱼腥草 30g，鸡血藤 30g，白芍 30g，14 剂。

按： 本案为类风湿关节炎合并自身免疫性肝病，因患者合并肝功能损害，凝血功能障碍，多种疾病存在，故临证更需要谨慎考虑，尽可能兼顾。商宪敏首诊即考虑为气阴两虚，湿困脾阳，给予益气养阴，软坚活血，佐以清肝胆湿热，缓缓图治，方能获效。类风湿关节炎为自身免疫性疾病，近年来的研究显示，很多患者出现多系统损害的表现，并且很多免疫性疾病往往可同时出现或者先后出现。自身免疫性肝炎是指非病毒、药物或其他代谢紊乱引起的，而由机体自身免疫应答所致的持续至少半年以上的慢性肝脏炎症浸润及片状坏死。此病多属于"郁证""胁痛"范畴。肝络瘀滞往往是病机之关键。因该病肝功能异常，故 RA 治疗选用中药治疗，其安全性更有优势。中医所说的"正气"也就是指机体免疫力、组织修复和功能代偿能力，本患者也是考虑为正气亏虚为主，兼有肝脏湿毒郁瘀，在治疗上注意选择药味偏凉之品，滋补也是选择柔养肝阴，补其虚而制其火。同时考虑到有转为慢性肝硬化的可能，加入软坚散结之品。

案例 6：类风湿关节炎（寒热错杂证）

曹某，女，41 岁，职员。2021 年 10 月 15 日初诊。

主诉：关节肿痛 1 年余。

现病史：2020 年夏关节痛，以手足指趾及腕踝痛为主，未检查未治疗。2014 年 4 月剖宫产一男婴，后关节痛，当时血沉、类风湿因子处于正常的高限。2021 年夏关节痛加重，近 2 个月尤甚，仍以双手足指趾关节及腕、踝痛为主，晨僵明显，活动后减轻，夜晚痛加重。腰酸痛，怕冷亦怕热，咽无不适，眼干，无口干。纳可，大便每日 2～3 行，多可成形，月经量本月较前减少，末次月经 10 月 12 日，近期刚刚开始服来氟米特。2021 年 8 月 26 日，于北京某三甲医院检查：血沉 30mm/h，类风湿因子 16.5 IU/mL，抗"O"109

单位，C 反应蛋白（CRP）3.19mg/L，抗核抗体 1∶80，双链 DNA47.32 RU/mL。2021 年 10 月 7 日血沉 14mm/h，类风湿因子（RF）36.8 IU/mL。血尿酸（UA）313.8mol/L，血常规：WBC6.86×10⁹/L，Hb113g/dL。

刻下症：双手指稍肿胀，右手掌指关节有变形之兆，21 岁胆囊结石行胆囊切除术。脉沉滑稍数，舌暗胖，苔薄似黄，边齿痕。

西医诊断：类风湿关节炎。

中医诊断：痹证（尪痹，脾肾两虚，风寒湿邪外袭，日久化热）。

治法：温经通络，除湿蠲痹。

处方：生黄芪 15g，炒白芍 30g，炙甘草 6g，青蒿 15g，威灵仙 15g，防风 10g，防己 10g，桂枝 10g，桑寄生 30g，徐长卿 15g，女贞子 15g，骨碎补 12g，细辛 3g，石斛 10g，60 剂。

二诊（2021 年 12 月 24 日）：诉服 10 月 15 日方 2 个月，关节痛减轻约 1/3，关节肿亦轻。怕冷好转，乏力，神疲意困，无抽筋，咽无不适，仍在服来氟米特 10mg 每天 1 次。月经错后，多为 40 天一潮，色黑亮如故。末次月经 12 月 16 日，本次腹痛甚，需服止痛片，之前痛经轻。夜尿频，3～4 次，无尿痛，无尿热。大便每日 2 行，不成形，口干思饮，纳呆，多食不适。脉沉滑，稍数，舌胖大暗，苔薄似黄，边齿痕。

处方：太子参 10g，南沙参 15g，炙甘草 6g，青蒿 15g，威灵仙 15g，苍术 10g，白术 10g，桂枝 10g，萆薢 30g，炒白芍 30g，鸡血藤 30g，桑寄生 30g，补骨脂 10g，骨碎补 10g，14 剂。

三诊（2022 年 1 月 21 日）：关节痛，晚上痛减轻。时或复加重，又减轻，近期肿加重。睡眠差，入睡难，寐不安，再睡亦难。夜尿 2～3 次，无咽痛，咽干、鼻子干已久，眼亦干已多年。几乎每天早喷嚏，有血涕，未曾诊断干燥综合征。纳差，大便每日 1～2 行，不成形已久。易疲劳，无抽筋。月经错后 3～5 天，末次月经 2021 年 12 月 20 日，量多，色黑。经行腹痛，始于 2014 年剖宫产后。2021 年 12 月 24 日方去鸡血藤、萆薢、桑寄生，加炒酸枣仁 30g，徐长卿 15g，山萸肉 12g，生百合 30g，改太子参为 15g，14 剂。

四诊（2022年2月18日）：病情向好，自己注意防寒，近天气复冷，关节痛加重，腰酸痛较前加重。纳可，大便日1～2行，不成形，夜尿2～3次，起夜后复睡稍难，平日怕冷，后半夜易汗出，口干、鼻子干、眼干如故，每早喷嚏，流清涕。平卧时靠下则鼻孔即塞。牙齿自幼龋齿多，目前仍有牙疾。偶血压升高，其母高血压。舌胖大，苔薄白边齿痕。辨证为脾肾两虚。

处方：生黄芪30g，苍术10g，白术10g，桂枝10g，白芍30g，生百合30g，五味子9g，炙甘草6g，熟地黄15g，生白术15g，鹅不食草6g，麦冬12g，防风10g，淫羊藿10g，山萸肉10g，补骨脂10g，骨碎补12g，14剂。

按：本案患者为中年女性，类风湿关节炎病史1年余。首诊考虑为感受风寒湿邪，郁久化热，患者本质体质为虚证，故以扶正祛邪同调，标本兼顾，防己黄芪汤解表寒，桂枝通行十二经脉，细辛散寒止痛，芍药甘草汤缓急止痛。经治疗，二诊获效，患者适值经期，出现腹痛加重。加用独活寄生汤，拟和络祛风为主治疗。考虑患者脾胃功能弱，故酌情较少祛风类药物使用，加用补肾强督，培补脾肾之品，缓缓图治。三诊患者出现眼干、咽干之象，考虑外邪风寒湿已去多半，故减祛风散寒之品，改以益气滋阴扶正为主。类风湿关节炎病程缠绵，症状容易反复，临床上很多患者因呼吸道感染而导致病情反复，迁延而成难治之症。本患者详加养护，调治几个月，症状基本控制，疼痛减轻。

商宪敏对畏寒较甚的痹证主张桂枝与黄芪同用，自汗、关节酸痛、恶风者，桂枝汤加苍术、黄芪。《伤寒论》第175条曰："风湿相搏，骨节疼烦，掣痛不得屈伸，近之则痛剧，汗出短气，小便不利，恶风不欲去衣，或身微肿者，甘草附子汤主之。"胡希恕曾阐释此条：汗出短气，为外有湿内有停饮，伴气冲，必用桂枝。恶风不欲去衣，为少阴之证，阴虚兼有表证。外有热而寒在骨。故甘草附子汤主之，就是桂枝甘草加附术。桂枝汤加附术、桂枝甘草加附术、桂枝去芍药加附术，这些都是在治关节痛紧等疼得厉害、气冲明显时常常选用之品。

案例 7：干燥综合征（气阴两虚证）

程某，男，61 岁。2019 年 10 月 9 日初诊。

主诉：口干思饮 3 年。

现病史：患者 2016 年出现口干思饮，眼干不甚，眼灼热，自幼不喜馒头、烙饼，可进食米饭之类。于北京人民医院查：抗核抗体（ANA）1∶320，SSA（+++），SSB（+++），Ro-52（+++）；免疫功能检测 IgG 26.1g/L，RF 266 IU/mL。未治疗用药，2019 年 8 月 26 日复查：SSA（+++），SSB（+++），Ro-52（+++）；免疫功能检测 IgG 25.1g/L，RF 400IU/mL；ESR 42mm/h。肺 CT 示：右肺肺气肿、右肺微结节灶、双肺散在局部肺组织膨胀不全或陈旧灶。诊断为干燥综合征后一直未治疗，未用药。自 2019 年 10 月 1 日起口服艾拉莫德 25mg 每日 2 次。

刻下症：口干思饮，口唇亦干，左眼皮磨感，无关节痛，有痰黏，不易咳出，纳可，精神体力可，唯喜卧。大便日 1～2 行，成形，易发脾气。儿时常感冒，曾有血小板减少性紫癜，现痊愈。体检提示窦性心动过缓，心率 48～50 次 / 分，甘油三酯升高。寐不实，入睡难。舌质稍暗，苔根似黄，边齿痕，脉沉缓。

既往史：2016 年因左牙龈炎症影响上额窦，拔牙后而愈。左上最后两颗牙齿现碎块样脱落。其母患类风湿关节炎、干燥综合征。

西医诊断：干燥综合征。

中医诊断：燥痹（气阴两虚，痰热血瘀）。

治法：益气养阴，清热化痰，化瘀通脉。

方药：生脉散合参芪汤、芍药甘草汤加减。

处方：生黄芪 15g，南沙参 10g，北沙参 10g，麦冬 10g，天冬 10g，五味子 6g，白芍 30g，生甘草 6g，石斛 12g，茯苓 30g，生百合 30g，石斛 12g，红景天 10g，炒酸枣仁 30g，茯神 10g，牡丹皮 12g，7 剂。

二诊（2019 年 10 月 16 日）：药后无不适，症无进退。睡眠差 20～30 年，入睡难，寐不实，药后睡眠好转。舌脉同前。前方加党参 15g，改生甘草为炙甘草6g，7剂。

三诊（2019年10月23日）：午后似有睡意，可睡2小时。口干、眼干减轻，饮水多，夜尿1～2行，大便日1～2行，成形。舌胖暗苔薄白，边齿痕，脉沉滑缓。前方去牡丹皮，加炙远志10g，川芎10g，7剂。

四诊（2019年10月30日）：口唇干裂、脱皮减轻，多言后口干，睡眠有好转，颜面肌肉渐增。舌苔同前，脉沉滑。前方改生黄芪为30g，7剂。

五诊（2019年11月13日）：口干减轻，唇裂好转，纳佳，睡眠时间增加。舌胖暗，苔薄黄似津亏，边齿痕，脉沉滑。

处方：生黄芪30g，白芍30g，生甘草6g，胆南星6g，百合30g，天冬10g，麦冬10g，五味子6g，石斛12g，南沙参10g，北沙参10g，炒酸枣仁30g，丹参30g，茯神10g，14剂。

六诊（2019年11月27日）：口唇干似减轻，脱发除，睡眠仍差，大便调，纳少，食后无不适。舌暗胖稍红，苔薄黄少津，边齿痕，脉沉滑。前方加太子参10g，炒谷芽10g，炒麦芽10g，7剂。

按：本案患者为中年男性，干燥综合征病史3年余。首诊考虑为气虚津亏，症见口干目涩，面白无华，乏力神疲，舌淡胖齿痕，脉沉缓，治宜益气健脾，润燥生津，方用生脉散、参芪汤合芍药甘草汤加减。生脉散由人参、麦冬、五味子组成，有益气生津、敛阴止汗功效，善治气阴两虚证。方中人参大补元气为君，配伍臣药麦冬以补气养阴，又因气阴之伤源于燥热之邪，故配伍五味子收敛耗散之气，收敛心肺之气，三药合用，共奏益气养阴、滋补心肺之功效。鉴于干燥综合征患者每以口干眼干、反复腮腺肿大及关节痛等症状为特征，临床表现呈多样性，常起病隐匿、病势和缓、病变缠绵，极少见元气衰微、体虚欲脱之危重象，故方中人参可少用或不用，而依症状特点、病情病性改用党参、太子参、沙参。

党参甘平，善补中气，又益肺气，药性平和，不燥不腻，故为气虚者常用之药。太子参，味甘微苦，性微寒，为清补之品，能益气又养阴，最适用于脾肺亏虚气阴不足者，尤宜胃弱纳少，不思饮食患者。沙参味甘淡，性微寒。能清肺热，养肺阴，又能养胃阴、生津液，临床用药有南、北沙参之分，两者功效相似，唯南沙参药力较差，但有祛痰、活血、强心作用。

参芪汤由人参、黄芪组成。人参大补元气，又补气血。凡一切气血津液不足之证皆可用之。黄芪乃补气圣药，善补脾肺之气，益气固表，升举阳气；又能补气生血，补气摄血，补气行滞。两者合用，可谓补气之最。

芍药甘草汤由芍药、甘草组成，芍药苦酸微寒，有补血敛阴、平肝抑阳、柔肝止痛之功；甘草甘平，归十二经，有补脾、养心、润肺、祛痰、解毒、缓急及和药等功效。两者合用，滋阴养血、调和肝脾、柔肝缓急为佳。

本案选用生脉散、参芪汤及芍药甘草汤合方加减，加生百合、石斛、天冬、红景天以增强养阴益气作用；加茯苓、茯神、炒酸枣仁以济清化痰热、养心安神作用；加牡丹皮入血分，其药苦辛微寒，可清热凉血、活血通脉。方中诸药配伍，共奏益气养阴、清热化痰、活血通脉之功效。

路志正

一、医家简介

路志正（1920—），男，河北省石家庄市藁城人。首届国医大师，中国中医科学院广安门医院主任医师，中华中医药学会风湿病分会终身名誉主任委员。幼承家学，通古博今，悬壶八十余载，发展中医脾胃理论与湿病理论，提出"持中央，运四旁，怡情志，调升降，顾润燥，纳化常""北方亦多湿论"等学术思想，擅长从脾胃观及整体论治内、妇、儿科等疑难病，在风湿病、心病及疑难病领域颇多建树。创立燥痹、产后痹、痛风及修订五脏痹、五体痹等二级病名与诊疗规范；研发系列痹病中成药。出版《路志正医林集腋》《中医湿病证治学》《实用中医风湿病学》《路志正风湿病学》等著作。荣获 2019 年"全国中医药杰出贡献奖"。

二、学术观点

（一）创立"燥痹"病名，形成"燥痹"理论

干燥综合征，在中医古籍中并没有相对应的病名，但其临床表现在历代医籍中有散在论述。路志正通过查阅古代文献，并结合自己多年的临床经验，在 20 世纪 80 年代末创立"燥痹"病名，并指出干燥综合征属于中医"燥痹"范畴，目前已经成为风湿病的二级病名。燥痹，是由燥邪（外燥、内燥）所伤致阴津耗损、气血亏虚，使肢体筋脉失养，瘀血痹阻，痰凝结聚，脉络不通，导致肢体疼痛，甚至肌肤枯涩、脏器损害的病证。燥是致病之因，亦是病理之果，痹是病变之机。其成因有三：①气运太过，燥气横逆，如《素问·六元正纪大论》曰："天气急，地气明，阳专其令，炎暑大行，物燥以坚，淳风乃治，风燥横运，流于气交，多阳少阴。"感而受之，燥痹乃成。②寒湿痹或用大热辛燥之品，耗伤津液，使筋脉失濡。正如《温病条辨·燥气论》所说："经谓粗工治病，湿证未已，燥证复起，盖谓此

也。"③素体肝肾亏虚，津液不足，筋脉、关节失于濡养，"不荣而痛"也。《素问·阴阳应象大论》曰："燥胜则干。"路志正宗此，提出燥痹以阴血亏虚，津枯液燥，筋脉关节失濡为主要病机。治疗当以滋阴润燥为要务，即使有兼夹之邪，也应当在滋阴润燥的基础上佐以祛邪，不可喧宾夺主。

在辨证论治上，外燥致痹多兼风热之邪，其治当滋阴润燥，养血祛风，方用滋燥养荣汤（出自《赤水玄珠》），组成：当归、生地黄、熟地黄、白芍、秦艽、黄芩、防风、甘草）加减。内燥血枯，酌用活血润燥生津散（出自《医方集解》），组成：当归、芍药、熟地黄、麦冬、天冬、瓜蒌仁、桃仁、红花）加减。因误治而成者，既有津枯血燥，阴虚内热，又多兼湿邪未净之证；其治较为棘手，滋阴则助湿，祛湿则伤津，故应以甘凉平润之品为主，佐以芳香化浊、祛湿通络；方用玉女煎去熟地黄，加生地黄、玄参、藿香、茵陈、地龙、秦艽等。素体阴亏者，当滋补肝肾，健脾益气，以"肾主五液""肝藏血主筋""脾胃为气血生化之源"故也；方用一贯煎加减，何首乌、肉苁蓉、怀牛膝、山药、白扁豆、鸡血藤等药可随证加入。

燥痹之病，既有阴伤液亏，又有痹阻不通，所以单纯采取"燥者濡之"治疗，往往收效不甚理想。应根据其病位所在、病情变化、体质差异、四季之别等，详查细审，予以论治。在养阴润燥的同时，佐以辛通之品，使滋阴而不腻，养液而不滞，两者相合，相得益彰。风药宜用甘辛平、甘辛寒或辛苦平、辛苦微温之品，此为风药之润剂，既无伤阴之弊，又合"辛以润之"之旨。如丝瓜络、忍冬藤、络石藤、豨莶草、桑枝、海桐皮、防风、秦艽、青风藤、海风藤、伸筋草等，均有疏经活络、宣痹止痛之功。活血化瘀之味，当选甘寒或苦微寒、辛苦微温之丹参、莪术、牡丹皮、丝瓜络等。若使用温热之当归、川芎、红花、鸡血藤之类，其用量宜小，以免阴液未复而再损伤。大苦大寒之品，如非实热，宜慎用、少用，因苦能化燥。疾病后期，多阴损及阳，形成气阴两虚、阴阳俱虚、正气不足之证。此时治宜益气养阴、阴阳并调、大补气血、扶正祛邪。若筋脉失荣，精亏髓空，骨关节变形者，则养血荣筋、填精益髓、温阳壮督，甚至虫蚁搜剔等法均可用之。总之，治疗方法要灵活达变，不可拘泥。

（二）气阴两虚为核心病机

正气虚衰是疾病发生的先决条件，正气即气、血、津液等总称。气血津液是人体赖以维持生命活动必不可缺少的重要物质。《灵枢·五癃津液别》说："三焦出气，以温肌肉，充皮肤，为其津。"血与津液皆为阴液，所谓津血同源。血为精微物质所化，随脉道流行于全身，有濡养之功。津液是机体一切正常水液的总称，其以水为主体，有很强的滋润和濡养作用，布散于肌表，则滋润皮毛肌肤；流注于孔窍，保持眼、鼻、口等滋润通利；注于脏腑骨髓，则可充精养髓。《灵枢·邪客》说："营气者，泌其津液，注之于脉，化以为血，以荣四末，内注五脏六腑。"津液与血互相转化，通过气的推动作用，流至周身，在内则充补脏腑、脑髓，在外则滋养四肢百骸、筋骨、肌肉、皮毛。依据阴阳分类，气属于阳，血和津液等属于阴，看似阴阳不同，实则可分而不可离。《素问·阴阳应象大论》有云："阴在内，阳之守也；阳在外，阴之使也。"阳气在外，推动阴津、阴血等发挥其功能，而阴津、阴血在内，为阳气的运行和输布提供物质基础。此外，阴阳也是互生互济，盖"孤阳不生，独阴不长"，"阳得阴助而生化无穷"，"阴得阳升而泉源不竭"（《景岳全书》）。气阴两虚是干燥综合征发生发展过程中的核心病机，已为共识。

脾主运化，肝主疏泄，肺主治节、通调水道，肾藏精、主水而使阴液气化上承。人或因先天不足，或因后天失养，致使五脏之气虚弱受损，功能失调，则津液不得生成输布，无以滋润周身。又因正气受损，内外燥邪乘袭人体，造成津液损伤，或气随津脱，以致正气虚衰，气阴两虚；久病阴损及阳，阴阳俱虚；燥邪伤津，久居体内，易致虚热、瘀血、痰饮等，互结于内，阻塞经脉，致脉道不通，气血运行不畅，津液输布不利，不能濡养周身关节及脏腑，络脉失养，五体不利，从而形成关节痹证。近30年来，姜泉、刘维、马武开、陶庆文等多位学者对干燥综合征的证候分布进行调查，显示气阴两虚均是其中的重要证型。故路志正指出，燥痹之核心病机为气阴两虚。

（三）顾护中焦脾胃为根本

路志正指出，脾胃居于"中央"、为后天之本，重视顾护后天脾胃，是路志正治疗干燥综合征的经验之一。脾胃为水谷之海，如《黄帝内经》所载："胃者，水谷之海，六腑之大源也。五味入口，藏于胃，以养五脏气，气口亦太阴也。是以五脏六腑之气味，皆出于胃。"（《素问·五脏别论》）"脾胃者，仓廪之官，五味出焉。"（《素问·灵兰秘典论》）人体后天所需气血津液来源于饮食水谷，五脏六腑功能正常有赖于水谷精微的滋养。脾胃互为表里，胃主受纳，将摄入的饮食水谷腐熟；脾主运化，将水谷精微上输于头目心肺，并布散周身。因此，只有脾胃运化正常，才能令饮食水谷化生为人体所需的营养物质，濡润机体，维持人体正常的生命活动。所以路志正强调"持中央"，即是健脾胃、强后天之本，令气血津液生化有源、布达全身，而燥痹乃除。此外，脾胃为升降之枢纽，"气者，人之根本也"（《难经·八难》），机体的物质代谢以及所有的功能活动，均可视作精气正常运动所产生的效应，即"非出入，则无以生长壮老已；非升降，则无以生长化收藏，是以升降出入，无器不有。"（《素问·六微旨大论》）因此，若气的运行失常，机体的功能即会出现紊乱，正如《素问·阴阳应象大论》说："清气在下，则生飧泄；浊气在上，则生膜胀。"脾胃居于中焦，脾主升清，胃主降浊，为气机升降之枢纽，气机的正常运行与脾胃的关系极为密切，若脾胃升降功能失和，必可导致机体气机失常，从而影响营养物质的输布，导致疾病的产生。气、血、津、液是维持人体生命活动必不可少的重要物质，气无形、属阳，具有推动、温煦等作用；血与津液都为液态物质、属阴，具有荣养滋润机体各个组织、器官的作用。四者关系紧密，血与津液的正常运行离不开气的推动，而气的运行又须依附于有形之血与津液。"营卫者，精气也；血者，神气也。故血之与气，异名同类焉。"（《灵枢·营卫生会》）气、血、津、液相互依存、相互促进、相互转化，共同为机体脏腑组织器官提供生理活动所需的能量，其中任一环节出现异常，必然导致气血津液运行失常，生命活动受到影响。总之，脾为气血生化之源，脾升胃降亦为人体气机升降之枢纽，脾胃在气、血、津、液的生成与运行中起到重要作用。路志正指出，后天之阴阳皆生于脾胃，健运脾胃即补后天之阴阳，阴阳平和、气血条达，乃能消除燥痹。

（四）五脏皆可化燥

叶天士《温热论》云："温自上受，燥自上伤，理亦相等。"燥邪上受，客于颜面，灼伤五窍，耗伤五液，汗、泪、唾、涕、涎减少，则见口咽鼻眼干燥。汗、泪、唾、涕、涎为五脏所化生，若燥伤脏气，气不化津，则五液减少。《通俗伤寒论》又云：燥"先伤肺经，次伤胃液，终伤肝血肾阴"。可见，燥可累及五脏，反之亦然。《诸病源候论》曰："目，肝之外候也……若腑脏劳热，热气乘于肝，而冲发于目，则目热而涩也，甚则赤痛。"（《目涩候》）"手少阴，心之经也，其气通于舌。足太阴，脾之经也，其气通于口。腑脏虚热，气乘心脾，津液竭燥，故令口舌干焦也。"（《口舌干焦候》）可见五脏皆可为燥。肺失宣肃津液失于敷布而少涕，脾不散精而少涎，心阴不足而少汗，肝血暗耗而少泪，肾水亏损而少唾，胃肠津液干涸，三焦气化失司，以致外有经脉气血痹阻，关节肌肉疼痛，内有津亏液燥，脏腑阴精不足。五脏化燥尤以肝、脾、肺、肾为主。脾为后天之本，乃津液运化输布之关键，脾阳升清、水谷运化正常，才能生成津液阴血，使津液四布，阴血濡养四肢百骸。肺主宣降，输布津液，肺朝百脉，通调水道，五脏六腑之津液皆由肺脏输布，肺失宣降，则津液不布，周身无养；肺为娇脏在上，极易感受燥邪，燥邪灼伤肺津，一则扰乱气机，二则肺热使津更伤。肝藏血，主疏泄，与一身阴液关系密切，肝阴不足无以荣目则眼干，无以养筋则拘挛；肝气机失调，既伤脾胃津液生化之源，又碍他脏津液之输布；肝体阴而用阳，极易化火更伤津液。肾乃人身元阴、元阳封藏之脏，为先天之本，能营养周身，肾主水液，主一身之津液和一身之阴，燥痹的发生与肾脏的病变关系密切。

（五）络脉不通，通络润燥

燥痹时经络不通，不仅表现在痹阻筋脉关节，更见于腺体微观络脉不通。络脉是经络系统的重要组成部分，可分为别络、浮络、孙络等不同层次而遍布周身，它的主要功能是通行气血、沟通表里、贯通营卫、津血互渗等。多种因素综合作用导致外分泌腺体上皮细胞发生改变，产生多种自身抗体、炎性介质和细胞因子，引起腺体炎症并导致腺体破坏、功能障碍。干燥综合征病理表现为局部淋巴细胞的高度浸润，实验室检查见大量自身抗体、高球蛋白血症、血液高凝状态，均属于中医经络不通范畴。路志正认为，治疗燥痹的关键，一是针对"燥"而养阴津，二是针对"痹"的通络法，后者也十分重要，王不留行、漏芦、路路通等为疏通微观腺体经络不通的要药。而针刺疏通经络，比中药更具有快捷、价廉等优势，即通过针刺"通络"作用达到更好的"润燥"效果。

三、临床特色

（一）益气养阴为本

路志正认为，燥痹以心、肝、脾、肺、肾五脏及其互为表里的六腑、九窍特有的阴津亏乏表现为其临床特征。燥是致病之因，亦是病理之果，痹是病变之机，临床上常现津亏失濡，燥瘀相搏，或燥痰互结等特点，其发病的主要病机不外乎气阴两伤、燥瘀痹阻、津枯液涸，与脾阴不足有密切的关系，阴液亏损为燥痹之根本。治燥当遵循《黄帝内经》"燥者濡之"的基本原则，用药以辛寒为主，佐以甘苦。叶天士治燥颇有心得，指出"上燥治气，下燥治血"（《临证指南医案》），完善了燥证的治则治法。路志正论述燥痹指出："燥痹之发，缘由先天禀赋不足，阴液匮乏；或木形、火形之躯，阴虚火旺；天行燥邪或温热之毒，损伤津液；或寒湿内盛，郁久化热、化燥，灼伤阴津等，使机体阴液损伤，组织失充、失养，筋脉痹阻不通而成。"可见，阴液亏损为燥痹之根本病机，燥邪易伤阴耗气，故益气养阴为治燥大法。治痹通络之药味辛性窜，易损伤气阴，运用时宜合理慎重，以防气阴更伤。

（二）重视脾阳胃气

《脾胃论》云"土为万物之母"，"内伤脾胃，百病由生"。路志正主张"调饮食，适寒暑"，使脾胃功能健全，强调四时皆以养胃气为本。路志正总结李东垣用药有三要：一是药味少、药量轻；二是以温补脾胃为主，尤其是以补脾为主，用消食的药物较少；三是加入少量风药，以助升提阳气。路志正深谙其理并发展脾胃学说，在临床上用补脾药必辅以和胃之品，用升提药必佐以降气之味，使脾阳胃气调和，运化升降复常；为了顾护脾胃这一后天之本，路志正常在辨证论治的基础上，根据具体病情选用生谷芽、生麦芽、炒谷芽、炒麦芽、炒三仙、炒山药、炒白术、炒苍术、佛手、绿萼梅、炙甘草、大枣、鸡内金等健脾和胃消食之品。如此不仅保护脾胃免受药物损伤，而且增强了人体正气，体现了《黄帝内经》"补正气以御邪"的学术思想。

（三）重视脾阴胃阴

叶天士认为"胃为阳土，宜凉宜润"，这既是对胃生理特性的概括，也是对胃阴虚证提出的治疗原则，更因甘入脾胃，故叶天士的养胃阴法主要以味甘性凉药物组成。引起胃阴虚证的病因很多，诸如温热、燥热、久病不复、药劫胃津等，且胃阴虚多兼夹证，而叶氏善用养胃阴法且用药十分灵活。甘凉可解燥热，濡润以养胃阴，从而达到清养胃阴的目的，津液来复则胃的通降功能得以复常。路志正发展叶天士养胃阴的思想，在临床上用滋阴药物常佐以化湿之品，用清热药物常佐以温散之味。盖脾胃气阴两虚，运化失司，临床常见燥湿并存。路志正曾辨治一干燥综合征患者，其病史已有20年，曾在许多医院就诊，以往中药处方，大多数是滋阴清热，尤以生地黄、玄参、石斛、龟甲等药为主，但患者口眼干燥等症缓解不明显，且用药后时常腹泻，伴乏力，舌光红无苔，脉细涩。路志正认为，该患者病程已久，阴液亏虚，致脾失濡养，运化失常，实为脾之气阴不足，治疗宜缓缓图之，不能仅峻补真阴，还需益气养脾阴以顾护津液之本，方中加用太子参、山药、白术等，干燥诸症减轻。路志正补脾阴必兼补脾气，寓"阴中求阳，阳中求阴"之意，脾气散精以生阴血，统摄血液而固阴，脾阴又化生脾气。路志正常以太子参作为主药，该药益气而不升火，生津而不助湿，扶正而不恋邪；辅以山药、白术等益气养阴。脾虚影响升降，阻碍气机，常用佛手一味调畅气机，使滋阴不碍脾，理气不伤阴；并强调用滋阴的药物，要佐以化湿的药物；用清热的药物，适当佐以温散的药物。

（四）兼运四旁为法

路志正治疗燥痹时，注重肺、脾、肝、肾四脏，兼顾各脏腑系统；治疗本病注重先天与后天的互补关系；顾全气血、阴阳之间的关系，如常用益气养阴、宣肺布津的方法。在选药上，考虑到滋阴药易滋腻碍气、润下通便，加用理气药使之补而不腻；益气药喜用温和不燥之太子参，既可阴阳互补又可健脾止泻之白术、山药等，甚至加用少量收涩药如乌梅炭等；活血药多用温和不燥、养血通经药物如当归、乌梢蛇等。考虑到燥者炼津成痰，选用小量清半夏等化痰药；燥毒化热者以金银花等清热解毒；阴虚内热者，加用知母、龟甲；肾气虚者，加桑寄生、莲子肉等。总之，要谨守病机，因证施治，不固守成方，方因证变，药随方遣，始能药到病除。

（五）兼顾燥毒之治

燥痹之病，既有阴伤液亏，又有痹阻不通之病机，本病后期，多燥瘀搏结，脉络痹阻，久而化毒，治疗需兼顾内生邪气。朱丹溪提出气、血、痰、湿、热、食六郁学说，很值得借鉴。尤其现代疾病往往湿、浊、痰、郁、瘀互现，寒热并存，食滞与脾虚共存，内伤与外感并见，上下同病，治疗颇为棘手，此时要圆机活法，运用自如。路志正常将诸法熔为一炉，在养阴润燥的同时兼顾内生燥毒，佐以解毒通络之品，如金银花、连翘、白花蛇舌草、忍冬藤等。通络蠲痹润燥法，适用于燥瘀搏结，络脉痹阻，四肢筋脉、关节失于津液濡养，而见关节疼痛，或屈伸不利、活动受限者。临床常用身痛逐瘀汤化裁，采用秦艽、忍冬藤、络石藤等，应用辛苦微温或辛甘而平及苦平之药物，并佐以阴柔润燥之辈，使温而不燥，育阴而不滞。清营解毒润燥法，适用于营热炽盛，伤津耗液，化燥成毒而形成的燥毒证，可见腮腺肿大、肌肤发斑、紫癜等症。临床常用清营汤加清热解毒中药，采用功劳叶、山慈菇、仙鹤草、红藤等。养血活血润燥法，适用于津液匮乏，血液失充，营血不足，或气虚不能助血，而致血虚血痹，常用丹参、鸡血藤、赤芍、白芍等。

（六）针刺润燥，凝练"路氏润燥穴"方

针灸疗法无任何毒副作用，安全、简便、有效，故有医家选择针灸疗法缓解口干眼干等症状，或作为辅助手段配合中药治疗干燥综合征。路志正治疗本病以益气养阴为大法，兼以通络、化痰、清热。取穴原则以远端取穴与局部取穴相结合，辅以循经取穴。基于气阴两虚病机认识和临证经验，在"持中央、运四旁"及针刺润燥等学术思想指导下，借鉴《针灸甲乙经》《针灸大成》《针灸大全》等经典古籍，融入古人针刺治疗干燥相关症状的经验智慧，路志正制定了"针刺润燥穴"方，其主穴为中脘、足三里、三阴交、外关，配穴为廉泉、承浆、颊车、攒竹、太阳、丝竹空。

中脘穴为胃之募穴，八会穴之腑会，长于调节阳明胃腑和阳明经，加之亦为任脉与多条经脉交会穴，气血津液非常充沛。足三里为足阳明胃经之合穴，五行属土，长于升发胃气、健脾燥湿，古人有"肚腹三里留"之说，与中脘穴上下配用可达中焦脾胃纳运协调、燥湿相济之功。三阴交为足太阴脾经穴，足三阴经交会之处，可健脾和胃、调补肝肾、行气活血、疏经通络。《针灸聚英》有云："肢节肿痛……手指节痛不能屈伸……手足麻痛并无力……目翳或隐涩……上病证，外关悉主之。"外关穴为手少阳三焦经穴，又通阳维脉，长于通经活络，主治涵盖干燥、疲乏、肢体痛三大症状，因此路志正认为外关穴为治疗燥痹之要穴。颊车、廉泉和承浆穴均位于口周，具有利喉舌，增津液之功。攒竹为足太阳膀胱经穴，丝竹空为手少阳三焦经穴，太阳为经外奇穴，均位于眼部周围，通过针刺局部效应可缓解眼干症状。此外，前期文献研究通过检索 14 部古医籍和相关临床报道也发现，攒竹、太阳和丝竹空是用于治疗口干症状的高频穴位。

纵观"路氏润燥穴"方取穴配伍特点，以足阳明胃经穴、手少阳三焦经穴、任脉穴为主，足阳明经为多气多血之经，阳明胃腑为水谷之海，任脉总领一身阴经气血，而手少阳经半表半里最能通调内外。该配伍之要义，是通过益气养阴以润其燥，更重要的是通过调节少阳升发之气以通其络而润其燥，针对"燥""痹"双管齐下，共奏通络、润燥之功。

（七）食药共举，养治结合

在内服中药的同时，路志正还重视饮食和外洗足疗法，食药并举，综合治疗，以提高疗效。干燥综合征患者的饮食宜清淡，不宜食冷饮，口干时少量多次饮水，不可一次大量饮水，以免伤胃；并切忌刺激性食物，如辛辣、香燥、烧烤、炙炸之品。因唾液减少而进食困难者，先予流质饮食，待病情好转或稳定后再进普通饮食。

四、验案精选

案例1：甘平濡润、气阴两补佐柔肝理气治干燥综合征并肝病

刘某，女，50岁，教师。1981年7月17日入院，住院号013347。主诉全身皮肤干燥，双目干涩，口咽鼻腔干燥10年。患者1960年患慢性肝炎，1971年当地医院确诊为早期肝硬化。此后逐渐出现全身皮肤干燥，双目干涩，视物不清，口咽鼻腔干燥，在当地多方医治疗效不著，近2年证情加重，而到北京求治，经某医院确诊为干燥综合征。因无有效疗法，遂转入我院（广安门医院）。

现症：全身皮肤干燥不泽，两目干涩无泪，视物模糊，口、咽、鼻腔烘热干燥，饮食不用水助则难以下咽，唾液少，全身乏力，关节挛痛，恶冷畏风，心烦易急，两胁隐痛，大便干结、3～4日1行，溲清略频，舌暗红龟裂，无苔少津，脉弦细稍数。

西医诊断：干燥综合征并肝病。

中医诊断：本病病程较长，证情复杂，既有肝脾阴血亏耗、虚火内蕴之征，又有阴损及阳、阴虚气弱之象。

治法：甘平濡润，气阴两补。

处方：一贯煎加减。

沙参 20g，麦冬 12g，生地黄 15g，白芍 12g，白扁豆 12g，山药 12g，绿萼梅 9g，香橼皮 10g，莲子肉 15g，甘草 6g，7 剂，水煎服，日 2 次。

二诊（1981 年 7 月 25 日）：上方进药 7 剂，口眼鼻黏膜干燥略减，纳食、精神见振，大便日 1 行、略干，仍心烦易急，五心烦热，畏风，关节挛痛。上方加玄参 10g，太子参 10g，川楝子 8g，7 剂，水煎服。

三诊（1981 年 8 月 2 日）：药后自觉眼内润泽，但夜间仍干涩，口中微有津液，心烦易急，五心烦热已减，舌脉同前。既见小效，守方不更，再进 14 剂。

药后患者自觉两目干涩，口咽干燥，皮肤枯涩，全身乏力，畏冷恶风比入院时大有好转，饮食不用水助能够下咽，精神振作，二便正常，唯四肢关节时而隐痛，两胁胀满不适，舌暗红少津有裂纹，脉细略数。上方去玄参，加预知子 9g，首乌藤 18g。

患者共住院 217 天，除 2 次外感、1 次急性阑尾炎期间暂时对症治疗外，基本以上方加减进退，共服药 170 余剂，至 1982 年 2 月出院时，口、舌、眼、鼻、皮肤干燥基本消失，带药方出院，2 日服 1 剂，连服 3 个月；另嘱注意饮食有节，勿食辛辣，慎避风寒，以防复发。

按： 干燥综合征是以外分泌腺受累为主、全身多系统损害的慢性炎症性自身免疫病。临床以口干、眼干为主要特征，或伴关节痛，或多系统损害。其中常见的肝损害，包括本身引起的肝损伤，或合并原发性胆汁性胆管炎（又称原发性胆汁性肝硬化）。本案始有肝病史，继而诊断干燥综合征，应为合并或伴发病变。

中医学认为，燥邪为六淫之一，有外燥、内燥之分，五行属金，内合于肺，"燥胜则干"（《素问·阴阳应象大论》）为其病理特征。干燥综合征首先属于中医燥证大范畴。路志正依据《素问·痹论》"痹或痛，或不痛，或不仁，或寒，或热，或燥，或湿"之论，于20世纪80年代通过临床观察，根据本病既有口鼻眼干之燥证特征，又有肢体关节肌肉疼痛之痹证表现，首先提出"燥痹"病名（《路志正医林集腋·痹病杂谈一组·燥痹证治》），并得到业界共识，从而明确了干燥综合征为中医燥痹等范畴。

《黄帝内经》云："岁金太过，燥气流行，肝木受邪，民病两胁下少腹痛，目赤痛眦疡，耳无所闻。"（《素问·气交变大论》）"燥淫所胜……民病喜呕，呕有苦，善太息，心胁痛不能反侧，甚则嗌干面尘，身无膏泽，足外反热。"（《素问·至真要大论》）燥邪多首先犯肺，肺为水之上源，肺燥津亏，失于清肃，鼻咽皮毛乃至周身失于润泽；进而金克肝木，心肺相连、木火相生，若伴焦虑烦躁则促进郁热化燥，内外燥邪相合，形成上焦燥热、肺失宣肃。又肝藏血、主疏泄，外合于筋，津血同源，津亏血少，肝体失柔，筋脉失养，则肝气失和、血虚筋痹。肺失肃降，肝旺克土，再若长期饮食辛辣燥热之品，易致阳明化燥、内热炽盛，或脾失健运、无以散精，气血津液生化乏源，进而气阴亏虚。又肝肾同源，金水相生，或先天禀赋不足，或久病后天失养，终致真阴肾水耗伤。因此，燥痹病位重在肺肝脾胃肾，累及五脏系统。

《灵枢·本神》谓："五脏主藏精者也，不可伤，伤则失守而阴虚，阴虚则无气，无气则死矣。"《难经·三十一难》曰："三焦者，水谷之道路，气之所终始也。"燥伤三焦脏腑，无阴则气无以化，致气血津液输布失常，故伴随燥象可见气滞、痰湿、瘀血痹阻。如《医学入门》云："盖燥则血涩而气液为之凝滞，润则血旺而气液为之流通。"

本案为路志正于20世纪80年代初查房诊治案例。患者女性，时值更年期，肝肾亏、天癸竭，从事教师职业思虑操劳，有慢性肝病史，干燥综合征病程较长。路志正认为，该案证情复杂，既有肝脾阴血亏耗、虚火内蕴之征，又有阴损及阳、阴虚气弱之象，伴肝气失和、筋脉失濡。故法以甘平濡润，气阴两补，佐柔肝理气，拟一贯煎、沙参麦冬汤化裁。方中以沙参、麦冬补肺胃气阴，麦冬且润肺清心，白芍养阴柔肝，生地黄滋肾清热，山药补脾肾气阴，白扁豆、莲子肉健脾益气、甘平不燥，莲子肉又益肾养心安神，绿萼梅、香橼皮、川楝子、预知子疏肝理气、宽中消胀，理气而不伤阴。后加太子参性味甘平，健脾益气，玄参清热凉血、滋阴降火，首乌藤滋肾养血安神、祛风通络蠲痹，甘草伍白芍酸甘养阴、调和诸药。总之，大法以甘平濡润、气阴两补，使气阴生化有源，佐以柔肝理气、清燥凉血、祛风通络，紧扣病机，燥痹、肝病同调，慢病缓图，抽丝剥茧，终获向愈。

案例2：清燥救肺、和胃安神治干燥综合征

张某，男，25岁，2008年5月7日初诊。

主诉：口干、眼干半年。

现病史：患者工作为计算机编程，半年前由于眼干涩、口干到华西医大就诊，经眼科干燥实验、腮腺功能检查，确诊为干燥综合征，免疫各项检查正常。当时在当地服中药后，自觉眼干、口干症状加重，呼吸困难，腰痛明显，吃5剂后停药，后服正清风痛宁、环戊硫酮等药，药后口干好一点，腰痛逐渐好转。

刻下症：眼干、口干，咽痒欲咳，无痰，自感肺部干燥，眼角发红，饭后胃胀，嗳气，多梦，大便日1次、稀便，受凉则出现水样便，头晕有晃动感，坐位3～5分钟即出现手足发麻。舌尖红，苔白腻，脉弦滑小数。

西医诊断：干燥综合征。

中医诊断：燥痹（肺胃阴虚）。

治法：清燥救肺，和胃安神。

处方：太子参12g，南沙参12g，玉蝴蝶10g，桔梗10g，炒麦冬12g，生白术15g，炒山药15g，枇杷叶12g，藿梗9g（后下），苏梗9g（后下），厚朴花12g，炒杏仁9g，炒薏苡仁30g，生麦芽20g，生谷芽20g，甘草6g，14剂，水煎服，日1剂。

医嘱：禁食辛辣食物。

二诊（2008年5月28日）：患者自己注意少吃，药后头晕、胃胀、嗳气消失，大便稀改善，坐位3～5分钟即手脚发麻好转，时有时无，原眼部怕风怕灰尘不敢出门，现敢出门行走，近两天饮食不规律，喝冷饮复现大便

稀，腰痛减轻，仍眼干、口干，眼角发红，肺中觉干燥，口腔溃疡，晨起偶心悸，舌尖红，苔白微腻，脉弦细。既见小效，上方加减，生白术改炒白术12g，加密蒙花10g，14剂，水煎服，日1剂。

三诊（2008年6月18日）：药后眼干、口干减轻，喝水量正常，肺中干燥、口腔溃疡症减，眼怕风改善，怕灰尘如前，食后打嗝，嗳气，胃时胀，大便日1次、质稀，腰膝痛消失，舌质红，苔薄，脉沉细。

治法：益气布津，健脾和胃。

处方：太子参12g，南沙参12g，桔梗10g，玉蝴蝶8g，枇杷叶12g，炒杏仁9g，炒薏苡仁20g，清半夏9g，炒白术12g，炮姜8g，黄连8g，茯苓20g，厚朴花12g，藿梗10g（后下），苏梗10g（后下），车前草15g，炙甘草6g，14剂，水煎服，日1剂。

依上方加减服用半年余，症状消失。

按：本例病位在肺胃，津液亏乏则口干眼干，咽痒欲咳无痰。胃气上逆则胃胀，嗳气，"胃不和则卧不安"即多梦。阴津亏乏，津液失于输布，不能濡养清窍则头晕，不能濡养筋脉则手足发麻。脾失健运，水湿内停则稀便，甚至水样便。路志正认为本病总由肺胃阴虚，津液亏乏所致，治宜清燥救肺、和胃安神。药用太子参、沙参、麦冬养肺胃之阴，在调理脾胃的时候注重"顾全润燥"，喜用沙参、麦冬等甘凉濡润之品，清燥救肺，滋养肺胃之阴，防苦寒之品化燥伤阴；玉蝴蝶、枇杷叶、桔梗、杏仁有升有降，宣降肺气，并有助于胃气和降；藿梗、苏梗、厚朴花降上逆之胃气，和胃化浊；生谷芽、生麦芽和胃；太子参、白术、山药、薏苡仁健脾祛湿而达到益肺之效。《素问·经脉别论》曰："饮入于胃，游溢精气，上输于脾。脾气散精，上归于肺，通调水道，下输膀胱。水精四布，五经并行，合于四时五脏阴阳，揆度以为常也。"脾气健运有利于水液上行润肺，体现了路志正通过调理脾胃治疗杂病的思想。二诊患者头晕、胃胀、嗳气消失，大便改善，气阴得复，上方见效，守方加减。将生白术改为炒白术，增强健脾补气的作用，加密蒙花清热养肝、明目退翳。三诊时诸症轻缓，仍有口腔溃疡、嗳气、胃胀，路志正认为由脾胃失和、上热下寒所致，加清半夏、炮姜、黄连，取半夏泻心汤之意寒热平调，和胃降逆。路志正调理脾胃重视气机升降，喜用半夏、炮姜、黄连寒热并用以和其阴阳，辛苦合用以复其升降。从肺脾胃入手，肺为水之上源，脾胃为气机升降枢纽，肺脾胃的功能正常，津液生化，输布有源，则口鼻皮毛得以滋润濡养，诸证可解。本案提示，治疗干燥综合征不可一味滋阴养阴，要恢复肺胃之肃降，脾之升清，寻找生津之源，升者自升，降者自降，津液生化有源，干燥自解。

案例 3：路氏润燥汤治气阴两虚之燥痹

董某，女，42 岁，山东菏泽人。2009 年 11 月 26 日初诊。

主诉：口干、眼干 3 年。

现病史：患者 3 年前即感口干舌燥，吃干粮需用水送，双目干涩，外阴干燥、缺少分泌物，在当地医院检查诊断为干燥综合征。目前伴双下肢乏力，双髋关节疼痛酸胀，畏寒怕冷，活动后心悸、胸闷、气短，睡眠可，大便偏干，小便可。闭经 4 年余。舌体胖大，质红嫩而黯，舌面细小裂纹，苔薄白而少津，脉细弱。

西医诊断：原发性干燥综合征。

中医诊断：燥痹（气阴两虚，肝肾不足）。

治法：益气血，滋肝肾。

处方：路氏润燥汤加减。

太子参 12g，西洋参 10g（先煎），麦冬 12g，黄精 12g，石斛 12g，生山药 15g，炒白术 12g，当归 10g，炒白芍 12g，制首乌 12g，肉苁蓉 15g，桃仁 9g，杏仁 9g，生谷芽 30g，生麦芽 30g，炒神曲 12g，佛手 9g，炙甘草 6g，14 剂，水煎服，日 1 剂。

茶饮方：北沙参 12g，天冬 10g，百合 15g，绿萼梅 10g，玫瑰花 9g，五味子 5g，7 剂，水煎代茶饮，每 2 日 1 剂。

二诊（2009 年 12 月 17 日）：经治疗 1 个月后，患者口干、眼干明显减轻，关节疼痛缓解，心悸、胸闷、气短、畏寒好转，大便通畅，舌胖嫩红略黯，苔薄白而少津，脉细弱。既见效机，宗前法治疗，继上方 14 剂，水煎服，日1剂；茶饮方续用。

三诊（2010年1月7日）：患者精神体力好转，口眼干诸症改善，近稍操劳，偶有肩膝关节酸痛，舌胖嫩淡红略黯，苔薄白，脉细滑弱。继以上方15剂，配为颗粒剂，每服6g，日2次，开水冲服。嘱其回原籍坚持治疗，以资巩固。

按： 干燥综合征属于中医燥痹范畴，因发病多隐匿，如未及时有效诊治，常使病程缠绵难愈。早期肺胃或心肝肺燥热偏盛；进而伤阴耗气，脾胃气阴亏虚，失于健运，气血津液生化乏源；久病及肾，肝肾阴虚，或阴损及阳；同时燥伤津亏，血涩而瘀，燥瘀搏结，筋脉失养，而致痹痛。脾胃居中属土，主运化散精，为气血津液生化之源、后天之本，当本病呈现气阴两虚、瘀血阻络而以虚为主的阶段，路志正在治疗上尤为重视补益脾胃气阴，促其健运，资其化源，同时兼顾肺肝心肾，合以和血通络等法。

路氏润燥汤即由此创制，该方载于《路志正风湿病学》，由太子参、麦冬、石斛、山药、葛根、丹参、赤芍、白芍、乌梢蛇等组成，主治燥痹之气阴两虚证，症见口干、眼干、咽干、鼻干，乏力，皮肤枯涩、瘙痒，五心烦热、肌肉瘦削，麻木不仁，关节肿痛，小便色黄，大便干结等，舌质红或红绛，或有裂纹，无苔或少苔，或花剥，或镜面舌，脉细数或弦细数。本方以太子参、山药益气养脾，以资化源；麦冬、石斛、白芍益胃生津、养阴柔肝、交通心肾；佐以葛根升津舒筋；病至后期，燥瘀搏结，脉络痹阻，故以丹参、赤芍凉血活血，乌梢蛇祛风通络、性温不燥；甘草调和诸药，合以白芍酸甘化阴、柔筋止痛。该方体现了路志正"持中央，顾润燥，运四旁，调升降，纳化常"学术思想在燥痹中的运用。

该案患者年四旬已绝经，天癸竭，肝肾亏，精血少，元气虚，故畏寒怕冷，活动后心悸、胸闷、气短；脾胃为水谷之海，开窍于口，脾和则涎润，脾不散津，胃燥失润，则口干涎少，进干食需借水下咽；阴血不足，失于濡养，故全身皮肤、外阴干燥，双目干涩；肝肾亏虚，筋骨失养，故双髋关节酸痛。舌体胖大，质红嫩而黯，舌面细小裂纹，苔薄白而少津，脉细弱，为气阴两虚、肝肾不足、血络瘀滞之象。治以路氏润燥汤加减，方中以太子参、西洋参、麦冬、黄精、石斛、山药补益元气、养阴润燥，白术、山药健脾助运，当归、白芍养血柔肝；制首乌、肉苁蓉温润滋肾，使阳中求阴、阴中求阳，且润肠通便；桃仁、杏仁行气活血、宣肺润肠；生谷芽、生麦芽升发脾胃肝胆清气，神曲消导助运，佛手疏肝理气、和胃化痰而不燥，炙甘草甘缓和中、调和诸药。辅以药茶方，北沙参、天冬、百合、五味子养阴润燥、缓急安神；绿萼梅、玫瑰花疏肝理气而不燥。共奏健脾胃、补气阴、益肾元、调气血、怡情志之功，燥痹有望获愈。

此例患者既有口干、眼干症状，又见关节疼痛症状，是典型的燥痹表现。此为中年女性，素体气阴两虚，脾气不足，加之年逾四旬，肝肾已虚。脾为水谷之海，运化水谷精微而开窍于口，脾和则涎润，脾能散津，脾失和降则津不上乘而涎少，故口干、进干食需借水下咽；阴血不足，皮肤失于濡养，故全身皮肤干燥。肝肾亏虚，筋骨失养，故见双髋关节酸痛，阴道干涩，双目干涩。舌质淡胖大、苔薄白、脉细为气阴两虚、肝肾亏虚之象。治以路氏润燥汤加减。选太子参、西洋参、麦冬、石斛等益气养阴润燥，佐以白术、山药、当归、白芍健脾益气养血；使以桃仁、杏仁以宣肺润燥，亦可润肠通便。肾主五液，患者年过四十，肝肾已亏，故加制首乌、肉苁蓉、黄精以滋肾养液。

附录：第四批全国老中医药专家学术经验继承人姜泉跟诊月记

老中医药专家学术经验继承教学
月工作记录表

省/市/自治区：___北京___　　　　　起止时间：2008 年 11 月 1 日至 2008 年 11 月 30 日

继承人姓名	姜泉	指导老师姓名	路志正

本月跟师临证（实践）主要病种（内容）：

咳嗽、尪痹（类风湿性关节炎）、胸痹、痞满、中风、不寐、心悸、胃脘痛（慢性萎缩性胃炎、慢性浅表性胃炎、糜烂性胃炎）、郁证、燥痹（干燥综合症）、脊痹（强直性脊柱炎）、口疮（口腔溃疡）。

本月跟师心得体会不少于 1000 字（要求理论联系实际、有分析）：

路老治疗燥痹的研究体会

燥气致痹，这是路老根据本病的病因病机等特征，结合自己多年的临床经验在上世纪 80 年代初而提出的。作为中医诊断学名称，首见于《路志正医林集腋·痹病杂谈一组·燥痹论治》一书，次见于《痹症论治学》，此后又为《中国痹病大全》所收入。

1. 对燥痹病名的创新性提出

路老指出燥痹是指燥邪（外燥、内燥）损伤气、血、津、液而致阴津耗损，气血亏虚，使肢体筋脉失养，瘀血痹阻，脉络不通，导致肢体隐痛，甚至肌肤枯涩，脏器损害的全身性疾病。燥是致病之因，亦是病理之果，痹是病变之机。证见：口鼻咽燥少津，眼干泪少，口干口渴，可不多饮，肌肤干涩，肢体关节微肿或不红肿，屈伸不利，隐隐作痛，舌红少苔或无苔，脉细数或细涩等证，则称为燥痹。本病以心、肝、脾、肺、肾各脏及其互为表里的六腑、九窍特有的阴津亏乏之表现为其临床特征。燥痹一年四季皆可发病，但以秋冬季节为多见。其发病年龄，以儿童及青中年罹患机会较多，且女性多于男性。

历代医籍中，虽无燥痹这一病名，但与本病相关的论述，则散见于历代医籍之中。如《素问·阴阳应象大论》篇有：“燥胜则干”的记载。《灵枢·九宫八风篇》有“风从西方来，名曰刚风。其伤人也，内舍于肺，外在于皮肤。其气主为燥”。金·刘完素在《素问玄机原病式》中亦有：“诸涩枯涸，干劲皲揭，皆属于燥”的论述。《医方集解·润燥之剂》中云：“燥在外则皮肤皲揭，在内则津少烦渴，在上则咽焦鼻干，在下则肠枯便秘，在手足则痿弱无力，在脉则细涩而微，皆阴血为火所伤也。”……

在治疗方面，《素问·至真要大论》提出“燥者濡之”的治疗总则。由于燥邪有偏热、偏寒之不同，因此又有“燥化于天，热反胜之，治以辛寒，佐以苦甘”；“燥淫于内，治以苦温，佐以甘辛”之别。汪瑟庵认为：燥证之患，相传路径不多，因之治法较简单，初用辛凉，继之用甘凉。燥证喜柔润而忌苦燥之品，因苦燥伤阴之故。到明代，张景岳提出：燥盛则伤阴，因之治疗当以养营补阴为主。然如秋令太过，金气盛而风从之伤人肌表者，又当投轻扬温散之剂。此燥由阴生之故。清代随温病学说的发展，对燥邪致病又有了较深的认识，比如王孟英，他从五气方面对燥邪进行论述。他说："以五气而论，则燥气为凉邪，阴凝则燥，乃其本气；但秋乘夏后，火之余炎未息，若火既就之，阴竭则燥，是其标气。治分温润、凉润二法。"名医时天士则指出：秋燥之证，颇与春月风温相似。温自上受，燥亦自上伤，均是肺先受病。但春月为病，犹冬藏固密之余；而秋令感伤，是夏热发泄之后，其体质虚实不同。初起治肺为先，当投以辛凉甘润之剂，气燥自平而愈。若果属暴凉外束，只宜葱豉汤，或苏梗、前胡、杏仁、枳壳、桔梗之属，延绵日久，病必入血分，又非轻浮肺药可治，当审体质证候。总之，上燥治气，下燥治血。慎勿用苦燥之品，以免劫烁胃津。对燥邪致病作了较全面的论述。

2.对燥痹的病因病机认识

燥邪所致疾患，是当前难治性疾病之一，并且其发病率有上升之势。本病起因多端，主要病因有：先天禀赋不足，阴津匮乏；或木形、火形之体后天感受天行燥邪或温热病毒，损伤津液；或过服辛热燥烈药品而耗伤阴津，或居住刚烈风沙缺水之地，或久在高温下作业；或新的化学药品毒性反应及有害元素损伤阴津等等。

津液是人体生命活动必不可少的重要物质，以荣养滋润机体各个组织、器官，内而脏腑脑窍，外至四肢百骸、筋骨、皮毛。若气虚不能运载津液，则周身失于敷布润泽，或阴虚津液枯涸，脏腑组织失运、失荣，燥邪内生。燥则失濡、失润、失养，气血运行受阻，痹症乃成。经脉不通则瘀阻，甚则燥肝成毒，发展演变成为燥痹、燥毒痹、燥瘀痹、燥痰痹等。

其发病的主要病机不外乎气阴两伤、痰瘀痹阻。常见的有：1.燥伤肺阴，肺气痹阻：天行燥邪伤人，肺卫首当其冲。以肺开窍于鼻、咽喉为声音之门户，肺津被灼则咽干鼻燥，上逆而咳，或痰中带血；肺主皮毛，津失濡润，则皮毛干燥，肌肤局部麻木不仁或疼痛；肺与大肠相表里，大肠主津，液亏则无水行舟，而大便干结。2.燥伤心阴，心脉痹阻：温热燥邪，或情志内伤，五志化火等，均可灼伤心阴，久则阴血亏虚，而见胸闷胸痛，心烦不宁，夜寐不安，舌干津少，质紫黯或有瘀斑，脉细数或细涩等证。3.燥伤胃阴，脾虚肌痹：劳倦内伤，思虑过度，或温病及慢性消耗性疾病后期，外感燥邪则损伤脾胃之阴血津液，致阴虚火旺，而见饥不欲食，食入不化，胃脘灼热，心烦嘈杂，肌肉瘦削，四肢痹痛等证。4.燥伤肝阴，筋脉痹阻：肝主筋，藏血，喜柔而恶燥。肝阴虚则不能涵木，肝阳上亢，可见头晕目眩；筋脉失养则四肢麻木，痹痛，关节屈伸不利等证。5.燥伤肾阴，髓海亏虚：温热燥病后期，日久必耗及肾阴。肾主骨，藏精，阴精匮乏，致腰膝酸软，骨质疏松，甚至骨节烦痛、变形、失用。6.燥瘀痹结，脉络痹阻：燥热内陷，阴虚血少，煎熬成瘀，燥瘀相搏，血行涩滞，痹阻脉络，肢体、关节隐痛，活动不便等证。7.燥痰凝结，痹成瘰疬：燥邪炼津成痰，随气血运行流注，凝结于项，则生梅核或瘿瘤；痹阻经络，则肌肤筋膜可扪及大小不等的结节。正如《诸病源候论》中所云："恶核者，肉里忽有核，累累如梅李，小如豆粒，肉皮燥痛……久不瘥。"等。

完成老师病历资料库情况简述：（数量、病种等）

本月完成老师病历资料入库工作 5 例

资料检索及综述内容：

检索了路老在燥痹方面研究的相关文献和书籍，就燥痹的病名，病因病机认识及治疗体会经验等内容

路志正.路志正医林集腋.人民卫生出版社.

路志正,焦树德.实用中医风湿病学[M].人民卫生出版社，2001.269-285

杨世兴.碥石集.第四集.著名中医学经验传薪 [M].西安.陕西科学技术出版社.

路志正,焦树德,阎孝诚.痹病论治学.人民卫生出版社,1989.281-

学习老师指定经典著作笔记：

读《四诊心法要诀》之诊脉要点

该书清代吴谦所著，书中主要介绍了中医的望、闻、问、切四种诊断方法。书中云：为弟子者，由是而学，熟读习玩，揣摩日久，自能洞悉其妙，则进精微通幽显也。在温习《四诊心法要诀》后，我方才感悟到：中医治病讲治病必求其本，求其因，只有抓住根本的病因病机以对症下药，方可效如桴鼓，药到病除；而抓住病因病机的根本靠的就是中医四诊，临证掌握好中医四诊是治病疗效的关键。

原文云：凡诊病脉，平旦为准，虚静宁神，调息细审。指的是诊脉以清晨为最佳，因为这时患者的经络、气神比较调匀，处于正常的状态。但并不是说其他时间就不能诊脉，通过跟随路老就诊，因就诊时间不同，每次诊脉前他都让患者放下随手物品，心情放松来进行诊脉，最大限度保证患者的平和状态。诊脉需要医生要宁静身心，摒除其他思虑，集中思想，匀调呼吸，然后开始诊脉。通过手指对脉的细察及体会从而诊断出患者当前准确的脉象，以诊断病症。

指导老师批阅意见:

（手写批阅意见）

签名：路志正

年　　月　　日

案例 4：益气养阴、清宣肺热治干燥综合征

患者，女，19 岁，2010 年 6 月 3 日初诊。

主诉：口干，间断发热 2 个月。

现病史：患者平素经常口干，轻度眼干，2 个月前无明显诱因出现低热，体温 37.5℃，多于午后或傍晚出现，夜间降至正常，伴咳嗽、咳痰，查抗核抗体阳性、抗 SSA 抗体阳性，多项免疫指标不正常，诊断为干燥综合征、肺间质病变。住院 20 余天，予激素、羟氯喹、白芍总苷治疗，出院后体温降至正常，但口眼干燥无明显缓解，仍咳嗽。刻诊：口黏口干喜凉饮，眼干涩，时鼻衄，色鲜红，五心烦热，汗少，纳眠可，大便稀溏、每日 2～3 次，月经正常。舌红，苔黄腻，脉沉弦。

西医诊断：干燥综合征。

中医诊断：燥痹。

治法：益气养阴，清化湿热。

处方：太子参 12g，功劳叶 15g，炒苦杏仁 9g，炒薏苡仁 30g，枇杷叶 12g，清半夏 9g，茵陈 15g，石斛 12g，葛根 15g，黄连 10g，石见穿 15g，炒枳实 15g，甘草 6g，谷芽 30g，麦芽 30g，炒神曲 12g，14 剂，水煎服，每日 1 剂。

茶饮方：荷叶 12g，炒苦杏仁 9g，枇杷叶 12g，金荞麦 15g，白茅根 20g，谷芽 30g，麦芽 30g，神曲 12g，甘草 6g，7 剂，水煎代茶饮，每 2 日 1 剂。

二诊（2010 年 7 月 15 日）：药后体温正常，口干口渴减轻，出汗逐渐增多，手心烦热亦减，经常鼻衄，有时睡眠中可见，纳眠可，二便正常，舌质红，苔白腻，脉沉弦滑。

治法：益气养阴，凉血和胃。

处方：沙参麦冬汤合泻白散化裁。

南沙参 12g，麦冬 10g，百合 12g，浮小麦 20g，功劳叶 15g，瓜蒌皮 12g，桑白皮 10g，地骨皮 12g，石斛 12g，侧柏叶 12g，玄参 10g，炒山药

15g，生石膏 20g（先煎），知母 10g，旋覆花 9g（包煎），佛手 10g，14 剂，水煎服，每日 1 剂。茶饮方同前。

三诊（2010 年 9 月 10 日）：药后汗出正常，口黏，手足心热，偶有鼻衄，咳嗽，痰黏量少，纳眠可，二便正常，舌质红，苔白腻，脉沉弦。类风湿因子 53.2IU/mL，免疫球蛋白 27.4mg/mL，血沉 20mm/h，血小板 377×10^9/L，尿常规未见异常。

治法：清燥润肺，养血通络，佐以祛湿。

处方：南沙参 15g，枇杷叶 12g，桑叶 8g，炒苦杏仁 9g，炒薏苡仁 30g，天冬 12g，玉蝴蝶 10g，川贝母 10g，旋覆花 9g（包煎），僵蚕 10g，蝉蜕 10g，虎杖 15g，谷芽 30g，麦芽 30g，炒神曲 12g，忍冬藤 15g，炙甘草 6g，14 剂，水煎服，每日 1 剂。

四诊（2011 年 1 月 11 日）：药后手足心热、口干口渴减轻，鼻衄止，干咳明显减轻，纳眠可，二便正常。舌质红、舌体瘦小，苔薄黄腻，脉沉弦。血沉 28mm/h，类风湿因子 36IU/mL，免疫球蛋白 22.6 mg/mL。

治法：益气阴，调脾胃，佐以祛风活络。

处方：南沙参 15g，麦冬 12g，枇杷叶 12g，玉竹 10g，炒白扁豆 12g，炒苦杏仁 9g，炒薏苡仁 30g，桔梗 10g，炒白术 12g，山药 15g，当归 12g，炒桑枝 30g，赤芍 12g，白芍 12g，地龙 12g，忍冬藤 20g，全蝎 6g，络石藤 15g，生姜 1 片。14 剂，水煎服，每剂分 3 次，1 日半 1 剂，以缓调收功。

按：本案患者为燥痹之重症，在短期内疾病进展迅速且侵及肺脏，形成肺痹。此为燥痹不愈，病情迅速由表入里，伤及脏腑。治疗当标本兼治。在益气养阴的基础上，重在清肃肺热、宣肺止咳，方中用半夏、苦杏仁、川贝母、枇杷叶、桑叶可调理肺之宣降，达到清热化痰之功效。路志正治疗重症喜用血肉有情之品，用僵蚕可化痰散结、解毒；伴见关节肌肉疼痛，多选用忍冬藤、络石藤、桑枝等通络止痛，疼痛甚者可选用全蝎、露蜂房等虫类药以搜剔通络，祛风解毒。治疗全程尤注重顾护脾胃，慎用辛燥之品，以免耗伤津液。

干燥综合征之燥，与一般六淫燥邪致病截然不同，本病起病隐匿，病程冗长，且缠绵难愈。其病机总属阴血亏虚，津枯液涸。治疗上以"持中央、顾润燥"为主，兼以"运四旁、怡情志、调升降、纳化常"的原则，选用辛甘凉润之品，以益气养阴、润燥生津为治疗大法，配合疏肝理气、清热解毒、祛湿化浊、滋补肝肾等法治疗。本案患者年龄较小，病情迅速进展，侵及肺脏。治疗过程中不仅要益气养阴，而且要顾及肺脏功能的恢复。

案例5：益气养脾、滋补肝肾治燥痹

李某，女，56岁。2011年7月7日初诊。患者诉口干、眼干、鼻干、周身多关节痛6年余。患者6年前出现周身多关节痛，伴眼干、口鼻干，至原沈阳军区总医院检查，类风湿因子（RF）387U/mL，抗SSA（+），抗SSB（+），抗核抗体（ANA）（+），腮腺活检示：双侧腮腺分泌功能低下，腺管排泄通畅，双侧颌下腺分泌功能减低，腺管排泄通畅，诊断为干燥综合征，服醋酸泼尼松3.75mg/d，羟氯喹0.2g/d，白芍总苷片，为进一步治疗，来京就诊。现症：口眼鼻干燥，唾液泪液减少，牙齿有脱落，鼻涕偶有血丝，关节痛，怕风，头晕乏力，汗出较多，动则尤甚，纳可，二便正常，睡眠尚佳。患者面色萎黄晦黯，形体适中。20年前发现白细胞减少、血小板减少，未治疗；患者于10年前丧子，一直心情抑郁。舌黯红，苔薄黄，脉细弦。

西医诊断：干燥综合征。

中医诊断：燥痹，郁病（气阴两虚，肝肾不足）。

治法：益气养脾，滋补肝肾。

处方：路氏滋燥汤加减。

太子参12g，南沙参15g，玉竹12g，石斛12g，炒白蒺藜12g，僵蚕10g，菊花12g，炒白术12g，炒山药15g，乌梅8g，炒三仙各12g，鸡内金12g，炒酸枣仁20g，醋香附10g，旱莲草12g，女贞子15g，30剂，日1剂，水煎服。

二诊（2011年8月25日）：服上药治疗1个多月，口干、眼干、鼻干未见明显减轻，食干粮需用水送，无眼泪，腰痛，左手掌指关节痛，汗出减少，无头晕，乏力。查抗CCP172U/mL，ANA1∶100，IgA、IgM（-）。舌暗

红，苔薄黄，脉细弦。不排除合并类风湿关节炎。

治法：益气养营以生津，补肝肾以培肾元。

处方：太子参 12g，南沙参 12g，莲子肉 15g，生山药 15g，石斛 12g，葛根 12g，炒苍术 15g，炒白术 12g，玉竹 12g，桑寄生 15g，炒杜仲 12g，旱莲草 12g，女贞子 15g，怀牛膝 12g，生谷芽 30g，生麦芽 30g，炒神曲 12g，佛手 6g，30 剂，日 1 剂，水煎服。

三诊（2011 年 10 月 27 日）：患者服药 2 个多月，腰痛、关节痛减轻，口眼鼻干燥好转，进食常需水送服，多饮，尿急，纳馨，大便干，每日一行，汗出减少，眠佳，面色黄黯，不耐久劳。舌体略胖，苔薄腻，脉缓涩、左脉略弦。查：RF280U/mL，较前呈下降趋势，抗 SSA（+），抗 SSB（+）。

治法：清燥润肺，滋脾生津。

处方：路氏润燥汤合清燥救肺汤化裁。

西洋参 10g（先煎），南沙参 15g，麦冬 12g，石斛 12g，枇杷叶 12g，紫菀 12g，生石膏 30g（先煎），阿胶珠 6g（烊化），炒山药 15g，生白术 15g，桃仁 9g，杏仁 9g，桔梗 10g，沙苑子 12g，女贞子 15g，煅牡蛎 20g（先煎），14 剂，日 1 剂，水煎服。继续巩固治疗。

按：患者年逾五旬，天癸竭、元气衰，燥痹久病气阴两伤，加之长期口服激素耗伤肝肾之阴，又因长期抑郁，肝郁化燥，血虚生风。故治疗重在补益气阴、调补脾肾先后天。方选自拟路氏滋燥汤（太子参、沙参、麦冬、生地黄、山药、白术、芍药、乌梢蛇等）合二至丸加减。路氏滋燥汤益气养脾、滋润胃阴为主，二至丸滋补肝肾；本案加乌梅生津止渴，配合甘味药以酸甘化阴；合以炒三仙、鸡内金健脾开胃，恢复脾胃健运之能；加菊花、僵蚕、白蒺藜、香附、炒酸枣仁以清肝舒郁、养血安神。路志正以为在治疗燥痹中，除强调益气血、滋肝肾之外，还要重视怡情志、调气血，以布津液。

女子七七，天癸竭，加之长期口服激素，耗伤肝肾之阴。治疗当调补脾肾两脏。方选路氏滋燥汤合二至丸加减。路氏滋燥汤主要以健脾益气、滋润胃阴为主。本案方中加用乌梅可生津止渴，配合甘药可酸甘化阴，合以炒四仙以健脾胃，恢复脾胃之功能；二至丸由女贞子、旱莲草两药组成，两药柔润，可以滋补肝肾阴液；特别在治疗中路志正考虑患者有丧子之经历，10年来情绪不畅，故一诊时，加入菊花、白蒺藜、香附等肝经药，以调达肝气，畅情志，体现了路志正治疗燥痹时重视调肝怡情志的作用，因肝气条达，则气血津液运行无阻。对于燥痹疏肝理气之药的选择，路志正常选用炒白蒺藜、佛手、白梅花等轻灵之品，防止过燥伤阴。

案例6：益气养阴、制崩摄血治干燥综合征

陈某，女，38岁，于2011年11月10日初诊。诉口咽鼻干燥多年，于5年前诊断为原发性干燥综合征，激素治疗至今，2个月前发现股骨头坏死，减用激素。现时感头眩心悸，口干眼干，视物模糊不清，夜寐易醒，醒后辗转难眠，时感耳内嗡鸣，纳食尚可，二便调，月经色深，量大，有血块，白带较多。舌体胖，质淡黯，光剥无苔，脉沉细。

西医诊断：干燥综合征。

中医诊断：本案为气阴两虚证，中土不健，至脾不摄血，久而心、肝、肾精血皆不足。

治法：益气健脾，滋补肝肾。

处方：生黄芪15g，西洋参10g（先煎），炒白术15g，炒山药15g，炒白蒺藜12g，丹参12g，天麻12g，旱莲草12g，女贞子15g，炒三仙各12g，仙鹤草15g，炒酸枣仁20g，紫河车10g，广木香10g（后下），生龙骨30g（先煎），生牡蛎30g（先煎），怀牛膝12g，生姜1片为引，14剂，水煎服，日1剂。

二诊：患者近因双目视力下降，视野缺损，于眼科医院诊断为视神经萎缩。刻症：双髋关节疼痛，活动受限，左手偶感麻木，口干引饮，夜卧难眠，夜尿频、2至3次，月经1个月未至，白带量多质稀、无异味，纳食可，大便调，舌黯红，苔薄白，中间质干，脉沉细。此患为气阴两虚所致血行不畅，滞而生痹，故手麻、髀痹、舌黯、脉细。继守前方益气健脾，滋补肝肾，兼顾活血通络。

处方：生黄芪12g，西洋参10g（先煎），炒山药15g，炒白术12g，茯

苓 30g，当归 12g，川芎 8g，炒酸枣仁 30g，阿胶珠 6g（烊化），仙鹤草 15g，补骨脂 12g，炒白蒺藜 12g，炒三仙各 12g，紫河车 10g，川牛膝 12g，炒枳实 15g，生龙骨 30g（先煎），生牡蛎 30g（先煎），14 剂，水煎服，日 1 剂。另早晚各服杞菊地黄丸 10 粒。

三诊：服前方 1 个月后行经，持续十几日，经量可，有黑色血块，无痛经，白带减少。双髋疼痛加剧，下肢无力，须拄拐行走。纳可，眠欠安。舌淡黯，苔白腻，脉沉弦尺弱。

《素问·逆调论》曰："肾者水也，而生于骨，肾不生则髓不能满。"该患者疼痛明显，为血虚致瘀，骨髓不充所致，然肝肾阴虚乃其根本，当在前方滋补肝肾的基础上，加强活血通络、益肾壮骨之力。

处方：生黄芪 12g，西洋参 10g（先煎），炒山药 15g，炒白术 12g，炒苍术 15g，茯苓 30g，丹参 15g，怀牛膝 15g，紫河车 10g，补骨脂 12g，狗脊 12g，仙鹤草 15g，陈皮 9g，阿胶珠 6g，山萸肉 12g，炒三仙各 12g，盐知母 6g，盐黄柏 6g，生龙骨 30g（先煎），生牡蛎 30g（先煎），14 剂，水煎服，日 1 剂。另早晚改服河车大造胶囊 3 粒以滋肾填髓。

四诊：服前方月余，患者双髋骨痛加剧，拄拐难行，昼轻夜甚，加服激素及免疫抑制剂控制病情，晨起视物模糊，手指麻木，月经量少，仍有血块，因劳累本月月经两次间曾有阴道出血，色淡，白带多，纳食可，二便调，唇淡，舌暗红，舌苔白，脉沉细略弦。

此为肝肾两虚，兼劳复所致，当在前方滋补肝肾基础上加强填精益髓之力。

处方：生黄芪 12g，炙黄芪 12g，西洋参 10g（先煎），紫草 15g，炒山药 15g，炒白术 12g，炒苍术 15g，丹参 15g，紫河车 10g，补骨脂 12g，狗脊 12g，仙鹤草 15g，陈皮 9g，龟鹿二仙胶 8g（烊化），山萸肉 12g，伸筋草 20g，炒三仙各 12g，盐知母 6g，盐黄柏 6g，生龙骨 30g（先煎），生牡蛎 30g（先煎），伏龙肝 60g，伏龙肝先煎代水，水煎 2 次，分 3 次温服。

患者服上方后，骨痛好转，月经较前好转，仍有血块，后遵原方意坚持服用。

按：本案为气阴两虚证，中土不健，致脾不摄血，久而心、肝、肾精血皆不足之证。血虚则生风，故而头眩目盲。心血虚则见心悸怔忡，夜眠不安。女子经带异常，责之脾肾。脾为后天之本，脾气健旺，气血生化有源，则冲脉盛，血海盈；肾为先天之本，肾气健固，封藏有司，则月事能按期而来，适度而止。若脾虚而不摄，肾虚而不固，则冲脉滑脱，血下如崩，或漏下难止。"肝受血而能视"（《素问·五脏生成》），肝血亏虚，察之于目，故视物模糊不清；肾开窍于耳，耳内蝉鸣，更是肾阴亏虚之征。舌淡脉细沉，且光剥无苔，均为气血不足之象。本方以西洋参、山药补益气阴，白术补气健脾，黄芪既善补气，又善升举，脾主统血，气随血脱，故当益气摄血，上药合用，令脾气旺而统摄有权。用丹参、仙鹤草以散瘀养血止血，血行则虚风自灭。佐天麻、白蒺藜兼以祛风明目，天麻乃定风草，为治风之神药，《脾胃论》曰："眼黑头旋，风虚内作，非天麻不能除。"二至丸滋补肝肾之阴。龙骨味甘涩，牡蛎咸涩收敛，为入肾经血分之药，二者合用，以收敛止崩。四诊时伏龙肝重用 60g，该药辛温，归脾、胃经，温中燥湿、止呕止泻，收敛脾气而止血。全方补益中气、滋补肝肾，兼顾治崩止血。

案例 7：益气养阴、运脾和胃为主治疗复杂性燥痹

李某，女，43 岁，2016 年 8 月 11 日初诊。

主诉：眼干 3 年，口鼻干、间断低热 1 年。

现病史：患者于 3 年前因小孩生病着急，停经半年，出现眼干；1 年前开始口干欲饮，饮而不解渴，日饮 2～3L，间断低热，于 2016 年 5 月赴南京市中医院，检测风湿免疫，唇腺活检，诊断为干燥综合征，采用中医药治疗，拒绝西药治疗。刻症：眼干有泪，口干欲饮，喜温饮，鼻干，皮肤干痒，阴道干涩，全身关节酸痛，晨起肿胀发僵，遇冷遇热加重，间断低热，午后为著，体温最高 37.8℃，身热足凉，恶风畏寒，动则汗出，疲乏无力，头晕、头痛，心烦急躁，眠浅易醒，脱发耳鸣，腰背疼痛，右胁胀闷，纳谷馨，嗳气，泛酸，偶有烧心，餐后脘胀，大便溏泄、日 3 次，溲黄频数，偶有遗尿，月经周期不规律，经期持续 10～12 天，量少、有血块。既往体健，

孕3产1流产2。舌质淡，苔薄白，脉沉弦小滑。

西医诊断：干燥综合征。

中医诊断：燥痹，发热（营卫不和，肝郁脾虚肾亏，风湿燥邪痹阻）。

治法：调营和卫，运脾和胃，佐祛风湿、降阴火。

处方：生黄芪15g，炒白术12g，防风10g，炒杏仁9g，炒薏苡仁30g，荷叶12g，厚朴花12g，姜半夏12g，秦艽12g，地骨皮12g，炒三仙各12g，水红花子10g，桔梗10g，益智仁8g（后下），盐知母6g，盐黄柏6g，生龙骨30g（先煎），生牡蛎30g（先煎），生姜1片，14剂，水煎服，日1剂。

嘱其怡情志、忌恚怒，饮食清淡、易于消化，劳逸适度。

二诊（2017年2月23日）：服上方后精神、体力、睡眠、大便好转，体温正常，关节酸痛改善。路志正因故停诊，患者在当地继续治疗。今复诊诉：疲乏无力，眼干，口干，鼻干，皮肤干燥，头痛，头皮皮疹，晨起双手肿胀僵硬，遇热肿胀加重，双下肢麻木肿胀沉重，腰痛，足跟痛，四肢欠温；纳谷馨，呕逆反酸，食后脘腹胀痛，右胁胀闷，大便成形、日2次，小便频数；阴道干涩，月经周期规律，经期持续2周，量少色黯。舌质淡，苔薄白，脉沉弦细滑。

治法：益气和营，濡润筋脉，和胃降浊，固摄冲任。

处方：西洋参8g（先煎），炒白术10g，炒苍术12g，姜半夏10g，陈皮9g，炒杏仁9g，炒薏苡仁30g，胆南星8g，炒白蒺藜12g，丹参12g，川芎9g，赤芍12g，白芍12g，桂枝6g，首乌藤15g，鸡血藤12g，鹿衔草15g，炒杜仲12g，生龙骨30g（先煎），生牡蛎30g（先煎），生姜1片，大枣2枚为引，14剂，水煎服，1剂分3次服，日2次。

三诊（2017年4月20日）：服药后头痛、脘腹胀痛、腰痛明显好转，精神转佳，气力渐增，体温正常。刻症：轻度口干眼干，易于疲乏，眠浅易醒，畏寒肢凉，周身关节酸胀，双膝疼痛、活动后甚，双小腿胀感，双下肢皮疹脱屑、色红、有水疱，头皮皮疹，时口舌生疮，纳可，反酸，大便飧泄，小便频数，月经周期30天，经期14天，前10天量少、咖啡色，10天后经色鲜红、少许血块，小腹凉，经前乳房胀痛，阴道干涩。舌暗红，苔薄白，脉沉滑小数。

治法：调和营卫，健脾化湿，清热凉血。

处方：生黄芪 10g，炙黄芪 10g，桑枝 20g，桂枝 8g，白芍 10g，赤芍 10g，威灵仙 12g，炒白蒺藜 12g，丹参 12g，生地黄 12g，防风 10g，防己 10g，炒杏仁 9g，炒薏苡仁 30g，盐知母 6g，盐黄柏 6g，怀牛膝 12g，炮姜 6g，14 剂，水煎服，3 日 2 剂。

茶饮方：小麦 30g，百合 15g，首乌藤 15g，忍冬藤 15g，炒神曲 12g，陈皮 6g，7 剂，水煎代茶饮，2 日 1 剂。

四诊（2017 年 6 月 22 日）：服上方后皮肤干燥及睡眠好转。刻症：晨起眼睑浮肿，四肢肿胀，关节僵硬，疲乏无力，头痛，眼干，口干欲饮，口淡无味，纳谷不馨，餐后脘胀，反酸烧心，大便黏滞不畅，时有飧泄，溲黄、尿频、尿痛，右胁及小腹隐痛，月经延期、淋沥，腰痛，月经来潮后发热，恶风畏寒，体温 37.6℃，急躁焦虑。舌质淡红，苔薄白，脉弦细数。

治法：益气养阴，运脾和胃。

处方：太子参 12g，生黄芪 15g，石斛 12g，麦冬 12g，白薇 12g，荷叶 12g，炒山药 15g，地骨皮 10g，鸡内金 12g，炮姜 6g，当归 12g，赤芍 12g，薄荷 8g，炒枳壳 12g，炙甘草 6g，14 剂，水煎服。

五诊（2017 年 9 月 21 日）：服上方后精神可，大便调，睡眠安，眼干、口干好转，体温 37℃。近来因检查自行停药月余。刻症：眼干，口干，皮肤干燥，咳嗽，咳白色黏痰，晨起眼睑浮肿，双手肿胀僵硬，活动后好转，纳谷馨，餐后脘胀疼痛，嗳气泛酸，右胁胀闷，食油腻胃脘不舒，大便飧泄、日 2 次，溲黄频数，眠差，疲乏无力。舌体中质暗红，苔薄白，脉沉弦小数。近查 B 超：双颈部、腋下、腹股沟淋巴结可见。颌下腺彩超：双侧颌下腺弥漫性病变。胸部 CT：肺右中叶陈旧性病变。心脏彩超：三尖瓣返流。尿常规：潜血（＋），红细胞升高。

治法：先予益气养阴，和胃降逆，兼疏肝散瘀。

处方：太子参 12g，生黄芪 15g，当归 12g，川芎 9g，炒白术 12g，生山药 15g，盐知母 3g，盐黄柏 3g，炒薏苡仁 15g，醋莪术 12g，郁金 10g，炒白芍 15g，乌贼骨 15g（先煎），煅瓦楞 15g（先煎），婆罗子 10g，生龙骨 15g（先煎），生牡蛎 15g（先煎），14 剂，水煎服，3 天 2 剂。继续巩固治疗。

按：本案女性，年逾四十，阴气自半，下元亏虚，患干燥综合征，由于焦虑急躁，日久肝郁血虚、化燥生风，肝旺克土，脾胃不和，营卫失调，气阴两虚，阴火内炽；就诊时值暑季，兼气滞、湿浊、风痰、瘀血内阻，风寒、暑湿、燥邪外痹，故致口眼鼻等干燥、关节酸痛肿胀发僵、午后低热、恶寒肢凉、乏力汗出、头晕头痛、心烦急躁、嗳气泛酸、脘胁胀闷、大便飧泄、尿频溲黄、月经淋沥等症，上下内外、多邪兼夹、阴阳寒热、虚实错杂。路志正遵"上下交损，当治其中"（《临证指南医案·虚劳》）、"执中央以运四旁"（《寓意草》）之旨，治以调营和卫、运脾和胃为主，佐祛风湿、降阴火。方中以玉屏风散益气建中、疏风胜湿，防风是风药之润剂；炒杏仁、炒薏苡仁、荷叶、厚朴花、姜半夏、炒三仙运脾化湿、理气和胃；桔梗加强宣肺升提，水红花子散瘀消积、利湿导滞，二者升降相因；秦艽能祛风湿、清湿热、止痹痛、退虚热，颇合本案；添地骨皮、知母、黄柏清虚热、降相火；益智仁温阳化气、固肾止泻，寓引火归原；生龙骨、生牡蛎益阴潜阳安神，兼固涩抑酸、化痰散结，生姜和胃为引。诸药相合，以期中气健，营卫和，化源资，气机畅，风湿蠲，虚火降。

患者半年后复诊，精神、体力、睡眠、大便好转，体温正常，关节酸痛改善。继宗前法，益气和营、濡润筋脉、和胃降浊，因月经淋沥，加强固摄冲任。方中西洋参补益气阴，白术、苍术、姜半夏、陈皮、炒薏苡仁、炒杏仁健运脾胃、调畅三焦；白蒺藜、胆南星疏肝祛风、清胆化痰；桂枝、白芍、生姜、大枣内和阴阳、外调营卫；丹参、川芎、赤芍、鸡血藤、首乌藤养血和血、润筋通络，首乌藤又养血安神；鹿衔草、杜仲益肾温阳、固摄冲任，且能祛风湿、强筋骨；生龙骨、生牡蛎滋潜安神，兼固涩、抑酸、散结。

2 个月后复诊，头痛、脘腹胀痛、腰痛明显好转，干燥诸症减轻，精神转佳，体力改善。时值春季，口舌生疮，头部皮疹，下肢干性湿疹，经前乳房胀痛，舌暗红，脉沉滑小数，呈现血分瘀热。继宗前法进退。方中黄芪、桑枝、桂枝、白芍、威灵仙、防风、防己，仿黄芪桂枝五物汤、防己黄芪汤以健脾祛湿、调和营卫、通痹止痛；炒杏仁、炒薏苡仁健脾化湿、调畅三焦；丹参、赤芍、生地黄、白蒺藜凉血活血、祛风止痒；知母、黄柏、怀牛膝补肾降火；炮姜温脾阳以止泻止血。辅以茶饮方，百合、小麦、首乌藤养阴润肺、缓急安神、濡润筋脉；忍冬藤清热通络；神曲、陈皮理气和胃、消导助运。

四诊，时至暑季，患者病情波动，再度低热，继拟益气养阴、运脾和胃大法，以路氏润燥汤（《路志正风湿病学》）化裁。方中以太子参、生黄芪、石斛、麦冬、山药补益脾胃肺肾气阴；当归、赤芍养血和营；白薇、地骨皮清退虚热；荷叶清暑祛湿、健脾升清、散瘀止血，薄荷疏肝散热、清凉润燥；枳壳、鸡内金理气消导，鸡内金又止遗缩泉；炮姜温脾止泻止血；炙甘草益气和中、调和诸药。

五诊，药后病情好转，体温回落，但停药月余，又至秋燥，病情有所进展，继拟益气养阴，和胃降逆，兼疏肝散瘀之法，予调治之。

干燥综合征系全身性自身免疫疾病，本案患者同时伴发多系统及心身损害，深锢而错杂。路志正针对疑难复杂疾病，凝练出"持中央、运四旁，怡情志、调升降，顾润燥、纳化常"的学术思想，为本案提供了治疗思路策略。本案干燥综合征合并多系统及心身损害，实为疑难病，路志正采用益气养阴、运脾和胃为大法，佐降阴火、交心肾，祛风湿、濡筋脉等法，结合时令及病情变化随证治之，使患者口眼鼻干、低热、关节痛以及多种心身症状得到明显改善。然而本病实为慢性难治病，需要坚持治疗、心身同调，可结合必要的西医调节免疫疗法，以实现控制疾病进展或维持低疾病活动度。

【参考文献】

［1］路志正.路志正医论集［M］.北京：人民卫生出版社，2018.

［2］路志正.路志正风湿病学［M］.北京：人民卫生出版社，2018.

［3］姜泉，张华东，陈祎，等.路志正治疗干燥综合征经验［J］.中医杂志，2016，57（6）：463-465.

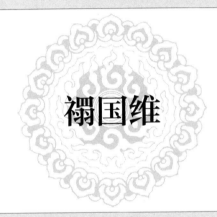

襧国维

一、医家简介

禤国维（1937—），男，广东省佛山三水人。第二届国医大师，中国中医科学院学部委员，广州中医药大学首席教授。擅长运用补肾法和解毒法治疗疑难皮肤病。是广东省医学领军人才，领衔岭南皮肤病流派。秉承"勤学医源，广采新知"的治学理念，率领广东省中医院皮肤科团队开展科学研究，在广东省中西医皮肤科学界率先获得国家自然科学基金支持，并荣获广东省科技进步一等奖。经常应邀到国内外学术会议讲学，事迹得到了海内外媒体的广泛报道。获得全国中医药杰出贡献奖、中华中医药学会首届中医药传承特别贡献奖。2007 年被授予首届"和谐中国十佳健康卫士"称号。2013年被中国医师协会、医师报社推选为当代大医精神代表。

二、学术观点

（一）平调阴阳，治病之宗

禤国维的学术渊源于《黄帝内经》《伤寒杂病论》、中医各家学说以及岭南医学。禤国维精研中医经典著作，并结合行医体会总结出中医临证五种思维，即整体思维、辨证思维、平衡思维、共性思维、模式思维，将这五种思维融会贯通用于诠释"平调阴阳，治病之宗"的总则。临证特别重视运用补肾法和解毒法，平衡扶正和祛邪的关系，实现"以和为贵"的治疗目标。

禤国维认为平衡思维是贯彻于中医学术史的核心思维，它贯穿探索证候共性，实施辨证论治，实现整体和谐的全过程。平衡相当于辩证法的事物矛盾对立统一关系，同时是一种不同于形式逻辑的思维规则。在中医理论中平衡被表述为阴阳。比如男为阳、女为阴，白天为阳、夜晚为阴，升为阳、降为阴，热为阳、寒为阴，辛甘发散为阳、酸苦涌泄为阴，等等。在西医学中的平衡概念也可以赋予阴阳属性，比如运动神经功能亢进为阳、迟钝为阴，雄激素增多为阳、减少为阴，雌激素减少为阳、增多为阴，免疫力亢进为阳、低下为阴。阴阳平衡是这些对立统一现象的存在基础。中医药的优势在于调整阴阳而不破坏人体正常平衡，具有双向调节作用，故只要辨证用药得当，就不会出现温阳而害阴、补阴则损阳之现象，即避免出现要么增强，要么抑制，难以两全的尴尬。

（二）健康和疾病是平衡态与失衡态的关系

《素问》用"阴平阳秘"描述健康状态，用"阴阳离决"描述病理状态。"以平为期"是平衡思维的代表，中医自始至终都以此理念指导理论的发展。因为生命运动不息，所以平衡是动态的。当设定健康作为平衡态的时候，生命就是围绕着健康平衡态的运动。当生命离开平衡态而变为失衡的运动时，就会出现疾病甚至死亡。中医学认为生命整体信息是"气"，气有升、降、出、入的运动方式。当气失去正常的平衡运动，就会表现出阴虚阳亢，阳虚阴盛的状态。例如伤寒必伤阳气，温病必伤阴津，元气虚则阴火胜，命门火衰则雷火上越，君火不降则相火上炎等种种提法，无非是气的运动由平衡状态向失衡状态的变化。临床治疗就需要顾阳气，存津液，培补元气而消阴火，温养命门而潜雷火，养君火而降相火。实际上阳气和阴津，元气和阴火，命门火和雷火，君火和相火本来只是一气。由于这一气的平衡运动失常，因而表现为相互对立的两种现象。因此平衡阴阳，恢复气的平衡运动是临床治疗的根本宗旨。

《伤寒论》继承了《素问》的阴阳平衡思维，设立了一个胃气向上、下、内、外有序运动的气运动平衡模型，这个运动的平衡态就是"阴阳自和"。在感受寒邪之后气运动失衡，人体的异常反应被划分为六种典型病态，即太阳病态、阳明病态、少阳病态、太阴病态、少阴病态、厥阴病态。这六种病态能够从天阳的运动变化中吸取能量或释放能量而得以纠正，因此其欲解时对应于一天中的六个时段，分别是巳午未，申酉戌，寅卯辰，亥子丑，子丑寅，丑寅卯。由于感邪轻重、体质差别、病程进展等因素的影响，常见六种典型病态混杂而成的非典型病态，此时则需要通过"观其脉证"的方法进行判定。

（三）中医学常用的人体平衡态模型

除了《伤寒论》构建的气运动平衡态模型之外，脏腑平衡态模型、气血平衡态模型和正邪平衡态模型是另外三个重要的人体平衡态模型。脏腑平衡态模型以五脏为中心，联络六腑，皮毛、筋、脉、肉、骨，五官九窍等，发展出脏腑特有的生理特征（如脾主运化、升清、统血等），以及脏腑的寒、热、虚、实、生、克、乘、侮等病理生理机制。气血平衡态模型基于气血两分法，发展出卫、气、营、血层次病理的动态演变。正邪平衡态模型基于正邪两分法，发展出正气存内，邪不可干，邪之所凑，其气必虚的病理机制。各种平衡态模型中都嵌入了八纲病理特征，蕴含着中医临证实践中取得的宝贵经验，是古代中国医学的成就，至今仍然发挥临床指导作用。

（四）诊断是判断病位上失衡的病因病理特征

在《伤寒论》中，诊断疾病主要凭脉证。脉分为寸、关、尺小三部或者寸口脉、趺阳脉、少阴脉大三部，分别对应于人体上、中、下部位，三部脉象从容和缓为健康平衡态，任何一部的脉象出现异常都提示相应部位的疾病失衡态。证相对地划分为全身和局部症状。通常认为，全身症状包括发热、恶寒、有汗、无汗、口渴、不渴、烦躁、懊侬、惊悸等，局部症状包括头、项、背、胸、膈、心下、腹、四肢、毛、皮、肌、肉、筋、骨、脉等部位的症状，如疼痛、瘙痒、痞、满、硬、结、胀、呕、利、厥、气上冲等。脉、证的病理特征被概括为"阴、阳、表、里、寒、热、虚、实"八纲。依据八纲，对疾病部位的脉证进行推理，判断其病因病理，审症求因，"知犯何逆"，得出诊断结论，从而"随证治之"。

（五）治疗是使失衡态转化为相对平衡态

《素问》中指出当机体具体的失衡态被诊断时，相应的治疗目标是用药物之"寒""热""攻""补"偏性纠正机体之偏性，使失衡态转化为平衡态。《伤寒论》以八纲的模式表述药物的总体平衡功效，同时以对症对位的模式表述药物的针对性功效。针对性功效从属于总体平衡功效。针对的部位包括上、下、内（里）、外（表）等框架性模型样结构，以及头、项、背、胸、膈、心下、腹、四肢、毛、皮、肌、肉、筋、骨、脉等实在的具体结构。例如：甘草的总体平衡功效以补虚为主，并在此基础上逐渐发现其缓急（芍药甘草汤）、止咽痛（甘草汤）、止咳（小青龙汤）、治痞（甘草泻心汤）、治厥（四逆汤）、治悸（炙甘草汤）等针对性功效。桂枝的总体平衡功效以解表为主，并在此基础上发现其止头痛（麻黄汤）、止痒（桂枝麻黄各半汤）、止利（桂枝人参汤）、治厥（当归四逆汤）、平气上冲（桂枝加桂汤）等针对性功效。

在不同的疾病中，可以表现出相同的失衡态（病因、病位、病性、病势相同），故可辨证为同一证候类型，治法亦相似，即异病同治法。许多皮肤病，如湿疹、荨麻疹、银屑病等多为风湿热毒郁结肌肤而发病，临床辨证为风湿热证（向外），治法为祛风清热，利湿解毒；痤疮、脂溢性皮炎等多由肾阴不足、相火过旺引起（向上），多归于阴虚火旺证，治法为滋阴泻火；斑秃、脂溢性脱发等多因肾气不足引起（向下），治法为益气固肾；难治性免疫性皮肤病，如红斑狼疮、硬皮病、皮肌炎等多导致肾精亏虚证（向内），治法为补肾填精。

（六）解毒法和补肾法中的平衡思维

禤国维在临床上综合运用气运动、脏腑、气血、正邪等四种平衡态模型，依据八纲病理，提出了解毒法和补肾法治疗疑难皮肤病。

现代社会中人造的各种污染，包括工业废物、农药、化肥、食品添加剂、宠物皮毛以及噪声、通信的电磁波、超高频率等，形成了许多过去没有的新的致病因素，均属于"毒"邪的范畴。"毒"邪导致的疾病越来越多。毒邪致病往往难以用单一的六淫邪气解释，通常表现为六淫兼夹错杂的临床特征。

毒的病理性质在八纲中相对属于邪实。"毒"邪致病的治疗，一是用针对毒邪的药物直接解除之，包括用清、消、汗、下、吐等方法，使毒邪从汗液、尿液及消化道等排出体外，即祛邪法；二是调节机体自身的抗毒能力，以抵御毒邪对人体的损伤，即扶正法。

禤国维结合岭南地域因地制宜，在临床实践中以祛邪法为原则构建了"皮肤解毒汤"：由乌梅、莪术、土茯苓、紫草、苏叶、防风、徐长卿及甘草组成。方取乌梅滋阴解毒，莪术祛瘀解毒，土茯苓利湿解毒，紫草凉血透疹解毒，苏叶解鱼虾毒，防风祛风解毒，徐长卿通络解毒，甘草善解药毒。全方关键在解毒，解除外犯之毒与内蕴之毒，使毒邪随脏腑、经络、血脉中气的运动而趋于体表的孔窍，随汗液、大便、小便排泄而出。该方随症加减可以广泛适用于难治性皮肤病的治疗。

补肾法是扶正法的代表之一。所谓久病及肾，肾虚常见于慢性疾病。疑难皮肤病经年不愈，常见肾虚，因此运用补肾法治疗尤为重要。肾是水火之脏，肾虚往往是肾的阴阳两虚，是许多疑难皮肤病久治不愈的重要因素。运用"阴中求阳，阳中求阴"的方法平调肾阴肾阳，往往可取得满意的疗效。

补肾法的优势在于调整阴阳而不破坏人体正常平衡，具有双向调节作用。故只要辨证用药得当，就不会出现温阳而害阴、补阴则损阳之现象，即避免出现要么增强，要么抑制，难以两全的尴尬。对于一些免疫性疾病，由于不适当滥用肾上腺皮质激素及免疫抑制剂，使许多接受过这些药物治疗的患者出现免疫功能、代谢功能及自主神经功能的紊乱，多属中医的阴阳失调，采用"阴中求阳"和"阳中求阴"的方法治疗，调和肾中阴阳，阴阳调和则脏腑、经络、血脉中气的运动恢复平衡态，从而能够排出毒邪，往往可奏效。

在健康状态下，肾中的阴阳相互依存，处于"负阴而抱阳"的状态。在水火不济的失衡状态下，肾阴亏虚，肾阳无所依附，出现阴虚火旺。或者肾阳亏损，不依附于肾阴，出现阳虚外越。如临床常见系统性红斑狼疮患者，往往表现出面部红斑，口舌生疮，舌质嫩红，尺脉细弱。此时治以滋阴补阳法。临床常用六味地黄汤加减，视病情需要少佐知母、黄柏或肉桂、附子，使水火相济，阴平阳秘。

三、临床特色

（一）解毒法

1. 毒邪与皮肤

中医认识病因，往往从内、外因两方面着手分析。所谓内因即指情志内伤、禀赋不耐等因素，外因即指六淫侵袭、虫毒所伤、跌仆损伤、饮食不节等。禤国维认为"中医治病，以和为贵"，解毒祛邪则是禤国维总结出的针对外因的和法。所论及之毒，不仅指外来之风、火、暑、湿、燥、寒，亦包括内在痰、湿、瘀等病理产物，在各种原因的促成下，这些病理产物往往纠结一起，缠绵难解，日久则成毒。这在皮肤科的自身免疫相关性疾病中尤其常见。因为皮肤属表，易受六淫侵袭，特别是风、湿、热邪，临床上许多皮肤疾病都是以风湿热邪郁结成毒为表现的。如常见的荨麻疹、湿疹、银屑病等，凡遇此类疾病以实证表现为主的，禤国维常常从风湿热毒邪的角度考虑。这是由于外邪、病理产物导致人体阴阳失衡，必须得祛除病邪，然后根据何处不足而调之，方能恢复机体阴阳平衡的状态。如此解毒祛邪的理念应运而生。

2. 验方介绍

皮肤解毒汤：皮肤解毒汤原方名为从革解毒汤，源自村上图基等人所撰之《续名家方选》，据云为"治疥疮始终之要方……凡疥疮，不用他方，不加他药，奏效之奇剂也"。其组成药物包括金银花、土茯苓各2钱，川芎1钱，莪术、黄连各7分，甘草2分。禤国维偶拾此方，初试之于临床，效如桴鼓，此后结合多年临床，经加减变化，组成新方并命名为皮肤解毒汤。

（1）组成

乌梅15g，莪术10g，土茯苓20g，紫草15g，苏叶15g，防风15g，徐长卿15g，甘草10g。

（2）功效

解毒化瘀，利湿通络。

（3）适应证

湿疹、荨麻疹、银屑病、结节性痒疹等风湿热毒郁结肌肤导致的皮肤病，症见红斑、丘疹、丘疱疹、渗液、风团、鳞屑，瘙痒剧烈，伴有口干口苦、身热心烦、大便干结、小便黄赤，舌红苔黄或黄腻，脉浮数、滑数或弦数。

（4）方解和加减法

方取乌梅滋阴解毒，莪术祛瘀解毒，土茯苓利湿解毒，紫草凉血透疹解毒，苏叶解鱼虾毒，防风祛风解毒，徐长卿通络解毒，甘草善解药毒。全方关键在解毒，解除外犯之毒和内蕴之毒。随证可根据各种毒邪的轻重加减药物。如知母配乌梅可加强滋阴解毒；石上柏、九节茶配莪术可加强活血解毒；川萆薢、白鲜皮、绵茵陈配土茯苓可加强利湿解毒；生地黄、重楼、半边莲、鱼腥草配紫草可加强清热凉血解毒；蒲公英、葛花配苏叶可加强解食积酒毒和鱼虾毒；苦参、地肤子、白蒺藜配防风可加强祛风解毒；当归、川芎、地龙干、全蝎配徐长卿可加强活血通络解毒。

（二）补肾法

补肾法是中医的治疗大法之一。肾虚不仅是内科疾病的病因，也是许多皮肤病，尤其是疑难皮肤病久治不愈的重要因素。

1. 肾与皮肤

"肾为脏腑之本，十二经脉之根，呼吸之本，三焦之源"。肾在内，皮肤在外，生理条件下，肾之阴阳通过脏腑经络供给皮肤营养和能量，使皮肤发挥正常的生理功能，病理条件下，肾之阴阳虚衰可影响皮肤的司开阖功能，使其易遭病邪入侵，另外，肾之阴阳虚衰，则人体正气难以激发，痼疾难除，病久缠绵。

肾为先天之本，内藏元阴、元阳，系水火之源，阴阳之根，肾虚是许多皮肤顽症反复发作、缠绵难愈的重要因素。《张聿青医案》云："肺合皮毛，毫有空窍，风邪每易乘入，必将封固密，风邪不能侵犯。谁为之封，谁为之固哉？肾是也。"另外，皮肤病久病不愈亦影响到肾，称为"久病及肾"。现代研究认为，中医肾与人体的内分泌及免疫功能有关，其功能的异常必然导致皮肤功能的异常，如硬皮病、系统性红斑狼疮等。许多皮肤病，尤其是难治性的免疫性皮肤病常表现为中医肾虚证，恰当运用补肾法，往往使沉疴得愈。

2. 温阳补肾

肾阳又称"元阳""真阳""真火""命门之火"。张介宾曰："天之大宝，只此一丸红日，人之大宝，只此一息真阳。"肾阳虚则皮肤功能受到严重影响，可导致许多皮肤病变，如硬皮病、红斑狼疮、皮肌炎、白癜风、雷诺病等。治当温肾壮阳。宜用甘温助阳之品，以补阳配阴，使沉阴散而阴归于阳，即"益火之源，以消阴翳"。常用金匮肾气丸加减。

3. 滋补肾阴

肾阴又称"元阴""真阴""肾水""真水"，对机体有滋养、润泽作用。肾阴虚者宜甘润滋水之剂，以补阴配阳，使虚火降而阳归于阴，即谓"壮水之主，以制阳光"。皮肤顽症临床往往以阴虚内热证多见。原因之一是当今社会生活节奏快，精神压力大，忧思过度，郁久化火，暗耗阴精；二是膏粱厚味，食之过度，生湿生热，恣用寒凉泻药，耗伤阴液，损及真阴。常以六味地黄丸加减。

4. 调和肾中阴阳

肾是阴阳水火之脏，根据阴阳的消长，设法维持其动态平衡是取效的关键。中医的优势在于具有双向调节作用，故只要辨证用药得当，就不会出现温阳而害阴、补阴则损阳之现象，即避免出现要么增强，要么抑制，难以两全的尴尬。许多结缔组织疾病、免疫性疾病患者，由于不适当滥用肾上腺皮质激素及免疫抑制剂，出现免疫功能、代谢功能及自主神经功能的变化和紊乱，中医辨证多属阴阳失调，采用补肾调和阴阳的治疗方法往往能够取得满意的疗效。

（三）常用特色中药

1. 薄盖灵芝

味甘，性平，无毒，主安神、益脾气。《神农本草经》把灵芝列为上品，谓其"主耳聋，利关节，保神益精，坚筋骨，好颜色，久服轻身不老延年"。薄盖灵芝是灵芝科的一种药用真菌，其粗蛋白、粗脂肪、总糖、粗纤维、还原糖等的含量是灵芝和紫芝子实体含量的两倍，其脂肪酸构成以油酸、亚油酸、亚麻酸等不饱和脂肪酸为主，口感较好，没有明显苦味，患者乐于接受。现代研究发现薄盖灵芝具有提高免疫、抗氧化作用，禤国维习用其治疗各种自身免疫性皮肤病。

2. 松针

味酸、苦、涩，性温，无毒，能祛风燥湿，杀虫止痒。《名医别录》谓其"主风湿疮，生毛发，安五脏"。《本草纲目》谓其"主治风湿疮，生毛发，安五脏，守中，不饥延年"，且"味苦，温，无毒，久服令人不老，轻身益气"。现代药理学研究表明，松针含大量低聚原花青素，原花青素具有抗氧化、清除自由基活性、抗高血压、免疫调节等功效，兼具促进毛囊生长发育的作用。对斑秃、脂溢性脱发有效。

3. 乌梅

味酸、涩，性平，《神农本草经》谓其"下气，除热烦满，安心，止肢体痛，偏枯不仁，死肌，去青黑痣，蚀恶肉"，故可用于肥厚增生类皮肤病。《神农本草经读》言其"气平，秉金气而入肺；气温，秉木气而入肝；味酸无毒，得木味而入肝……能和肝气、养肝血"。临床发现乌梅能养血生津除烦，缓解皮肤干燥、瘙痒，有抗过敏作用。现代药理学研究证实，乌梅有脱敏作用。禤国维的经验方皮肤解毒汤中即以乌梅为主药，常用于治疗银屑病、特应性皮炎、荨麻疹等。

4. 徐长卿

味辛，性温，无毒，归肝、胃经，具有祛风化湿、解毒消肿、止痛止痒的功效。《神农本草经》记载徐长卿"主蛊毒，疫疾，邪恶气，温疟"。现代药理研究表明，徐长卿主含牡丹酚、黄酮苷和少量生物碱，具有镇痛、镇静、抗菌、降压、降血脂等多种作用。对跌打损伤、腰椎痛，胃炎、胃痛、胃溃疡等引起的胃脘胀痛均有显著的止痛效果。其所含主要成分牡丹酚对 II 型、III 型及 IV 型变态反应均有显著抑制作用，亦可调节细胞免疫功能，故常用于湿疹皮炎、荨麻疹起风疹块，以及顽癣风痒等皮肤病。常与蝉蜕、白鲜皮、牡丹皮等配伍，有很好的疗效。尤其患风痒而兼有胃痛之疾者，禤国维常以此药理气止痛、祛风止痒，一药二两擅其功。

5. 蕤仁肉

味甘，性微寒，入心、肝二经。既往多见眼科使用，因蕤仁肉功能清肝、明目、退翳，如《神农本草经》云，蕤仁肉"主心腹邪结气，明目，目赤痛伤泪出"。《本草蒙筌》记载更为详尽，指出本药"专治眼科，消上下胞风肿烂弦，除左右眦热障胬肉，退火止泪，益水生光"。然禤国维认为蕤仁肉之所以能清肝、明目、退翳，在于其具滋水涵木之功，其功效与山萸肉颇相类似，但其性微寒，其味甘而平和，口感甚佳。因山萸肉味过酸，许多患者不能忍受其酸，而蕤仁肉代则无此弊。故每见禤国维处六味地黄汤时，易山萸肉而代以蕤仁肉，这正是禤国维的临床体会所得。

6. 豨莶草

味苦，性寒，入肝、肾经。功能祛风湿、平肝阳、强筋骨、利关节。常用于风湿痹痛、中风瘫痪诸疾。《本草纲目》曰："治肝肾风气，四肢麻痹，骨痛膝弱，风湿诸疮。"在皮肤病的应用中，豨莶草其功有二，一是此药性寒能清热，味苦能燥湿，故能清热除湿，祛风止痒，每多用于疮疡肿毒，或湿疹瘙痒；二是能治风湿痹痛，而 SLE、硬皮病、皮肌炎等自身免疫性皮肤病，多有痹证之特点，如关节肌肉疼痛、麻木、肿胀或萎缩。禤国维常随证加入豨莶草，颇有效验。现代药理学研究发现，豨莶草具有良好的免疫抑制作用，其对细胞免疫和体液免疫都有抑制作用，对非特异性免疫亦有一定的抑制作用。

7. 崩大碗

味苦、辛，性寒，多见于岭南之草药，能清热利湿，解毒消肿，主治跌打损伤、湿热黄疸、中暑腹泻、尿频涩痛、热疖疮毒、咽喉肿痛、湿疹肤痒等病症。南方地区盛夏至立秋，气候炎热潮湿，民间常选用此类药煲汤服用，有很好的清热下火作用，故广东的煲凉茶文化具有明显的地域特征。现代药理学研究显示此药主要含三萜类积雪草苷等成分，具有促进皮肤生长，并有抑制皮肤溃疡的作用。禤国维常用崩大碗治疗进展期脱发、硬皮病肿胀期，以及皮肤溃疡肉芽生长过度者。

8.北沙参

味甘、微苦，性微寒。可分为南沙参和北沙参两种，均具有养阴清肺、益胃生津等功效。《神农本草经》记载其"主血积惊气，除寒热，补中，益肺气。久服利人"。《药性论》云："能去皮肌浮风，疝气下坠，治常欲眠，养肝气，宣五脏风气。"《日华子本草》云："补虚，止惊烦，益心肺，并一切恶疮疥癣及身痒，排脓，消肿毒。"现代药理学研究发现沙参有免疫调节作用，抗迟发型超敏反应作用。禤国维结合古籍中对于沙参治疗皮肤疾患功效的记载以及现代药理学研究结果，用北沙参治疗湿疹、特应性皮炎、天疱疮等免疫相关性皮肤病有一定的效果。

（四）常用药对

1.麻黄与生牡蛎

禤国维认为小剂量麻黄（6～8g）配伍生牡蛎疏风止痒效果好。麻黄辛温，具有疏散风寒、宣肺散邪之效。牡蛎咸寒，具有重镇安神、平肝潜阳、收敛固涩、制酸止痛之功用。二药伍用，牡蛎之敛可防麻黄宣透太过。现代药理学研究显示：麻黄具有抗过敏作用，其水提物和醇提物可抑制嗜酸性细胞及肥大细胞释放组胺等过敏介质。牡蛎为高钙物质，其水煎剂中含 Ca^{2+}，而 Ca^{2+} 有抗过敏止痒的作用。故两药同用具有协同效应。常用治一些变态反应性疾病，如荨麻疹、丘疹性荨麻疹、特应性皮炎等。

2.紫苏叶与防风

紫苏叶辛，温，偏燥，具有疏风、发表散寒、行气宽中、解鱼蟹毒之功，且能改善胃肠道功能。防风辛甘，微温，不燥偏润，本品浮而升，为祛风圣药，具有祛风解表止痒之功效。二药相配增强发散功效。对食鱼蟹后引发过敏症者，用紫苏叶可解鱼蟹之毒。现代药理学研究表明：紫苏叶的热水提取物对 ConA 和化合物 48/80 诱导的大鼠肥大细胞、组胺释放有中度抑制作用。防风煎剂给小鼠灌胃，可提高腹腔巨噬细胞的吞噬功能。二药相配可增强免疫功能及抗过敏作用。常用治疮疡初起、瘾疹、皮肤瘙痒症等，对海鲜过敏者效好。

3. 鱼腥草与白鲜皮

鱼腥草具有清热解毒、祛湿利尿之功效。白鲜皮具有清热解毒、除湿、止痒之作用。鱼腥草归肺经，使湿热从小便而出；白鲜皮归脾胃经，可清除胃肠道之湿热，二药相配，上下作用，共奏祛风除湿止痒之功效。当年褚国维下乡巡回医疗时目睹当地老农患急性荨麻疹，用鲜鱼腥草汁搽皮损，风团旋即消散。褚国维颇受启发，日后诊病多用此药。现代药理学研究表明：鱼腥草之挥发油具有显著的抗过敏作用。常用治各种由过敏因素引起之皮肤瘙痒或疮疡中期有感染倾向者。

4. 徐长卿与牡丹皮

徐长卿具有祛风止痒、活血之功效。牡丹皮具有清热凉血、活血散瘀之功效。二药合用可增强活血祛风止痒的功效。现代药理学研究表明：徐长卿和牡丹皮均含有牡丹酚，牡丹酚对Ⅰ、Ⅲ、Ⅳ型变态反应均有显著抑制作用。常用治各种风燥血热（血瘀）之红斑、丘疹、鳞屑及变态反应性皮肤病。

5. 五味子与乌梅

乌梅生津止渴，涩肠止泻，具有敛阴作用。五味子酸能收敛，苦能清热，咸能滋阴，性温，但温而不燥，具有敛肺滋阴、生津敛汗、宁心安神之功效。乌梅归肝、脾、大肠经，走下焦。五味子入心经。二药合用，上下作用，加强敛阴之效，防止虚火过旺而致的瘙痒，常用治各种过敏性疾患，且用于动辄腹泻、汗出患者尤佳。

6. 黄芪与防风

防风遍行于周身，祛风于肌腠之间，为风中之润剂。黄芪补益脾肺，补三焦而实卫，为玄府御风之关键，且无汗能发，有汗能止，为补剂中之风药。《脾胃论》云："防风能制黄芪，黄芪得防风其功愈大，乃相畏相使也。"黄芪与防风合用，相畏配对，黄芪得防风不虑其固邪，防风得黄芪不虑其散表，实为散中寓补，补中寓攻。具实卫散风、祛邪固卫之能，有相得益彰之妙，不同于一般的扶正固表。常用治各种辨证为表虚不固者。

（五）特色疗法

1. 截根疗法

适应证：肛门瘙痒证、外阴瘙痒证、神经性皮炎、慢性湿疹、慢性荨麻疹等。

操作常规：①选穴：可根据辨证选用有关穴位，一般以背部穴位为主。②操作方法：取卧位，充分暴露挑刺部位，常规消毒后，以 0.5% 普鲁卡因 0.5mL，于挑治部位注射一皮丘，然后用手术刀横切开皮丘表皮面约 0.5cm，深度以微出血，划破表皮为度，用持针器夹弯三角皮肤缝合针，刺入表皮下，挑起白色纤维样物，适当上下左右牵拉数次后把其拉断，一般拉断 5～10 根即可。消毒后，用消毒纱块覆盖，胶布固定，每周 1 次，3 次为 1 个疗程。

注意事项：无菌操作；普鲁卡因过敏者不宜用普鲁卡因局封；孕妇、严重心脏病和身体过度虚弱者慎用；有疤痕体质者慎用。

2. 划痕疗法

适应证：局限性神经性皮炎、原发性皮肤淀粉样变、慢性湿疹。

操作常规：先按常规消毒患处，然后术者以手术刀片尖端于皮疹的外缘做点状划痕一周，刀痕长约 0.5cm，每刀相隔 0.2cm，然后再在皮损范围内，沿皮纹方向划满刀痕，每条刀痕相隔为 0.2cm，刀痕深度以划破真皮浅层有血清渗出，或少量血液渗出即可，拭干血迹后，外撒枯矾粉，用消毒纱块轻揉 1～2 分钟，然后消毒纱块覆盖，胶布固定，5～7 日 1 次；7～10 次为 1 个疗程。

注意事项：无菌操作，面部、颈部和急性皮肤病不宜用，有疤痕体质者不宜用。

3. 中药吹烘疗法

适应证：进行性指掌角皮症、掌跖角皮症、皲裂型手足癣、慢性湿疹、带状疱疹、皮肤淀粉样变等。

操作常规：首先根据病情选用不同的制剂，如慢性湿疹用 10% 金粟兰酊纱布；带状疱疹用入地金牛酊或金粟兰酊纱布；指掌角皮症、皲裂型手足癣、皮肤淀粉样变用 10%～25% 硫黄膏，湿疹用青黛膏；操作时，把药膏涂于患处，或将药液浸透之纱块敷于患处，然后用电吹风筒的热风吹于其上，或用神灯照烘，每次 10～20 分钟，在吹烘时，可再加药，根据病情 1～3 天治疗 1 次。

注意事项：操作时，注意调节电吹风筒或神灯的距离，以患者感觉舒适为宜，防止引起皮肤灼伤。

四、验案精选

案例 1：斑秃

徐某，女，46 岁，2013 年 8 月 28 日初诊，节气：处暑。

主诉：发现头部圆形脱发区 3 个月。

现病史：3 个月前偶然发现头皮部一处圆形斑秃区，1 元钱币大小，自用章光 101 外擦，有少许毛发生长，但效果不明显。今来诊。现头皮斑状秃发，拉发试验阳性，精神可，平素时腰酸，纳眠可，二便调。舌淡红，苔薄，脉细。既往史：无特殊。过敏史：无。专科检查：头皮部一处圆形斑状秃发区，1 元钱币大小。拔发试验阳性。

西医诊断：斑秃。

中医诊断：油风（肝肾不足）。

治法：补益肝肾。

处方：六味地黄丸加减。

松针 15g，蒲公英 20g，熟地黄 15g，牡丹皮 15g，茯苓 15g，盐山萸肉 15g，山药 15g，牡蛎 30g（先煎），甘草 10g，菟丝子 15g，薄盖灵芝 15g，女贞子 15g，芡实 15g，6 剂，水煎内服。

西药：薄芝片（3 片，tid，po）；院内制剂固肾健脾生发口服液（2 支，tid，po）；茶菊脂溢性洗液 1 瓶外洗以祛风止痒生发；乌发生发酊 1 瓶外擦以乌发生发。

二诊（2013 年 9 月 7 日）：病史同前，精神可，平素时腰酸，纳可，睡眠欠佳，头皮瘙痒，二便调，舌淡红，苔薄，脉细。

处方：松针 15g，蒲公英 20g，熟地黄 15g，牡丹皮 15g，茯苓 15g，薏仁 15g，山药 15g，牡蛎 30g（先煎），甘草 10g，菟丝子 15g，薄盖灵芝 15g，女贞子 15g，芡实 15g，酸枣仁 20g，防风 15g，6 剂，水煎内服。

西药：同前。

三诊（2013 年 9 月 27 日）：病史同前，精神可，平素时腰酸，头皮瘙痒稍减轻，纳眠可，二便调，舌淡红，苔薄，脉细。

处方：松针 15g，蒲公英 20g，熟地黄 15g，牡丹皮 15g，茯苓 15g，薏仁 15g，山药 15g，牡蛎 30g（先煎），甘草 10g，菟丝子 15g，薄盖灵芝 15g，女贞子 15g，芡实 20g，太子参 15g，蒺藜 15g，4 剂，水煎内服。

西药：同前。

四诊（2013 年 10 月 12 日）：病史同前，服药后脱发区毛发生长明显，拔发试验弱阳性，精神可，腰酸减轻，头皮瘙痒不明显，纳眠可，二便调，舌淡红，苔薄，脉细。

处方：松针 15g，蒲公英 20g，熟地黄 15g，牡丹皮 15g，茯苓 15g，薏仁 15g，山药 15g，牡蛎 30g（先煎），甘草 10g，菟丝子 15g，薄盖灵芝 15g，女贞子 15g，芡实 20g，黄芪 15g，覆盆子 15g，5 剂，水煎内服。

西药：同前。

五诊（2013 年 11 月 12 日）：病史同前，服药后脱发区毛发生长进一步好转，拔发试验阴性，精神可，腰酸减轻，头皮瘙痒不明显，纳眠可，二便调，舌淡红，苔薄，脉细。

处方：松针 15g，蒲公英 20g，熟地黄 15g，牡丹皮 15g，茯神 15g，蕤仁 15g，山药 15g，牡蛎 30g（先煎），甘草 10g，菟丝子 15g，薄盖灵芝 15g，女贞子 15g，芡实 20g，黄芪 30g，覆盆子 15g，14 剂，水煎内服。

西药：同前。

六诊（2013 年 12 月 6 日）：病史同前，服药后毛发生长基本正常，拔发试验阴性，精神可，腰酸不明显，无头皮瘙痒，纳眠可，二便调，舌淡红，苔薄，脉细。

处方：松针 15g，蒲公英 20g，熟地黄 15g，牡丹皮 15g，茯神 15g，蕤仁 15g，山药 15g，牡蛎 20g（先煎），甘草 10g，菟丝子 15g，薄盖灵芝 15g，女贞子 15g，芡实 20g，黄芪 35g，覆盆子 15g，8 剂，水煎内服。

西药：同前。

按：患者为中年女性，因发现头部圆形脱发区 3 个月就诊，平素腰酸，舌淡红，苔薄，脉细。四诊合参。属中医学"油风"的范畴，辨证为肝肾不足。缘患者先天禀赋不足，肝肾亏虚，精血不能上荣，故出现头发脱落；腰酸，舌淡脉细皆是肝肾不足之象。中医学认为肾藏精，"其华在发"，肝藏血，"发为血之余"。《诸病源候论》指出："足少阳胆之经也，其荣在须，足少阴肾之经也，其华在发。冲任之脉，为十二经之海，谓之血海，其别络上唇口。若血盛则荣于须发，故须发美；若血气衰弱，经脉虚竭，不能荣润，故须发秃落。"故肝肾不足，气血亏虚，则毛发失于滋养而脱落。治疗当补益肝肾，处方选用六味地黄丸加减，方中女贞子、菟丝子、山萸肉、熟地黄、芡实补肝肾、填精血、养发生发；茯苓、山药健脾补肾，补后天以益先天；牡丹皮凉血活血；蒲公英据现代药理学研究显示，其内含肌醇，有促进毛发生长的作用；生甘草清热、调和诸药，使精血之源充足；牡蛎平潜肝阳；经验常用药松针、薄盖灵芝补虚，松针益发生发，薄盖灵芝平调机体阴阳。诸药合用使精血之源充足，毛发得以濡养，故肾精足而发生。二诊患者眠欠佳加酸枣仁养心安神；头皮瘙痒加防风祛风止痒。三诊眠好故去酸枣仁，头皮瘙痒减轻，改防风为蒺藜活血兼祛风止痒，加太子参益气养阴。四诊改太子参为黄芪益气生血以生发；瘙痒不明显，去蒺藜，加覆盆子填精补肾生发。病情继续好转，故后面继续守方巩固治疗。薄芝片口服以平调阴阳，调节免疫；固肾健脾生发口服液以补肾健脾；茶菊脂溢性洗液外洗以祛风止痒生发；乌发生发酊外擦以乌发生发。

禤国维用六味地黄丸加减治疗斑秃，效果良好，中医学认为：精血同源，精血互生，精足则血旺。发为血之余，肾之外候，说明发虽由血滋养，但其生则根源于肾气，因此发的生长与脱发，润泽与枯槁，均与肾的精气盛衰有关，若肾精亏虚则发枯不荣甚至脱落。禤国维处方中在大队滋阴药中加入菟丝子补肾阳，补而不燥，又有黄芪补气，全方具阳中求阴之妙，用药动静结合，补肝肾益精血为主，兼补脾胃，先后天之本同补，切中斑秃发病的中心环节。伴唇白、心悸、神疲乏力、气短懒言加党参、当归、鸡血藤；伴腹胀纳少，食后胀甚，肢体倦怠加白术、陈皮、砂仁；伴烦躁易怒，舌质紫暗或有瘀斑，加郁金、田七、石菖蒲；偏阳虚加鹿角胶、紫河车；伴口苦，腹泻，里急后重，舌苔黄腻，脉数善用蒲公英。关于脱发病，禤国维常以内外结合的方法，外用药物可以经过皮肤渗透至毛囊周围及毛囊处，并可直接吸收至血液循环到全身。禤国维临床除了益肾填精、养血调血外，还常以梅花针合神灯高效电磁波治疗仪照射疗法、针灸、穴位注射、头皮叩击与按摩等综合疗法来配合治疗，以疏通经络，运行气血，改善脱发区血液循环。局部外治可配合内服药物辨证论治、整体调节机体以治本，起到辅助治疗的作用。根据秃发区局部的皮肤变化情况，用梅花针轻巧而均匀地叩刺皮损区穴位，灵活选择弹刺手法。头皮微红轻度肿胀的脱发区采用轻叩手法；头皮无明显变化者采用中等刺激量叩刺，使局部头皮潮红充血；头皮凹陷，表面苍白光亮，应用重手法叩刺至少量渗血，每区5分钟。继以神灯高效电磁波治疗仪预热后，照射患部，距离以患者自我感觉舒适为宜。

案例2：系统性红斑狼疮

吴某，女，29岁，2012年3月19日初诊，节气：春分。主诉：关节疼痛反复6年。现病史：6年前不明原因渐出现关节疼痛，以双膝、髋关节疼痛为甚，伴时低热、脱发、乏力。经外院系统检查确诊系统性红斑狼疮

（SLE）。给予西药治疗，病情好转，但关节疼痛时有反复。为求缓解症状，患者寻求中医中药配合治疗。现服泼尼松 30mg/d，双膝、髋关节疼痛，局部稍有热感，纳眠可，二便调，舌红，苔微黄，脉细稍数。既往史：无特殊。过敏史：无。专科检查：未见面部红斑，双膝、髋关节局部无明显肿大、发红，稍压痛。辅助检查：外院 CT、MRI 检查报告股骨头缺血坏死。2012 年 3 月 5 日外院查双侧髋关节平片：未见明显异常。3 月 8 日查自身免疫：抗核抗体（ANA）1∶320，抗 SSA、Sm、u1-RNP 阳性，白细胞计数（WBC）：$11.34×10^9$/L，尿蛋白（＋），潜血（＋），补体 C3 0.77g/L。

西医诊断：系统性红斑狼疮。

中医诊断：红蝴蝶疮（阴虚内热）。

治法：滋阴补肾，清热凉血。

处方：六味地黄丸加减。

蕤仁 15g，熟地黄 15g，牡丹皮 15g，山药 15g，益母草 15g，生地黄 15g，青蒿 10g（后下），茯苓 20g，鸡血藤 15g，秦艽 10g，芡实 20g，豨莶草 15g，甘草 5g，14 剂，水煎内服。

西药：滋阴狼疮胶囊（本院自制中成药）（5 粒，tid，po）。酸痛油和金粟兰酊（本院自制中成药）外擦。泼尼松照前服用。

二诊（2012 年 4 月 12 日）：双下肢膝关节偶发疼痛，无发热，无口腔溃疡，外院医师嘱近日起服泼尼松减至 25mg/d，纳眠可，大便干，舌红，苔薄黄，脉弦细。

处方：蕤仁 15g，熟地黄 15g，牡丹皮 15g，山药 15g，茯苓 20g，益母草 15g，生地黄 15g，青蒿 10g（后下），甘草 5g，鸡血藤 15g，秦艽 10g，芡实 20g，豨莶草 15g，牛蒡子 15g，防风 15g，21 剂，水煎内服。

西药：滋阴狼疮胶囊（5 粒，tid，po）；薄芝片（3 片，tid，po）；碳酸钙维 D_3 片（1 片，qd，po）；枸橼酸铋雷尼替丁片（2 片，bid，po）；泼尼松片遵医嘱。

三诊（2012 年 5 月 7 日）：病史同前，偶有关节痛，纳眠可，二便调，舌红，苔薄黄，脉弦细。

处方：蕤仁 15g，熟地黄 15g，牡丹皮 15g，山药 15g，茯苓 20g，益母草 15g，生地黄 15g，青蒿 10g（后下），甘草 5g，鸡血藤 15g，秦艽 10g，芡实 20g，牛蒡子 15g，防风 15g，薄盖灵芝 15g，21 剂，水煎内服。

西药：同前。

四诊（2012 年 6 月 4 日）：病史同前，双下肢膝关节偶发疼痛，无发热，无口腔溃疡，现服泼尼松减至 20mg/d，纳眠可，大便干，舌红，苔薄黄，脉弦细。

2012 年 5 月 30 日 DR 骨盆片：左侧股骨头密度不均匀，建议 MRI 检查。

遵前方继续服用 21 剂。

西药：同前。

五诊（2012 年 6 月 19 日）：病史同前，双下肢膝关节偶发疼痛，无发热，无口腔溃疡，现服泼尼松 20mg/d，纳眠可，大便干，舌红，苔黄，脉弦细。

处方：蕤仁 15g，熟地黄 15g，牡丹皮 15g，山药 15g，茯苓 20g，益母草 15g，生地黄 15g，青蒿 10g（后下），甘草 5g，鸡血藤 15g，秦艽 10g，芡实 20g，豨莶草 15g，牛蒡子 15g，防风 15g，薄盖灵芝 15g，桑叶 15g，21 剂，水煎内服。

西药：同前。

六诊（2012 年 7 月 19 日）：双下肢关节偶发疼痛，无发热，无口腔溃疡，纳眠可，大便干，舌红，苔薄黄，脉弦细。月经量偏少。

处方：蕤仁 15g，熟地黄 15g，牡丹皮 15g，山药 15g，茯苓 20g，益母草 15g，生地黄 15g，青蒿 10g（后下），甘草 5g，鸡血藤 15g，秦艽 10g，豨莶草 15g，牛蒡子 15g，防风 15g，薄盖灵芝 15g，桑叶 15g，威灵仙 10g，28 剂，水煎内服。

西药：同前。

七诊（2012 年 8 月 13 日）：病史同前，偶发关节痛，大便干，纳眠可，舌红，苔黄，脉弦细。月经量偏少。泼尼松 15mg/d（已服用 20 多天）。

2012 年 7 月 19 日在我院检查：血尿常规、补体未见明显异常，ANA 阳性（1：320，颗粒型）。

处方：蕤仁 15g，熟地黄 15g，牡丹皮 15g，山药 15g，茯苓 20g，益母草 15g，生地黄 15g，青蒿 10g（后下），甘草 5g，鸡血藤 15g，秦艽 10g，豨莶草 15g，牛蒡子 15g，防风 15g，薄盖灵芝 15g，桑叶 15g，威灵仙 10g，蒲公英 15g，21 剂，水煎内服。

西药：同前。

以后多次复诊，均以前方加减调治，病情稳定。至 2013 年 2 月 25 日，双下肢关节无疼痛，无发热，牙龈出血，纳眠可，便秘，舌暗红，苔黄微腻，脉弦细。月经量偏少。遵上方，益母草增至 20g，再进 28 剂以巩固之。

按：先天禀赋不足，肾阴虚损，热毒内炽，是导致本病的主要原因。本病发病无论外感、内伤，或饮食劳欲情志所诱，诸多因素必本于机体正气亏虚，肾元不足。阴液亏耗，关节失养，故髋关节、双下肢关节疼痛；阴虚日久化热伤津，则大便干。舌红，苔黄，脉弦细均为阴虚火旺之证。因此治疗以滋阴补肾、清热凉血为宗旨，以六味地黄丸为基本方加减治疗，方中蕤仁、山药、熟地黄滋补肝肾，生地黄、牡丹皮凉血清热行瘀，青蒿清虚热，牡丹皮、益母草、鸡血藤活血散瘀，茯苓、山药、芡实健脾固肾，豨莶草、秦艽祛风湿，通经络止痛，甘草调和诸药。二诊患者大便干，加防风、牛蒡子疏散风热，除湿止痛，润肠通便。三诊去豨莶草防过于苦寒，加薄盖灵芝平调阴阳。五诊加桑叶 15g，以助药宣达腠理。六诊加威灵仙加强活血止痛之效。中药有助于泼尼松逐渐减量，预防激素减量过程反跳的副作用，同时配合内服滋阴狼疮胶囊以滋阴降火，凉血活血。薄芝片以调节免疫，碳酸钙维 D_3 片补钙，枸橼酸铋雷尼替丁片护胃，预防激素的副作用，配合酸痛油和金粟兰酊外擦以清热消肿止痛。

中医学认为红蝴蝶疮因先天禀赋不足，复加日光暴晒，或者情志抑郁，或者药物中毒等多种因素，导致阴阳气血失于平衡，气血运行不畅，气滞血瘀，阻于经络或脏腑而致面部红斑，关节疼痛。禤国维认为本病急性期以热毒炽盛证多见，缓解期以阴虚内热证、脾肾阳虚证多见，病位在经络血脉，病久可累及全身多脏器、多系统，病情随着病邪侵害的脏腑不同而表现不同的症状。本病患者属于缓解期，属阴虚，以中药平调阴阳，配合激素逐渐减量，是目前较好的疗法，并可以减少长期使用激素所导致的各种并发症。标本兼治，故患者服药后诸症改善，理化指标好转，机体阴阳逐渐趋向平衡，病情稳定。加减方面，如胸闷心悸、咳痰加用黄芩、白芥子、鱼腥草、桑白皮，伤及肝加用柴胡、五味子、白背叶根、丹参、郁金，伤及肾加芡实、杜仲、女贞子、旱莲草，症见蛋白尿加芡实、金樱子、莲子、白术、太子参、玉米须、鹿衔草，血尿加仙鹤草。

案例3：银屑病

陈某，女，26岁，2010年4月26日初诊，节气：谷雨。主诉：全身散在红斑鳞屑伴痒痛10年余。现病史：患者于10年前无明显诱因躯干出现红斑、丘疹、肥厚鳞屑，多次在当地医院门诊治疗，诊断为寻常型银屑病，曾予阿维A、多塞平、氯苯那敏等药物治疗，效果不佳。后皮损逐渐泛发全身，于外院诊断为红皮病型银屑病，予激素药膏外用等处理，用药时可缓解，停药反复。现为寻求中医治疗，遂至我院门诊就诊。刻下症见：患者神清，精神一般，全身皮肤红肿，上覆肥厚鳞屑，瘙痒明显，口苦口干，纳眠差，小便调，大便干。舌红，苔黄腻，脉弦滑。既往史：无特殊。过敏史：暂未发现。专科检查：全身皮肤红肿，上覆肥厚鳞屑，皮损面积大于体表面积90%，束发征（+）。

西医诊断：红皮病型银屑病。

中医诊断：白疕（血热瘀滞）。

治法：清热凉血，祛瘀解毒。

处方：皮肤解毒汤加减。

乌梅15g，莪术10g，红条紫草15g，土茯苓20g，石上柏15g，生地黄20g，水牛角20g（先煎），赤芍15g，牡丹皮15g，防风15g，白花蛇舌草15g，九节茶20g，甘草10g，当归15g，合欢皮20g，7剂，水煎内服。

西药：银屑灵片（本院自制中成药）（5片，tid，po）。茶菊脂溢性外洗液、消炎止痒霜和金粟兰酊（本院自制中成药）外擦，丙酸氯倍他索软膏、复方蛇脂软膏混合消炎止痒霜外擦。

二诊（2010年5月6日）：服药后全身皮肤红肿，上覆鳞屑，皮损面积未见明显缩小。瘙痒稍减轻，口苦口干，少许咽痛，纳眠差，小便调，大便干。舌红，苔微黄，脉弦滑。

处方：乌梅15g，莪术10g，红条紫草15g，土茯苓20g，石上柏15g，生地黄20g，水牛角20g（先煎），赤芍15g，牡丹皮15g，防风15g，白花蛇舌草15g，九节茶20g，甘草10g，当归15g，合欢皮20g，牛蒡子15g，7剂，水煎内服。

西药：同前。

三诊（2010年5月13日）：全身皮肤红肿程度稍减，全身皮损面积未见扩大。瘙痒不适，口中黏腻感，纳眠一般，小便调，大便干。舌红，苔黄腻，脉弦。

处方：乌梅15g，莪术10g，红条紫草15g，土茯苓20g，石上柏15g，生地黄20g，水牛角20g（先煎），赤芍15g，牡丹皮15g，防风15g，白花蛇舌草15g，九节茶20g，甘草10g，当归15g，黄芩15g，牛蒡子15g，28剂，水煎内服。

西药：同前。

四诊（2010年6月17日）：全身皮肤红肿程度明显减轻，全身皮损面积有所缩小。皮肤瘙痒好转，部分皮损处伴轻度疼痛，无明显口苦口干，纳眠可，大便稍干，小便调。舌淡暗，苔薄黄，脉弦。

处方：乌梅15g，莪术10g，红条紫草15g，土茯苓20g，石上柏15g，生地黄20g，水牛角20g（先煎），赤芍15g，牡丹皮15g，防风15g，白花蛇舌草15g，九节茶20g，甘草10g，白芍15g，黄芩15g，牛蒡子15g，鸡血藤15g，14剂，水煎内服。

西药：同前。

五诊（2010年7月3日）：全身弥漫性片状红斑，上覆少许鳞屑，全身皮损面积明显缩小，约占体表面积70%。少许瘙痒，皮损处已无疼痛，无明显口苦口干，纳差，眠一般，大便时干时溏，小便调。舌淡暗，苔薄黄，脉弦。

处方：乌梅 15g，莪术 10g，红条紫草 15g，土茯苓 20g，石上柏 15g，生地黄 20g，水牛角 20g（先煎），赤芍 15g，牡丹皮 15g，防风 15g，白花蛇舌草 15g，九节茶 20g，甘草 10g，白芍 15g，黄芩 15g，牛蒡子 15g，鸡血藤 15g，陈皮 15g，28 剂，水煎内服。

上方连服 1 个月，全身皮损面积进一步缩小，红斑变淡，瘙痒不甚，胃纳好转，二便调。

按： 银屑病中医学认为多由素体肌肤燥热，复为外邪所袭，致局部气血运行失畅，或风寒所伤，营卫失调，郁久化燥，肌肤失养，或七情所伤，气机受阻，气血壅滞成瘀，或热蕴日久，化火炎肤所致。本案患者全身红斑、丘疹，上覆肥厚鳞屑，口苦口干，瘙痒，为血热蕴肤的表现；舌红、苔黄腻、脉弦滑俱是血热瘀滞之象。故辨证为血热瘀滞，治以清热凉血，祛瘀解毒为法。褙国维常以自拟皮肤解毒汤加减。方中以水牛角、红条紫草、土茯苓、生地黄清热凉血解毒，牡丹皮、赤芍、莪术、九节茶活血化瘀，乌梅敛阴，配合石上柏、白花蛇舌草等有抗癌抗增生作用的中药。药对病机，故效果明显。

由于本病病因不明，发病机制复杂，目前尚无良好的预防方法。目前的治疗方法大多数只能达到近期的缓解，难以根治，亦不能制止复发。老年人患银屑病并发症多，特别是心血管及消化系统并发症常见。

西医治疗原则主要是最快地控制病情，维持最长的缓解期，最大限度地减少药物的副作用。临床上常用抗肿瘤药、免疫抑制剂、维 A 酸类、皮质类固醇、抗生素、维生素等。

褙国维认为，银屑病属中医"白疕""松皮癣"等范畴，认为本病是由营血亏损，化燥生风，肌肤失养而成。初起多为风寒或风热之邪侵袭肌肤，以致营卫失和，气血不畅，阻于肌表而生；或兼湿热蕴积，外不能宣泄，内不能利导，阻于肌表而发。病久则气血耗伤，血虚风燥，肌肤失养，病情更为显露。或因营血不足，气血循行受阻，以致瘀阻肌表而成；或禀赋不足，肝肾亏虚，冲任失调，更使营血亏损。

禤国维从长期临床实践中观察到，银屑病患者多有秋冬加重、春夏减轻的特点，且皮损多有银白色厚鳞屑、红斑、丘疹等，认为本病发病多由内外合邪所致，血燥为本，瘀毒为标。因燥、寒为秋冬时令之邪，素体血燥之人外受时令邪气，内外合邪，血燥化风，邪助风势，使病情加重，而血瘀则贯穿银屑病发病全过程。在银屑病进行期，大部分患者表现为血燥化热，热毒炽盛证。热毒炽盛，迫血妄行，血溢脉外而成瘀；在稳定期，患者病情大都顽固难愈，主要是由各种毒邪侵害人体，毒邪积聚皮肤腠理，而致气血凝滞，营卫失和，经络阻塞，毒邪久蕴，毒气深沉，积久难化而成；在消退期，多数留有色素沉着，此为气滞血瘀表现。辨治银屑病以养血润燥、凉血解毒、化瘀通络为法，自拟方银屑灵片（由生地黄、当归、赤芍、川芎、紫草、莪术、金粟兰、土茯苓、乌梅、甘草等组成），治疗血虚风燥型银屑病疗效确切。方中生地黄滋阴凉血填精为主药，当归补血养阴、和营养血，赤芍清热凉血，川芎活血行滞。四药相合，补中有通，补而不滞，养血润燥，且能活血通络，故为君药，使营血恢复而周流无阻，肌肤得养而病自愈；紫草凉血解毒，莪术破血散结，共为臣药；金粟兰、土茯苓解毒消肿，乌梅生津润燥，共为佐药；甘草为使药。银屑灵片是由四物汤加味而成。现代研究发现，四物汤治疗银屑病主要与改善微循环、增加血流及非特异性免疫调节等作用有关。四物汤通过4味中药合用，其抑制表皮细胞增殖作用协同增强。因此，四物汤治疗银屑病的机制可能是通过抑制表皮细胞增殖作用为主，加之活血化瘀改善微循环及免疫调节等作用共同完成的。

禤国维认为引发皮肤病的毒邪，不是一般食用或接触剧毒物质（包括药物、化学制剂、有毒食物等）所致的毒性反应，而是蕴藏在普通食物、药物、动物、植物及自然界六气之中，这些"毒邪"作用于人体后，大部分人不发病，只有部分人因体质不耐，禀赋不足，毒邪侵入人体，积聚皮肤腠理，而致气血凝滞，营卫失和，经络阻塞，毒邪久蕴，毒气深沉，外发皮肤而成皮肤病。可见毒邪是一种从外感受的特殊致病因素，引发顽固性银屑病必有脏腑受损、血气失和、营卫不畅、久病入络等诸多病理因素，终致邪毒遏伏肌表、新血无以充养、瘀毒难以宣泄、药力不达病所,以致内外之邪留滞肌表,内不得疏泄,外不得透达。治疗时应从燥毒瘀辨证,治以养血润燥、凉血解毒为主,佐以化瘀通络,故褟国维治疗银屑病提倡从血分立法。银屑病患者具有真皮层血管迂曲、血运差、血液黏稠度高的特点。现代药理学研究表明,活血化瘀药物能改善炎症反应,改善血液流变学及微循环,促使细胞增殖病变转化或吸收。若活血与祛瘀药同用,还具有增强吞噬细胞功能和消炎作用。褟国维擅用活血化瘀药,血热型常选用丹参、牡丹皮、赤芍等凉血活血,以改善微循环和降低血液黏度;血虚型则选用沙参、鸡血藤等活血兼补血;病程长、血瘀明显者选加桃仁、红花、三棱、莪术等活血功效较强的药物。

案例4:荨麻疹

黄某,女,34岁。初诊时间:2009年2月18日。主诉:全身反复起风团伴瘙痒1年。现病史:缘患者1年前行输卵管再通术,予左氧氟沙星抗炎后出现全身起风团伴瘙痒,曾到外院就诊,诊断为荨麻疹,给予抗过敏药物治疗(具体不详),症状可缓解,停药后复发,之后辗转多家医院,病情反复难愈,风团、瘙痒遇冷加重。神清,精神可,全身反复起风团,瘙痒,遇冷加重,胃脘偶不适,纳眠一般,小便调,大便稀,舌淡暗,有齿印,苔薄黄,脉缓。既往史:无特殊。过敏史:暂未发现。专科检查:全身散在淡红色风团、抓痕,皮肤划痕症阳性。

西医诊断:荨麻疹。

中医诊断:瘾疹(脾胃虚弱,卫气不固)。

治法:益气固表,祛风止痒。

处方:玉屏风散加减。

黄芪15g,白术15g,防风15g,苏叶15g,徐长卿15g,牡丹皮15g,生地黄15g,乌梅15g,五味子10g,珍珠母30g(先煎),延胡索15g,浙贝母15g,海螵蛸30g,7剂,水煎内服。

西药:赛庚啶片,祛风止痒片(本院自制中成药)口服。

二诊（2009年3月2日）：旧皮损消退，少许新起，瘙痒减轻，胃脘无明显不适，大便好转，纳眠可。舌淡暗，有齿印，苔微黄腻，脉缓。

处方：黄芪15g，白术15g，防风15g，苏叶15g，徐长卿15g，牡丹皮15g，生地黄15g，乌梅15g，茵陈10g，珍珠母30g（先煎），延胡索15g，浙贝母15g，海螵蛸30g，14剂，水煎内服。

西药：同前。

三诊（2009年3月16日）：药后好转，停药后反复，大便稀，纳眠可。舌淡暗，有齿印，苔微黄腻，脉缓。

处方：黄芪20g，白术15g，防风15g，苏叶15g，徐长卿15g，牡丹皮15g，生地黄15g，乌梅15g，茵陈10g，陈皮15g，延胡索15g，浙贝母15g，海螵蛸30g，14剂，水煎内服。

西药：同前。

四诊（2009年3月30日）：用药后发作次数减少，瘙痒减轻，胃部无不适，大便偏稀，纳眠可。舌淡暗，有齿印，苔微黄腻，脉缓。

处方：黄芪20g，白术15g，防风15g，苏叶15g，徐长卿15g，牡丹皮15g，生地黄15g，乌梅15g，茵陈10g，陈皮15g，延胡索15g，浙贝母15g，海螵蛸30g，薏苡仁20g，14剂，水煎内服。

西药：利湿止痒片（本院自制中成药）口服。

五诊（2009年4月14日）：无风团发作，无瘙痒，为卫外得固，风邪已去；大便成形，腹胀痛缓解。舌淡暗，有齿印，苔微黄，脉缓。

处方：黄芪20g，白术15g，防风15g，苏叶15g，徐长卿15g，牡丹皮15g，生地黄15g，乌梅15g，茵陈10g，陈皮10g，延胡索15g，浙贝母15g，海螵蛸30g，木棉花20g，14剂，水煎内服。

西药：同前。

按：慢性荨麻疹反复发病日久，内因是正气不足，由于正气不足，卫外不固，易受外邪侵袭，邪正相争，正不胜邪而发病，诚如《黄帝内经》所言"邪之所凑，其气必虚""风雨寒热，不得虚，邪不能独伤人"。导致荨麻疹反复发作的正气不足、肺脾气虚是常见原因之一。"肺主一身之表"，肺气虚则卫外不固，邪气乘虚而入；"脾为后天之本"，脾虚则水谷不得运化，湿邪内生，"湿性黏腻"，更致病邪难去。褟国维常用玉屏风散加味，佐以重镇收敛之品治疗本病，收效满意。西医学认为，本病为变态反应性疾病，常伴有过敏体质和免疫功能失调，治疗以抗过敏和调节免疫为主。黄芪益气固表，白术健脾除湿，具有增强细胞免疫的功能，防风、乌梅等有抗过敏作用。在临床实践中，结合中医理论和中药药理研究成果，有助于提高疗效。

荨麻疹是以局部或全身出现风团、瘙痒为特征的变态反应性皮肤病。根据病程，一般分为急性荨麻疹和慢性荨麻疹。前者在短期内能痊愈，后者则反复发作达数月甚或数年。西医学认为荨麻疹的病因复杂，与食物、药物、感染、吸入物以及物理刺激、全身性疾病、精神等因素有关，某些类型与遗传有关，慢性荨麻疹常不易找到明确的病因。

荨麻疹相当于中医的"瘾疹"，俗称"风疹块"。中医学认为荨麻疹的发病是由于素体禀赋不耐，外加六淫之气的侵袭，或饮食不慎、七情内伤、气血脏腑功能失调所致。褟国维认为本病发病之因，总由禀赋不耐，阴血不足；或情志不畅，郁久化火；或冲任不调，加之风邪外袭，郁于肌肤而发病。

褟国维主张对于急性荨麻疹轻症患者采取单用中医或西医治疗，可以较快控制临床症状；急重型荨麻疹大多发病急，症状重，不及时处理可引起喉头水肿影响呼吸并导致过敏性休克，主张积极地中西医结合治疗；慢性荨麻疹由于病因复杂，容易复发，主张中医治疗为主。如此可最大限度地发挥中西医两方面优势，为临床疗效服务。

（1）中医辨证治疗：急性荨麻疹轻症及慢性荨麻疹可用中医辨证治疗的方法，急性荨麻疹多为热证、实证，治疗以疏风清热、凉血解毒、通腑利湿为主；慢性荨麻疹多为虚证，治疗以益气养血、祛风固表为主。

（2）急重型荨麻疹大多发病急，症状重，不及时处理可引起喉头水肿影响呼吸并导致过敏性休克，应立即给予0.1%肾上腺素和使用类固醇激素以抢救生命。联合使用抗组胺药，可以较快控制病情，减轻患者的痛苦。

（3）中西医结合治疗慢性荨麻疹可采用以下方案：风团发作期间中药、

西药并用，待皮疹控制以后停用西药或渐减西药，继续用中医药治疗 2 ～ 3 周。慢性荨麻疹患者长期用西药治疗效果不好，可根据辨证论治原则采用中医药治疗。

禤国维强调，除了药物干预外，荨麻疹患者平时需要注意生活调适、饮食调适以及精神心理调适，方能达到完全及稳定地控制荨麻疹反复发作。

案例 5：湿疹

蔡某，女，48 岁，2018 年 6 月 6 日初诊，节气：芒种。主诉：全身多处出现红色丘疹伴瘙痒 6 个月。现病史：患者 6 个月前全身多处出现红斑、丘疹，伴瘙痒、糜烂、渗出，当时未予重视，于社区门诊诊疗（具体诊疗经过不详），效果欠佳，皮疹无明显消退，瘙痒剧烈。刻下症：神清，精神可，全身散在红斑、丘疹，伴瘙痒、糜烂，皮损处有抓痕、脱屑、渗出，纳寐一般，舌质红，苔黄腻，脉弦滑。既往史：无特殊。过敏史：无。专科检查：全身散在红斑、丘疹，伴瘙痒、糜烂，皮损处有抓痕、脱屑、渗出。

西医诊断：湿疹。

中医诊断：湿疮（风湿热郁）。

治法：清热利湿，祛风止痒。

处方：皮肤解毒汤加减。

北沙参 15g，土茯苓 15g，乌梅 15g，薏苡仁 20g，防风 15g，苦参 10g，地肤子 15g，甘草 10g，生地黄 15g，鱼腥草 15g，紫苏叶 15g，蝉蜕 15g，蒲公英 15g，萆薢 15g，14 剂，水煎内服。

西药：依巴斯汀片（1 片，po，qd）；盐酸左西替利嗪口服液（1 支，po，qn）；消炎止痒乳膏＋糠酸莫米松乳膏 1：1 混合外搽，每日 2 次。

二诊（2018 年 6 月 27 日）：服药后改善，皮肤瘙痒及皮损明显减轻，面颊部可见浅红色斑，余无其他不适。舌质红，苔黄腻，脉弦滑。初诊方去蒲公英，加柴胡 15g。

处方：北沙参 15g，土茯苓 15g，乌梅 15g，薏苡仁 20g，防风 15g，苦参 10g，地肤子 15g，甘草 10g，生地黄 15g，鱼腥草 15g，紫苏叶 15g，蝉蜕 15g，柴胡 15g，萆薢 15g，14 剂，水煎内服。

西药：同前。

三诊（2018 年 7 月 25 日）：服药后病情继续好转，皮损减轻，二诊方去柴胡，改银柴胡 15g，随访 2 个月，患者基本痊愈，目前生活质量不受影响。

处方：北沙参 15g，土茯苓 15g，乌梅 15g，薏苡仁 20g，防风 15g，苦参 10g，地肤子 15g，甘草 10g，生地黄 15g，鱼腥草 15g，紫苏叶 15g，蝉蜕 15g，银柴胡 15g，萆薢 15g，7 剂，水煎内服。

西药：根据症状改善情况逐步停西药。

按：襽国维认为，"金曰从革"，从革即肺主皮肤之义，以皮肤解毒汤运脾化湿，兼顾祛风止痒。本例患者患湿疹日久，病情较重，病机主要为湿热毒邪蕴结，襽国维认为治疗上应首先解毒，解毒后湿热之邪亦可随之而解，同时兼顾健脾祛湿，祛邪兼扶正，达到祛风止痒作用，方用皮肤解毒汤加减。方中北沙参、土茯苓、薏苡仁、甘草解毒为主，且前三者兼具健脾祛湿之功，可治其本；防风、紫苏叶、蝉蜕祛风止痒；生地黄清热凉血；苦参清热燥湿，祛风止痒；地肤子除湿止痒；蒲公英、鱼腥草清热燥湿解毒；乌梅敛肺生津；萆薢祛风利湿。全方重在解毒，不仅解外感之毒，还可以解内毒。同时适当配合外用药辅助治疗，以加强局部止痒消炎的作用，减少患者搔抓，阻断恶性循环。久病必虚，苦寒之品易伤脾胃，祛邪之余勿忘扶正，患者二诊时病情好转，故去蒲公英，加柴胡以升脾之阳气，助气血生化之源，调畅气机，使郁结之气得散。三诊病情继续好转，皮损减轻，逐渐减少苦寒之药，改用银柴胡。银柴胡味甘微寒，为清热药中的清虚热药，可祛风清热，以使正气复而邪气自去。

襽国维认为，本病乃湿邪久蕴内变而成"毒"，治疗上当从"湿毒"立论，综合脏腑辨证及八纲辨证，予以养血、活血、滋阴、祛风、润燥等法，方可切中病机，效若桴鼓。

为了寻求皮肤"解毒"良方，襽国维曾潜心查阅了大量文献。一次偶然的机会，他发现日本尚药局村上图基等人所撰的《续名家方选》记载有从革解毒汤，据云为"治疥疮始终之要方……凡疥疮，不用他方，不加他药，奏效之奇剂也"。其组成药物包括金银花、土茯苓各2钱，川芎1钱，莪术、黄连各7分，甘草2分。禤国维分析"金曰从革"，从革乃肺主皮毛之义，从革解毒汤即皮肤解毒汤也。在反复实践中，禤国维取从革解毒汤之义，经加减变化，组成新方并命名为皮肤解毒汤，更贴近临床实用。本方基本组成：乌梅、莪术、土茯苓、白鲜皮、地肤子、红条紫草、苏叶、防风、生地黄、牡丹皮、地龙、苦参、蝉蜕、甘草。方中乌梅性味本酸，以生津收敛为主，然禤国维在临床运用中，发现其为治顽固性湿疹妙药；莪术性温，以破血行气为主，本病顽毒深遏肌腠，为害酷烈，非本药难以立效。白鲜皮及地肤子性味苦寒，为利湿止痒要药。苏叶、防风祛风止痒，苏叶在本方中既可祛风止痒，又可解虫毒，一举两得。生地黄、牡丹皮、红条紫草凉血活血解毒；苦参苦寒，为燥湿止痒之品。

全蝎、蜈蚣、僵蚕、乌梢蛇等虫类药物性善走窜，可入络搜风止痒。临床医生常用于治疗慢性湿疹顽固性瘙痒。殊不知虫类药物多为动物蛋白，具有较强抗原性，湿疹患者发病期间往往对于外来抗原性物质高度敏感，应用不当，很可能导致病情加重。而且虫类药物多有小毒，长期服用，有药不胜毒之虑。因此禤国维应用虫类药物甚为慎重，若为病情需要，一般从小剂量起，逐渐少量递增，使患者有一个脱敏过程，且应用虫类药物时，方中常加紫苏叶用来解毒。

案例6：白癜风

黄某，男，32岁，2020年6月5日初诊，节气：芒种。主诉：全身散在色素脱失斑1年。现病史：1年前发现面部、耳前、胸背部大小不等、边界清楚白斑，不伴瘙痒脱屑等不适，未系统治疗。症见：面部、耳前、胸背部多处大小不等白斑，边界清楚，部分见皮岛，无瘙痒，平素汗出较多，纳可，眠差，二便调，舌淡红，苔薄白，脉弦。既往史：无特殊。过敏史：无。专科检查：面部、耳前、胸背部多处大小不等白斑，边界清楚，部分见皮岛。

西医诊断：白癜风。

中医诊断：白驳风（肝肾不足，气血不和）。

治法：滋补肝肾，调和气血。

处方：白癜风方加减。

盐菟丝子20g，蒺藜15g，玄参15g，白芍15g，丹参15g，牡蛎30g（先煎），乌梅15g，白鲜皮15g，乌豆衣20g，香薷15g，甘草片10g，白芷10g，徐长卿15g，旱莲草20g，浮萍15g，浮小麦15g，14剂，水煎内服。

西药：白癜片（本院自制中成药）（5粒，tid，po）；白蚀酊（本院自制中成药）外擦。

二诊（2020年6月19日）：皮损处散见几个绿豆大小色素岛，白斑面积无扩大。舌淡红，苔薄白，脉弦。皮损见色素岛为风邪渐去，气血渐和，肌肤得养的表现，加补骨脂以固肾、调和气血，增加黑色素合成。

处方：盐菟丝子20g，蒺藜15g，玄参15g，白芍15g，丹参15g，牡蛎30g（先煎），乌梅15g，五指毛桃20g，乌豆衣20g，香薷15g，甘草片10g，白芷10g，徐长卿15g，旱莲草20g，浮萍15g，浮小麦15g，21剂，水煎内服。

西药：白癜片（本院自制中成药）（5粒，tid，po）；白蚀酊（本院自制中成药）、卤米松软膏外擦。

三诊（2020年7月10日）：病史同前，皮损稳定，舌淡红，苔薄白，脉弦。

处方：盐菟丝子20g，蒺藜15g，玄参5g，白芍15g，丹参15g，牡蛎30g（先煎），乌梅15g，五指毛桃20g，乌豆衣20g，香薷15g，甘草片10g，白芷10g，徐长卿20g，旱莲草20g，浮萍15g，糯稻根20g，21剂，水煎内服。

西药：同前。

四诊（2020年7月31日）：病情稳定，面部、躯干色素脱失斑较前改善，出汗减少，纳眠可，二便调，舌淡红，苔白，脉弦。

处方：盐菟丝子20g，蒺藜20g，玄参15g，白芍15g，丹参15g，牡蛎30g（先煎），乌梅15g，五指毛桃30g，乌豆衣20g，香薷15g，甘草片10g，白芷 10g，徐长卿 20g，旱莲草 20g，浮萍 15g，糯稻根 20g，21 剂，水煎内服。

西药：同前。

五诊（2020 年 8 月 21 日）：病史同前，有色素岛长出。继续服药，纳眠可，二便调，舌淡红，苔薄白，脉弦。

处方：盐菟丝子 20g，蒺藜 20g，玄参 15g，白芍 15g，丹参 15g，牡蛎 30g（先煎），乌梅 15g，薄盖灵芝 15g，乌豆衣 20g，香薷 15g，甘草片 10g，白芷 10g，荷叶 15g，旱莲草 20g，浮萍 15g，糯稻根 20g，21 剂，水煎内服。

西药：同前。

六诊（2020 年 10 月 30 日）：色素岛明显增多，已无新发皮疹。纳眠可，二便调，舌淡红，苔薄白，脉弦。

处方：盐菟丝子 20g，蒺藜 20g，玄参 15g，白芍 15g，丹参 15g，牡蛎 30g（先煎），乌梅 15g，薄盖灵芝 15g，乌豆衣 20g，香薷 15g，甘草片 10g，盐补骨脂 15g，浮小麦 20g，旱莲草 20g，浮萍 15g，糯稻根 20g，21 剂，水煎内服。

西药：同前。

七诊（2020 年 12 月 11 日）：病史同前。皮损基本痊愈，无色素脱失。纳眠可，二便调，舌淡红，苔薄白，脉弦。

处方：盐菟丝子 20g，蒺藜 20g，玄参 15g，白芍 15g，丹参 15g，牡蛎 30g（先煎），乌梅 15g，薄盖灵芝 15g，乌豆衣 20g，香薷 15g，甘草片 10g，盐补骨脂 15g，浮小麦 20g，旱莲草 20g，浮萍 15g，黄芪 15g，21 剂，水煎内服。

西药：同前。

以后多次复诊，均以前方加减调治，病情稳定。

按： 白癜风是一种原发性的局限性或泛发性皮肤色素脱失性皮肤病。临床上诊断容易但治疗困难，影响美容，影响患者的生活质量。《诸病源候论》曰"白癜者，面及颈项身体皮肉色变白，与肉色不同，亦不痒痛"，"此亦是风邪搏于皮肤，血气不和所生也"。《证治准绳》指出"白驳"是"肺风流注皮肤之间，久而不去所致"。《普济方》认为"白癜风"是"肺脏壅热，风邪乘之，风热相并，流营卫，壅滞肌肉，久不消散，故成此也"。《医学入门》认为"赤白癜乃肝风搏于皮肤，血气不和所生也"。禤国维在长期临床实践中总结认为，白癜风病机有三：一如《医宗金鉴·白驳风》所云"由风邪搏于皮肤，致令气血失和"，风湿之邪搏于肌肤，气血失畅，血不荣肤所致，治疗上常用白蒺藜、白芷、蝉蜕、浮萍、苍术等祛内外之风。二是对于因情志损伤或因白癜风致情志抑郁，肝失条畅，气血失和，肌肤失养，常用鸡血藤、丹参、红花、赤芍、川芎等以养血活血祛风。三是本病久病伤损，肝肾亏虚，肤色的晦明存亡既依赖于肝肾精血的濡养，又需要肾气的温煦和肝气的条达，故常用女贞子、旱莲草、何首乌、补骨脂以补益肝肾，白蒺藜、白芍以柔肝疏肝。

平调阴阳，治病之宗。禤国维治疗白癜风在于"谨察阴阳所在而调之"，选药以黑白配对，达到阴阳平衡。禤国维经验方——白癜风方基本组成为菟丝子、白蒺藜、白芍、白鲜皮、白术、甘草、丝瓜络、旱莲草、补骨脂，其中菟丝子以补肾固精养肝，加养阴益肾的旱莲草和补肾助阳的补骨脂以达肾阴阳平衡，再加平肝疏肝的白蒺藜、白芍，共起调补肝肾之功。白鲜皮祛风燥湿，白术健脾渗湿，共奏祛风除湿之功。丝瓜络通经络。诸药合用，达到祛风除湿、理血活血、调补肝肾之功。现代药理学研究表明，补骨脂、白蒺藜、白鲜皮有上调酪氨酸酶活性，加速黑色素生成的作用，更为白癜风方的应用提供了理论依据。

本病患者症见皮损乳白色，病情发展缓慢，平素汗出较多，舌质淡红，苔薄白，脉弦，为肝肾不足之象，证属肝肾不足，气血不和，治宜补益肝肾，辅以活血、潜镇息风。方拟白癜风方加减，以旱莲草补肝肾之虚；白蒺藜祛风，以药对白芍 - 乌梅、白芷 - 玄参、白鲜皮 - 乌豆衣养血祛风、黑白配对，有平衡阴阳之妙，药证相合，故能取得较好效果。